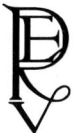

rororo sport
Herausgegeben von Bernd Gottwald

———————————————

Jean Couch

Yoga
für Läufer

Der sanfte Weg
zur Fitness

Aus dem Englischen
von Barbara Cox

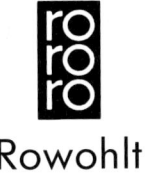

Rowohlt

Deutsche Erstausgabe
Veröffentlicht im Rowohlt Taschenbuch Verlag GmbH,
August 1993
Copyright © 1993 by Rowohlt Taschenbuch Verlag GmbH,
Reinbek bei Hamburg
Die amerikanische Originalausgabe erschien unter dem Titel
«The Runner's Yoga Book. A Balanced Approach to Fitness»
bei Rodmell Press, Berkeley, California
Copyright © 1990 by Jean Couch
Umschlaggestaltung Peter Wippermann/Jürgen Kaffer
(Foto: Walter Fogel)
Satz Sabon und Futura (Linotronic 500)
Gesamtherstellung Clausen & Bosse, Leck
Printed in Germany
2290-ISBN 3 499 19402 3

Inhalt

3. Teil

Die Organisation der Praxis   257

Anhang   277

Vorwort

Nun sitze ich hier und schreibe die ersten Sätze zum Schluß. Es ist wunderschön, ein Buch zu schreiben, weil man einfach «loslegen» kann. Man kann so viele Dinge sagen, die man schon immer sagen wollte. Ich wünschte, ich könnte dem Buch eine Wunderkapsel hinzufügen, aus der, wenn sie in Wasser aufgelöst wird, ein Lehrer erwächst. Jemand, der Ihnen beisteht, der Sie leitet, ermutigt, der Sie Yoga lehrt. Eine Person, die Sie anspornt, wenn Sie sich zuwenig, und Sie bremsen würde, wenn Sie sich überforderten. Jemand, der für Sie und für Yoga so viel Liebe und Achtung besäße, daß er Ihnen auf dem Weg zur Selbsterkenntnis helfen könnte.

Da ich dieses Zauberkunststück nicht vollbringen kann, bleibt mir nur, Sie zu bitten, bei der Arbeit mit diesem Buch Ihre Phantasie einzusetzen. Die Bilder sind unbeweglich, die Anleitungen sind sachlich, die Absicht, die dahintersteckt, ist ernst. Lassen Sie jedoch nicht zu, daß durch dieses Medium die menschliche Seite vernachlässigt wird. Es wird Momente geben, in denen Sie lachen oder weinen, fluchen und sogar aufhören möchten. Tun Sie es, aber machen Sie dann weiter. Wenden Sie sich den Übungen immer wieder zu, und Schritt für Schritt werden Sie tatsächlich beweglicher werden.

Flexibilität ist die Fähigkeit, sich zu verändern, die Fähigkeit, zu sehen und sich anzupassen. Das läßt sich gar nicht häufig genug wiederholen. Auch wenn Hatha Yoga Flexibilität durch konkrete Körperübungen lehrt, werden Sie eine Flexibilität erlangen, die weitaus mehr ist als nur körperliche Beweglichkeit.

Ich würde gerne mit Ihnen meinen Enthusiasmus teilen, so daß ein Funke überspringt, der Ihr Interesse weckt und Sie zu den Entdeckungen führt, die durch Yoga, diese wissenschaftliche Kunst von Körper, Geist und Seele, möglich sind.

Jean Couch
Los Altos Hills, California
März 1979

Vorwort zur überarbeiteten Ausgabe

Zehn Jahre später beschäftige ich mich erneut mit dem *Yogabuch für Läufer*. Ich bin dankbar, daß so viele Menschen dieses Buch bereits in der ersten Fassung nützlich fanden, und hatte das Bedürfnis, die Ausgabe zu überarbeiten, um meine seitdem zugewonnenen Kenntnisse der Techniken von Iyengar Yoga miteinfließen zu lassen. Ich ehre und schätze die brillante Lehre von B. K. S. Iyengar.

Jean Couch
Los Altos Hills, California
September 1989

Teil I

Die Grundlagen

1

Östliches Yoga
für
westliche Athleten

Die Spezialisierung der westlichen Kultur hat derartig gründlich funktioniert, daß die unsinnige Zergliederung des Menschen in Körper, Geist und Seele allgemein akzeptiert ist. Die Einstellung, Glück sei allein über den Kopf zu erreichen, zeigt sich in der überdeutlichen Betonung intellektueller Beschäftigungen und der daraus entstandenen Vernachlässigung des Körpers und der Seele. Dennoch sind überall Zeichen der Unzufriedenheit mit dieser Situation zu erkennen. Selbsthilfegruppen zur Bewußtseinserweiterung florieren, die das seelische Wachstum in den Vordergrund stellen. Immer mehr Menschen erkennen die Notwendigkeit von Fitness und körperlichem Wohlbefinden. Diese Modetrends zeugen von dem Versuch, eine verstärkte Einheit von Körper, Geist und Seele anzustreben. Die östlichen Kulturen haben sich mit diesem Thema seit Jahrhunderten befaßt. Wer für sich diese Ganzheit realisieren möchte, kann sich dem Yoga zuwenden. Der Begriff *Yoga* bedeutet Vereinigung oder vereinen. Es existiert eine Vielzahl von Yoga-Systemen, die jeweils unterschiedliche Möglichkeiten bieten, um die verschiedenen Aspekte des menschlichen Wesens miteinander in Einklang zu bringen. Das Yoga-System, mit dem sich dieses Buch befaßt, ist Hatha-Yoga. Auf der einfachsten Stufe bedeutet Hatha-Yoga «Yoga für die Gesundheit»; es bezieht sich auf den physischen Aspekt von Yoga. Das Sanskrit-Wort *hatha* steht für Balance: *ha* hat die Bedeutung «Sonne» und *tha* bedeutet «Mond». In diesem Yoga-System wird ein Gleichgewicht – oder eine Vereinigung – der verschiedenen Energieströme des menschlichen Körpers angestrebt.

Hatha-Yoga ist das Yoga-System, das dem westlichen Menschen am vertrautesten ist. Es arbeitet konkret mit dem Körper. Hatha-Yoga macht von Körperhaltungen (asanas) Gebrauch, um die inneren Strukturen von Körper, Geist und Seele zu erforschen. Es ist ein Weg, eine Orientierungshilfe bzw. eine Methode, die Sie Schritt für Schritt zu größerer Selbsterkenntnis führen kann. Jede Haltung bietet die Möglichkeit, sich in den

Körper einzufühlen, um die eigenen starken oder schwachen, verspannten oder unbelebten Stellen zu erkennen. Es dient also als Rahmen für das Erleben der körperlichen, geistigen und seelischen Ganzheit.

Es gibt im System des Hatha-Yogas unterschiedliche Ansätze. Die Haltungen in diesem Buch basieren zum größten Teil auf der Lehre von B. K. S. Iyengar, Autor der klassischen Werke *Licht auf Yoga* (München 1992), *Licht auf Pranayama* (München 1984) und *Der Baum des Yoga* (München 1991). Heute ist Iyengar über 70 und unterrichtet in erster Linie in seinem Institut, dem Ramamani Iyengar Memorial Yoga Institut in Puna, Indien. Seit über 50 Jahren hat er sich der Anwendung sowie der Entwicklung der Yoga-Kunst gewidmet. Sein Ansatz betont eine exakte und ausbalancierte Körperhaltung und die maximale Dehnung der Wirbelsäule.

Das zentrale Prinzip seiner Methode ist Balance bzw. körperliche Ausgewogenheit. Im physiologischen Sinn hat dies mehrere Bedeutungen:

- Jeder einzelne Muskel kann sich zusammenziehen, verlängern und entspannen.
- Miteinander in Verbindung stehende Muskelgruppen (wie zum Beispiel die hinteren Oberschenkelmuskeln und Quadrizeps) werden im gleichen Maß gestärkt und verlängert.
- Sind die Gelenke von ausbalanciertem Muskelgewebe umgeben, können sie ihr volles Bewegungsspektrum erfüllen.
- Eine ausgewogene Körperhaltung ermöglicht die richtige Vollatmung.
- Energie fließt gleichmäßig in alle Körperteile.

Ich halte den von Iyengar vertretenen Yoga-Ansatz für eine Lehre, die für den westlichen Athleten großen Nutzen bringen kann.

Befindet sich der Körper im Gleichgewicht, dann ist das Muskelgewebe im optimalen Zustand; es ist weder zu hart (und dadurch für Verletzungen anfällig) noch zu weich (und somit unfähig, das Skelett richtig zu stützen). Ist der Körper ausbalanciert, wird die Bewegung durch das muskuloskelettale System erleichtert und nicht erschwert. Der Körper ist für Bewegung erschaffen, und ausgewogene Bewegung gewinnt eine Eigendynamik: Je freier Sie sich bewegen, desto beweglicher werden Sie.

Meiner Ansicht nach wird diese Ausgewogenheit besser durch den Iyengar-Ansatz gefördert als durch andere Richtungen im Hatha-Yoga oder andere heute existente Fitness-Programme. Sein System lehrt, auf welche Weise man die Wirbelsäule bewegen kann, um ihre natürliche Einheit zu bewahren und zu stärken. Zudem sind die Übungen auf das Individuum zugeschnitten. Unabhängig von Ihren persönlichen Schwachstellen und Problemen können Sie mit Hilfe von Iyengar-Yoga die für Sie geeignetste Bewegungsart erlernen.

Und das Erstaunliche an der ganzen Sache ist, daß es über den Körper funktioniert. Sie müssen nicht Ihre Einstellung ändern, um die Vorteile von Hatha-Yoga zu erleben. Sie müssen lediglich die Übungen ausführen. Der Weg zur körperlichen, geistigen und seelischen Ganzheit sind der eigene Körper und die Bereitschaft, Ihre Gefühle und Empfindungen bei den Übungen genau zu beobachten. Alle Athleten arbeiten ohnehin mit dem Körper. Durch die Verbindung des äußeren mit einem neuen inneren Erleben kann allerdings eine noch befriedigendere Harmonie erwachsen, die nicht nur körperlicher Ausgewogenheit, sondern auch geistig-seelischer Balance entstammt.

2

Stretching oder Yoga?

Dynamisches Stretching unterscheidet sich sowohl in der Art als auch im Ziel von den Streck- und Dehnübungen beim Yoga. Dynamisches Stretching ist ruckartig und erzwungen; beim Yoga verläuft Stretching langsam und kontrolliert. Durch dynamisches Stretching wird ein gewisses Maß an Flexibilität angestrebt; das Ziel beim Yoga ist die physische, mentale und seelische Balance. Beim dynamischen Stretching wird eine bestimmte Stellung durch eine sprunghafte oder ruckartige Bewegung eingenommen und selten länger als ein paar Sekunden gehalten. Das Ziel ist, ein vorbestimmtes Maß an Elastizität zu erreichen. Diese Stretching-Methode beruht auf einem geistigen Willensakt. Der Körper soll in eine idealisierte Form gezwungen werden. Das Gehirn versucht, dem Körper zu diktieren. Zwischen Körper und Geist besteht kaum ein Dialog, lediglich die intensivsten Gefühle werden beachtet. Menschen, die solche Übungen praktizieren, werden häufig durch die Leistungen oder Erwartungen anderer angespornt und vergleichen sich mit ihnen oder ihren Zielen. In solchen Fällen gewinnt das Stretching Wettkampfcharakter.

Bei den Stretch-Übungen beim Yoga wird die Stellung durch eine langsame, gleichmäßige Bewegung erreicht, und der Übende verharrt in der Stellung 10 Sekunden, 10 Minuten oder länger. Die Verhaltenheit gewährt dem Übenden eine erhöhte Kontrolle über die Stellung, größere Sicherheit und eine präzise Haltung. Yoga ist introspektiv. Der Übende hat die Möglichkeit, nach innen zu blikken und zu erspüren, wie er körperlich und emotional auf die jeweilige Stellung reagiert. Die notwendige Genauigkeit bei jeder Haltung verhilft dem Übenden zu einem körperlichen Gleichgewicht. So werden zum Beispiel bei jeder Stehübung die äußere und innere Beinmuskulatur in gleichem Maß beansprucht; die Innenseite des Fußes trägt ebensoviel Gewicht wie die Außenseite. Die Beine tragen zwar den Oberkörper, aber dieser bleibt dabei nicht passiv. Er lebt und ergänzt die Ausrichtung des Unterkörpers. Beim Yoga werden sowohl die Vorder- als auch die Rückseite des Körpers berücksichtigt. Das gleiche gilt für die Körperseiten, Glieder, Gelenke, Muskeln, den Energiestrom und die Atmung.

Yoga kann dieses physische Gleichgewicht jedoch nur dann bewirken, wenn der Geist und der Körper mitarbeiten. Das verlangt zweierlei: eine Unausgewogenheit wird zunächst aufgedeckt und dann korrigiert. Während der Übungen muß der Geist für die Botschaften des Körpers empfänglich sein. Erst wenn diese Botschaften wahrgenommen werden, kann eine Korrektur erfolgen.

Dieses enge Zusammenspiel von Körper und Geist bildet die Essenz von Yoga und stellt den wesentlichen Unterschied zwischen den Stretch-Übungen beim Yoga und dem dynamischen Stretching dar. Balance erfordert präzise Konzentration. So könnte man Yoga-Übungen mit dem Seiltanzen vergleichen: Sie bleiben niemals völlig stehen, sondern passen sich ständig der Seilbewegung an. Sie können weder eine innere Balance erreichen noch eine Stellung vollkommen erleben, wenn Sie sich gedanklich mit Ihrem Einkaufszettel, den Hypothekenzahlungen, Beziehungsproblemen oder mit der Person neben Ihnen beschäftigen. Das heißt nicht, daß so etwas nicht eintreten wird, denn es liegt in der Natur des Geistes, sich so zu verhalten. Wenn aber Ihre Gedanken tatsächlich abschweifen, können Sie die für die Stellung notwendige Balance wiederherstellen, indem Sie Ihren Geist sanft «in» den Körper zurückholen.

Die statischen Dehn- und Streckübungen des Yoga unterscheiden sich also sehr vom dynamischen Stretching. Der Erfolg beim Yoga ist nicht vom Maß der Beweglichkeit abhängig, sondern vielmehr von der inneren Konzentration auf Körper und Geist während der Übung. Unabhängig davon, wie gelenkig Sie sind, ist Ihnen Yoga zugänglich; es geht lediglich um die Bereitschaft, zu fühlen und auf sich zu hören.

3

Gründe
und Folgen

Yoga kann für einen Athleten auf dreifache Weise nützlich sein. Durch die effektive Dehnung und Kräftigung des Körpers wird das physische Gleichgewicht gefördert, die geistige Wachsamkeit erhöht und dem Auftreten von Verletzungen und körperlichen Beschwerden vorgebeugt. Außerdem kann die athletische Leistung durch den effizienteren Körpereinsatz gesteigert werden.

Wenn Sie sich nach körperlicher Betätigung erfrischt und wach fühlen, liegt es daran, daß die Muskeln durch die Bewegung angeregt wurden, Flüssigkeit durch den Körper zu pumpen. Diese Leistung der Muskeln hängt von ihrer Elastizität ab, welche durch Yoga-Übungen verbessert wird. Flexible und kräftige Muskeln sind zudem nicht so anfällig für viele verbreitete Verletzungen und Beschwerden wie zum Beispiel Muskelzerrungen und Muskelkater.

Um zu verstehen, wie die Dehn- und Streckübungen beim Yoga dies bewirken können, sind gewisse Kenntnisse der Körperfunktionen und das Zustandekommen von Bewegungen notwendig.

Im folgenden erhalten Sie diese grundlegenden Informationen, und es wird erläutert, wie durch Yoga sowohl eine stabilere Gesundheit als auch eine athletische Leistungssteigerung erreicht werden können.

Ein physiologisches Plädoyer
für Yoga-Stretching

Die Triebkraft einer athletischen Bewegung besteht aus dem Zusammenziehen bzw. der Kontraktion der Muskeln. Stretching kann den negativen Folgen (auf die in diesem Kapitel noch eingegangen wird) von wiederholten Kontraktionen entgegenwirken, wie sie zum Beispiel während des Laufens und der Ausübung anderer Sportarten stattfinden. Wenn Sie zum Beispiel den Unterarm heben, so wird dieser durch die Kontraktion des Bizeps (oberer Armmuskel) nach oben gezogen. Die entgegengesetzte Armbewegung, das Durchdrücken des Ellenbogens, erfolgt durch die Kontraktion des Gegenspielers (Trizeps). Dabei verlängert sich der Bizeps, allerdings nur so weit, daß die Kontraktion des Trizeps möglich wird. Wenn sich die Muskeln zusammenziehen, dienen sie als Hebel und die Gelenke als Stützpunkt. Bewegung ist also die Folge des Zusammenziehens der Muskeln. Die Muskeln ziehen eher die Knochen zueinander, als daß sie sie auseinanderdrückten.

Jede athletische Anstrengung kann also als die wiederholte, koordinierte Kontraktion von Muskeln und Muskelgruppen betrachtet werden. Diese ständigen Kontraktionen bestimmen die Länge der Muskelspindel (das Informationszentrum des Muskels im Ruhestand). Wenn der Muskel lernt, daß von ihm ständig verlangt wird, sich zusammenzuziehen, paßt er sich diesen Anforderungen an und verliert nach und nach an Dehn- bzw. Streckfähigkeit.

Muskeln, die ständig ohne ausgleichendes Stretching beansprucht werden, verkürzen oder verhärten sich.

Solche harten, überentwickelten Muskeln entsprechen zwar unserer traditionellen Vorstellung von Kraft und Gesundheit, sie sind jedoch weder biegsam noch flexibel. Sie wirken sogar einer optimalen Gesundheit entgegen, indem sie

- die Bewegung der Gelenke hemmen,
- die vollständige Kontraktion der Gegenspieler verhindern,
- eine Fehlhaltung des Körpers verursachen,
- die körperliche Leistungsfähigkeit verringern,
- die Verletzungsgefahr erhöhen,
- die maximale Pump-Bewegung eines Muskels nicht zulassen.

Hemmung der Beweglichkeit der Gelenke. Diese potentielle Gefahr läßt sich gut anhand dessen, was mit dem Hüftgelenk geschehen kann, veranschaulichen. Möglicherweise sitzen Sie relativ viel – im Büro, im Auto, vor dem Fernseher. Dadurch werden die Muskeln, die die Oberschenkel an den Oberkörper heranziehen (die Hüftbeuger) kürzer, so daß sie nicht mehr die volle Bewegung in der Hüftgelenkpfanne zulassen. (In der Hüftgelenkpfanne befindet sich der Hüftkopf, eine Kugel, die zu großer Beweglichkeit fähig ist.) Wenn sich die Muskeln an der Vorderseite des Hüftgelenks verkürzen, kann das Bein nicht mehr weit genug nach hinten bewegt werden. Der Oberschenkelknochen bewegt sich nicht mehr ausreichend in der Gelenkpfanne. Dadurch wird das Fließen der Synovia, welche die Gelenke schmiert, verlangsamt, und die Wahrscheinlichkeit der Kalkbildung erhöht sich. Außerdem kann die Verkürzung der Hüftbeuger zu einem Hohlkreuz führen, bei dem die Vorderseite des Beckens nach unten gezogen wird.

Verhinderung der vollständigen Kontraktion der Gegenspieler. Alle Muskeln arbeiten paarweise. Während zum Beispiel die Hüftbeuger die Oberschenkel an den Oberkörper heranziehen, verlängern sich die hinteren Oberschenkelmuskeln sowie die Gesäßmuskeln. Umgekehrt, wenn das Bein nach hinten bewegt wird, verlängern sich die Hüftbeuger und die hinteren Oberschenkelmuskeln, und die Gesäßmuskeln ziehen sich zusammen. Sind nun die Hüftbeuger verspannt und nicht in der Lage, sich voll zu verlängern, ist die vollständige Kontraktion des Gegenspielers nicht möglich. Muskeln oder Muskelteile, die nicht beansprucht werden, verlieren an Kraft und Tonus und somit an Fähigkeit, das Skelett richtig zu bewegen.

Verursachung einer Fehlhaltung des Körpers. Alle Muskeln dienen als Hebel, und gekürzte Muskeln können einer ausbalancierten Körperhaltung entgegenwirken. Der Körper wird von den Muskeln getragen und durch die Muskeln bewegt. Befinden sich die Knochen wie Bausteine in der richtigen Position zueinander, existiert ein Gleichgewicht. Die Wirbelsäule ist ausbalanciert, wenn sie vier lange, sanfte Kurven aufweist. Die Kurven des Halses und des unteren Rückenbereiches sind konkav; die Gegend um das Steißbein sowie um den oberen Rückenbereich verlaufen in konvexen Kurven. Durch zu straffe Muskeln können die Knochen aus ihrem Gleichgewicht gezogen werden. Verspannte Bauchmuskeln ziehen zum Beispiel das Brustbein herunter und verursachen dadurch das Einfallen des Brustbereiches und die Bildung eines Buckels im oberen Rückenbereich (Kyphose). Auch der Hals wird kürzer. Bei einer derartigen Fehlhaltung bedarf es allerdings mehr als der normalen minimalen Anstrengung, um den Körper auf den Knochen zu balancieren. Vielmehr müssen sich mehrere Muskeln und Bänder zusammenziehen, allein um der Schwerkraft entgegenzuwirken. Dies bedeutet einen höheren Kraftaufwand, allein um aufrecht stehen zu können, und so werden Spannungen im Körper verursacht, die lebenswichtige Funktionen wie Stoffwechsel, Kreislauf und Atmung beeinträchtigen können.

Verringerung der körperlichen Leistungsfähigkeit. Muskelkater und steife Gelenke haben ihre Ursache häufig in der permanenten Ausführung von Kraftübungen ohne Stretching oder in extremer Inaktivität und der daraus erfolgenden Verkürzung der Muskeln. Die dadurch bewirkte Semi-Kontraktion entzieht dem Körper zusätzlich Energie. Hinzu kommt, daß sich ein ständig kontrahierter Muskel nicht verlängern kann, um die Kontraktion des Gegenspielers zu ermöglichen. Das bedeutet, daß das Gehirn, das einen Großteil der sensorischen Informationen von den Muskeln enthält, verwirrende Signale empfängt. Wird dem Gehirn signalisiert, daß sich ein Muskel zusammenziehen soll, wird die Botschaft verwirrt, wenn sich der Gegenspieler nicht vollständig verlängern kann.

Erhöhte Verletzungsgefahr. Sind die Gelenke von verspannten, verkürzten Muskeln umgeben, ist der Körper aufgrund seiner Struktur einer erhöhten Verletzungsgefahr ausgesetzt. Das Gelenk bewegt sich nicht mehr mit, sondern gegen den Muskel, was zu einer Verrenkung, einem Bänder-, Sehnen- oder Muskelriß führen kann. Außerdem können Verletzungen allein aufgrund extremer Kontraktion auftreten. Wenn zum Beispiel die hinteren Oberschenkelmuskeln, wie beim Laufen, ständig gekürzt sind, kann dies eine Kompression des Hüft- oder Kniegelenks auslösen. Jede Kompression kann zu einem gerissenen Knorpel, zu Hüftschmerzen oder zu Knieverletzungen führen.

Verhinderung der maximalen Pump-Bewegung in jedem Muskel. Die Muskel-Bewegungen funktionieren etwa wie ein Schwamm. Wird ein feuchter Schwamm zusammengepreßt, fließt die enthaltene Flüssigkeit heraus. Der Schwamm kann erst wieder Flüssigkeit aufnehmen, wenn der ausgeübte Druck zurückgenommen und der Schwamm weich wird. Genauso verhält es sich mit den Muskeln. Um optimal zu pumpen, müssen sie sich zur Beförderung der Flüssigkeiten zusammenziehen können und dann wieder weich werden, um die notwendigen Flüssigkeiten wieder aufzunehmen.

Jeder, der ein Fitness-Programm beginnt, sollte sich dieser Tatsachen bewußt sein und wissen, daß es eine einfache, vorbeugende Lösung gibt: Yoga.

Das beim Yoga nicht angewandte dynamische Stretching kürzt die Muskeln sogar, da hierdurch reflektorische Kontraktionen ausgelöst werden. Der einfache Kniesehnenreflex ist ein gutes Beispiel dafür. Dieser Reflex schützt die Muskeln und die sie umgebenden Gelenke vor Überdehnung, wenn sie zu weit oder zu schnell aus ihrer Ruhelänge gestreckt wurden.

Beim statischen Stretching dagegen, das beim Yoga praktiziert wird, wird der Körper langsam in eine Position gebracht, bei der ein Muskel oder eine Muskelgruppe gestreckt und diese Position gehalten wird. Das statische Stretching erhöht die Ruhelänge des Muskels und somit auch seine Elastizität. Damit nach einer längeren Aktivität, bei der die Muskeln gekürzt werden, wieder Entspannung eintreten kann, sollten die betroffenen Muskeln in einer Dehnposition belassen werden. Auf diese Weise erhält die Hirnrinde zuerst Informationen über die Dehnung und sendet als Reaktion die Anweisung an die Muskelspindeln, daß sich der Muskel dehnen soll.

Statisches Stretching erhöht Ihre Sensibilität dafür, wie Sie sich fühlen. Sind die Muskeln zu kurz, empfängt das Gehirn ständig Signale in Form von Muskeldehnungsreflexen. Durch solche Kontraktion reagieren die Muskeln sehr empfindlich auf Dehnübungen. Ist ein Muskel extrem kurz, werden schon einfache Bewegungen wie das Gehen als Dehnungen empfunden, und der entsprechende Muskel wird vom Reflexsystem wesentlich häufiger zusammengezogen als ein elastischer Muskel. Durch die damit verbundene ständige Anregung sinkt die Sensibilität des Gehirns für subtilere Botschaften des Körpers. Wird die Ruhelänge eines Muskels erhöht, so wird der Dehn-Reflex seltener hervorgerufen. Das Gehirn kann andere Reize empfangen bzw. auf sie reagieren. Auch die körperliche Kraft wird durch statisches Stretching gefördert. Wenn ein Muskel gedehnt wird, muß sich sein Gegenspieler zusammenziehen. Möglicherweise ist dieser Muskel jedoch geschwächt worden und hat an Tonus verloren, weil er sich seinem extrem verkürzten Gegenspieler (Antagonisten) angepaßt hat. Diese Schwächung beeinträchtigt das korrekte Funktionieren des Muskels.

Wahre Fitness besteht also aus mehr als nur Kraft. Reine Kraft ist ein bedeutender Bestandteil davon, da sie für Stabilität und Ausdauer sorgt. Für die Vielseitigkeit ist allerdings auch Beweglichkeit äußerst wichtig. Wahre Fitness bedeutet eine Ausgewogenheit von Kraft und Beweglichkeit.

Fitness ist für die meisten Menschen etwas, das sie selbst kontrollieren können. Durch selbstgewählte Aktivitäten, die das Wohlbefinden steigern, können sie ihre Gesundheit verbessern. Obwohl Stretching am Anfang schwierig ist, wird das Durchhalten belohnt. Alle Athleten, die sich einem gesunden Lebensstil gewidmet haben, können von der erhöhten Kraft und Flexibilität – oder mit anderen Worten von der balancierten Fitness und Gesundheit – profitieren, die regelmäßige Yoga-Übungen bewirken.

4

Den Anfang
machen

Sie haben gelesen, welche positiven Auswirkungen Yoga hat. Nun wollen wir uns damit beschäftigen, wie Sie mit den Yoga-Übungen beginnen können. Vielleicht haben Sie einen Yoga-Lehrer, vielleicht auch nicht. Wenn nicht, nach welchen Gesichtspunkten können Sie sich einen Lehrer auswählen? Mag sein, daß Sie keinen Lehrer möchten oder daß Sie keine Möglichkeit haben, einen aufzusuchen. Wie gehen Sie dann allein vor? Auf welche Weise kann Ihnen dieses Buch bei Ihrem Vorhaben helfen?

Mit oder ohne Lehrer

Yoga wird traditionsgemäß von einem Lehrer an einen Schüler weitergegeben. Dies ist der optimale Weg, Yoga zu lernen. Häufig sieht ein Lehrer, was Sie nicht sehen können. Es ist sehr schwierig, gewohnheitsbedingte Unausgewogenheiten selbst zu erkennen, da sie in Körper und Geist verankert sind. Diese Abweichungen erscheinen normal, und man bemerkt die mangelnde Bewußtheit nicht einmal. Ein Lehrer bietet die Sichtweise eines interessierten und ausgebildeten Außenstehenden und wirkt als Katalysator für einen erhöhten Bewußtseinsgrad gegenüber dem eigenen Körper.

Wenn Sie Yoga gern mit einem Lehrer üben möchten, empfehle ich einen, der die Iyengar-Methode unterrichtet. Sie sollten sich darüber informieren, ob die Person regelmäßig Yoga übt, wobei die Übungen, die während des Unterrichts vorgeführt werden, nicht zählen. Er oder sie sollte eine Ausbildung in Anatomie und Kinesiologie absolviert haben. Schließlich hat natürlich jeder Lehrer einen eigenen Stil. Wählen Sie einen, dessen Stil Ihren Vorlieben, Abneigungen und Bedürfnissen entgegenkommt.

Wenn Sie einen Lehrer haben, so können die Kenntnisse, die er Ihnen vermittelt, durch dieses Buch ergänzt werden. Es wird Ihnen während der Übungen zu Hause helfen. Wenn Sie es vorziehen, allein zu üben – und das ist durchaus möglich –, können Ihnen folgende Anweisungen behilflich sein.

Yoga allein

Wann. Regelmäßigkeit ist das A und O. Finden Sie eine Tageszeit, die Ihnen regelmäßig zur freien Verfügung steht – eventuell vor oder nach dem Training oder am frühen Morgen. Optimal ist es, sechs Tage in der Woche zu üben. Erscheint Ihnen das übermäßig viel, können Sie sich zu Beginn auf jeden zweiten Tag oder viermal in der Woche beschränken. Es empfiehlt sich, zwei Stunden vor dem Üben nicht mehr zu essen.

Dauer. Üben Sie anfangs jeweils 15 bis 20 Minuten. Aufgrund Ihres wachsenden Interesses werden Sie von sich aus allmählich immer länger üben. Um ein vollkommenes Gleichgewicht zu erreichen, sollten Sie für die Yoga-Übungen genausoviel Zeit aufbringen wie für das athletische Training oder für andere sportliche Aktivitäten.

Umgebung. Wählen Sie einen sauberen, ebenen Bereich, in dem Sie ungestört sind. Üben Sie nicht im direkten Sonnenlicht. Sie benötigen ein oder zwei robuste Decken oder eine Matte.

Kleidung. Schauen Sie sich Ihre Schuhe an. Die unregelmäßige Abnutzung von Absätzen und Sohlen zeigt die Unausgewogenheiten Ihres Körpers an, spiegelt sie wider und verstärkt sie wiederum. Wenn Sie in Socken üben, könnten Sie leicht ausrutschen. Deshalb ist es notwendig, barfuß zu üben. Tragen Sie lockere, bequeme Kleidung. Ihre Sportkleidung ist optimal.

Mit der Übung beginnen. Befolgen Sie die Anleitungen zur Einnahme der jeweiligen Ausgangsposition sehr sorgfältig. Diese Hinweise bilden die Grundlage für die Stellung und für die ausbalancierende Wirkung von Yoga.

Wenn Sie zum Beispiel beim Gehen Ihre Füße nach außen kehren und bei den Dehnübungen diese Fußstellung beibehalten, wird diese Fehlhaltung verstärkt. Achten Sie also genau auf die einleitenden Anweisungen.

Wenn die Grundlage nicht stimmt, blokkieren Sie die positiven Auswirkungen der Haltung.

Nehmen Sie die Stellung langsam ein. Bei einer langsamen Bewegung ist die Verletzungsgefahr wesentlich geringer, da sich Ihr Körper allmählich bis zur eigenen Dehnungsgrenze bewegt, ohne den Schwung, der zu einer Verletzung führen kann. Außerdem spüren Sie eher, welche Muskeln arbeiten und auf welche Körperteile Sie sich konzentrieren müssen.

Federn Sie nicht. Sich in eine Dehnhaltung hineinzufedern aktiviert den dynamischen Dehnreflex bzw. den in den Muskeln eingebauten Mechanismus, der eine Überdehnung verhindert. Einen Muskel durch federnde oder ruckartige Bewegungen zu verlängern bewirkt also das Gegenteil, da er sich automatisch verkürzt, um sich vor der Überdehnung zu schützen. Auch wenn man glaubt, «die Dehnung so spüren zu können», fühlt man eigentlich den Widerstand gegen die Dehnung. Den Körper auf diese Weise zu zwingen kann zu Verletzungen führen.

Wie weit sollten Sie sich in die Stellung begeben? Gehen Sie so weit wie möglich in die Stellung, so lange Sie die beschriebene Körperhaltung bequem beibehalten können. Die Übungen haben nur bei einer korrekten Körperhaltung eine positive Wirkung. Sie sollten bis an die Dehnungsgrenze kommen bzw. die Dehnung spüren, aber keinen Schmerz empfinden. Sind Sie zu nachlässig, werden keine Veränderungen eintreten; sind Sie übereifrig, werden Sie sich verletzen. Hören Sie auf Ihren Körper.

Die Stellung halten. Halten Sie die Stellung, so lange Ihre Atmung gleichmäßig bleibt. Am Anfang sind das vielleicht nur 10 bis 15 Sekunden oder noch weniger. Indem Ihr Körper flexibler und kräftiger wird, können Sie allmählich die Zeit erhöhen. Eventuell verlängern Sie die Zeit jeweils um die Dauer eines Atemzuges oder um zwei bis fünf Sekunden, bis Sie die maximale Zeit erreichen, die für die jeweilige Stellung angegeben ist.

Konzentration. Während Sie die Stellung halten, richten Sie Ihre ganze Aufmerksamkeit nach innen. Stellen Sie sich folgende Fragen: Wie fühle ich mich? Wie reagiert mein Körper auf die Haltung? Wo fühle ich mich verkrampft? Löst die Haltung irgendwelche Gefühle aus? Was lerne ich über mich selbst? Die Möglichkeiten sind endlos. Seien Sie empfänglich für Eindrücke und Signale.

Atmen Sie! Halten Sie niemals den Atem an, da sich hierdurch der Körper verkrampft. Atmen Sie immer durch die Nase bei geschlossenem Mund. Die Atmung kann Ihnen beim Strecken helfen, wenn Sie die Bewegung während einer langsamen, stetigen und ruhigen Ausatmung durchführen. (Ausnahmen hiervon sind in den Anleitungen zu den einzelnen Stellungen vermerkt.)

Entspannung. Versuchen Sie, in allen Übungsphasen zusätzliche Anstrengung auszuschalten. Aktivieren Sie nur die Muskeln, die für die Haltung notwendig sind. Achten Sie auf Spannungen in den Augen, im Gesicht, Hals, Kiefer, in der Kehle, in den Schultern oder im Bauch, und lassen Sie sie los. In diesen Bereichen werden die Muskeln am häufigsten zu-sammengezogen. Achten Sie dann auf andere Körperbereiche, die Sie unnötig zusammenziehen. Bereits das Erkennen der Verkrampfung wird Ihnen helfen, diese Körperteile zu entspannen.

Mit Unbehagen umgehen. Während Sie eine Stellung halten, achten Sie auf die Körperstellen, die sich am unbehaglichsten fühlen. Das sind die Problemzonen. Viele Menschen versuchen, diese Bereiche zu schützen, indem sie die umgebenden Muskeln zusammenziehen. Dies führt allerdings lediglich zu einer Verfestigung der Verkrampfung. Versuchen Sie statt dessen folgendes: Lernen Sie diese Körperpartie kennen, während Sie sich in der Haltung befinden. Stellen Sie sich vor, wie sie aussehen mag: Wie groß ist sie? Welche Form hat sie? Welche Farbe? Stöhnt sie? Ist sie zappelig? Springt sie? Brennt oder schreit sie? Geben Sie der verkrampften Stelle die Möglichkeit, sich zu verändern. Im Kennenlernen liegt bereits der erste Schritt zur Lockerung und Befreiung. Beobachtung ist das erste Stadium jeder Veränderung.

Was ist mit Schmerzen? Wenn Sie Schmerz empfinden, lösen Sie die Stellung behutsam auf. Lesen Sie die Anleitungen nochmals durch. Verändern Sie die Haltung, um die Dehnung zu verringern (eventuell sollten Sie zu einer früheren Stufe zurückkehren). Denken Sie daran, daß Überdehnung ebensowenig bringt wie eine zu geringe Dehnung. Weder das eine noch das andere bedeuten ausgewogenes Üben von Yoga. Falls die Schmerzen trotz der genannten Maßnahmen anhalten sollten, suchen Sie den Rat eines kompetenten Lehrers.

Eine Stellung verändern. Wenn Sie die Notwendigkeit spüren, eine Stellung zu verändern, sollten Sie vom Boden aufwärts vorgehen. Bei Stehübungen fangen Sie mit den Füßen an; bei Sitzübungen gehen Sie von den Gesäßknochen und dem Becken aus; beim Schulterstand und ähnlichen Übungen beginnen Sie mit dem Kopf, den Schultern und den Ellenbogen. Beobachten Sie Ihren Körper genau. Setzen Sie niemals etwas als gegeben voraus. Auch wenn Sie glauben, daß die Füße richtig stehen, kontrollieren Sie sicherheitshalber noch mal. Führen Sie die notwendigen Veränderungen aus, und üben Sie dann die Stellung erneut.

Kein Konkurrenzkampf. Legen Sie jedes Konkurrenzdenken ab. Sie sollen weder mit Yoga-Abbildungen bzw. Fotografien noch mit anderen Übenden oder Ihrem Lehrer und auch nicht mit sich selbst in Konkurrenz treten. Wägen Sie die eigene Dehnfähigkeit ab, und akzeptieren Sie sie. Diese Fähigkeit wird sich von Tag zu Tag ändern, manchmal sogar von Augenblick zu Augenblick. Sich in Konkurrenz zu verstricken oder auf athletische Ziele zu versteifen bedeutet notgedrungen einen Verlust an innerer Bewußtheit. Wird Yoga durch Konkurrenz geprägt, tritt die Freude der Selbst-Entdeckung in den Hintergrund oder verschwindet ganz. Hinzu kommt, daß das Erzwingen einer Dehnübung zur Verletzung von Muskeln, Sehnen oder Bändern führen kann. Arbeiten Sie mit Ihrem Körper und nicht mit dem Ego.

Eine Stellung auflösen. Beim Auflösen der Stellung soll genausoviel Sorgfalt aufgewandt werden wie für das Einnehmen. Achten Sie darauf, daß Sie die korrekte Körperhaltung beibehalten, und atmen Sie ebenso langsam und gleichmäßig wie beim Einnehmen der Stellung. Wenn keine anderen Hinweise gegeben werden, sollte die Stellung auf die gleiche Weise aufgelöst werden, wie sie entstanden ist. Hierfür ziehen Sie nun dieselben Muskeln zusammen, die zuvor gedehnt wurden. Mag sein, daß Sie, aus dem einen oder anderen Grund, manchmal aus der Stellung ausbrechen oder fallen werden, versuchen Sie aber, dies zu vermeiden. Plötzliche Veränderungen in der Stellung negieren die kräftigende Wirkung, die durch richtige Bewegung zustande kommt, und können zu Verletzungen führen.

An Unausgewogenheiten arbeiten. Ihnen wird wahrscheinlich auffallen, daß Ihre Körperhälften unterschiedlich reagieren. Eventuell fühlt sich die eine Seite steifer, schwächer oder lebloser an. In diesem Fall kann es hilfreich sein, die Stellung auf der schwächeren Seite zweimal auszuführen, da diese Seite mehr Fürsorge und Aufmerksamkeit erfordert als die andere. Zusätzlich können Sie die Ausgewogenheit des Übens und somit Ihres Körpers unterstützen, indem Sie sich die Stellungen im Buch häufiger ansehen. Gibt es Haltungen, die Sie vermeiden? Diese sind eventuell diejenigen, die Sie am meisten benötigen.

Mit einer Verletzung üben. Auch nach einer Verletzung können Sie weiterhin üben, wenn dabei der verletzte Bereich nicht angesprochen wird. Bevor Sie Dehnübungen im verletzten Bereich ausführen, sprechen Sie mit Ihrem Arzt. Nehmen Sie dieses Buch mit, um ihm zu zeigen, welche Übungen Sie machen wollen. Wenn Sie eine Muskel-, Bänder- oder Sehnenverletzung haben, sollten Sie diesen Bereich generell drei Wochen nicht strecken. Räumen Sie sich die notwendige Zeit für den Heilungsprozeß ein. Danach beginnen Sie zunächst wieder mit den einfachsten Dehnübungen für diesen Körperbereich. Sollte die Stellung Schmerzen verursachen, warten Sie eine weitere Woche. Wenn Sie keine Schmerzen spüren, sollten Sie zwei Wochen lang ausschließlich diese eine Haltung üben. (Es dauert zwei bis drei Wochen, bis sich eine Stellung auf den Körper auswirkt.) Ist der Heilungsprozeß nach diesem Zeitraum fortgeschritten, können Sie eine weitere Stellung dazunehmen. Üben Sie dann über zwei Wochen beide Stellungen, bis Sie das Übungsspektrum um eine dritte erweitern. Fahren Sie auf diese Weise fort. Würden Sie jeweils mehr als eine Stellung dazunehmen, könnten Sie nicht erkennen, wie sich jede einzelne Stellung auswirkt. Vernünftiges Üben der richtigen Bewegung kann therapeutische Wirkungen haben. So zu üben mag Ihnen sehr langsam vorkommen. Nehmen Sie Ihre Ungeduld zur Kenntnis, aber denken Sie daran, daß sich Ihre Ausdauer bezahlt macht.

Praktische Hinweise für Anfänger
1. Ist Ihre Gesundheit beeinträchtigt, wie zum Beispiel durch zu hohen oder niedrigen Blutdruck, länger anhaltende Rückenschmerzen, eine Rückenverletzung usw., oder besteht eine Schwangerschaft, dann sollten Sie Ihren Arzt und einen qualifizierten Yoga-Lehrer aufsuchen, bevor Sie mit Yoga beginnen.
2. Üben Sie an einem sauberen, hellen Ort. Räumen Sie jeden Tag einige Minuten ein, in denen Sie ungestört üben können. In der Regel sind als Einstieg 15 bis 20 Minuten täglich ausreichend. Wenn Sie im Freien üben, achten Sie darauf, daß der Boden eben ist und Sie nicht im direkten Sonnenlicht stehen. Suchen Sie sich einen ruhigen Platz, um ein bewußteres, sorgfältigeres Einstellen auf das

eigene Körpergefühl und die eigenen Empfindungen zu ermöglichen.
3. Lassen Sie mindestens zwei Stunden nach einer Mahlzeit verstreichen, bevor Sie mit den Übungen beginnen. Leeren Sie Blase und Darm, bevor Sie Dehnübungen ausführen.
4. Tragen Sie bequeme Kleidung, die Ihre Bewegung nicht einengt. Üben Sie stets barfuß.
5. Atmen Sie ruhig und durch die Nase. Die meisten wichtigen Bewegungen werden während des Ausatmens durchgeführt.
6. Lockern Sie Ihren Körper und erlauben Sie Ihrem Bewußtsein, wach und aufmerksam zu sein. Halten Sie die Augen geöffnet. Auf diese Weise üben Sie, Ihre Außenwelt wahrzunehmen und sich gleichzeitig auf Ihre inneren Gefühle einzustellen. Ein großer Spiegel ist ein nützliches Hilfsmittel zur Kontrolle und Korrektur der Körperhaltung.
7. Es ist äußerst wichtig, auf die Körperhaltung zu achten. Lernen Sie jeweils die Anleitung für die Ausgangsposition auswendig.
8. Üben Sie einen Tag mit und einen Tag ohne Hilfsmittel, damit Sie von diesen unabhängig bleiben.
9. Sie werden entdecken, daß Sie eine stärkere und eine schwächere Seite haben. Wiederholen Sie ab und zu die Übungen auf der schwächeren Seite.
10. Die Stellungen, die Ihnen am wenigsten gefallen, sind häufig diejenigen, die Sie am meisten benötigen.
11. Lassen Sie sich mit Ausdauer und Energie auf die Übungen ein, und gehen Sie zugleich sanft und behutsam mit sich selbst um.

Teil II

Die Stellungen

5

Zur Sache kommen

Der erste Teil dieses Buches beinhaltet allgemeine Informationen über Yoga. Der zweite Teil befaßt sich mit den Übungen selbst. Die Stellungen werden von drei Personen unterschiedlicher Elastizität und Stärke gezeigt, deren Yoga-Erfahrung verschieden groß ist. Dadurch wird deutlich, wie sich die Stellungen unterschiedlichen Bedürfnissen anpassen lassen.

Don Nystrom läuft 40 Meilen pro Woche und verfügt über begrenzte Yoga-Erfahrungen (10 Doppelstunden). Seine Haltungen zeigen Ihnen, wie Sie möglicherweise zu Beginn aussehen. Tim Durbin spielte während seiner Schulzeit Fußball, läuft etwa 25 Meilen pro Woche und macht seit ein paar Jahren Yoga. Barbara Delisle Avery ist Yoga-Lehrerin und Läuferin. Hin und wieder tauchen in dieser überarbeiteten Ausgabe neue Fotos von Tim und Barbara auf. Beide laufen noch immer und üben weiterhin Yoga. Barbara betreut außerdem ihr zweijähriges Kind und arbeitet halbtags; Tim spielt Golf, unterrichtet an einer Schule und arbeitet als Model.

Die Einführung zu jedem Kapitel enthält wichtige Informationen über den Umgang mit den Stellungen. Es werden einige anatomische Hintergründe gegeben, um aufzuzeigen, warum eine Bewegung auf bestimmte Weise auszuführen ist. Es ist leichter, eine Anleitung zu befolgen und sich an die korrekte Bewegung und Haltung zu erinnern, wenn die Anweisung sinnvoll erscheint. Um unnötige Wiederholungen zu vermeiden, werden in der Einleitung außerdem allgemeine Hinweise für alle Stellungen gegeben. Diese Informationen sind häufig besonders wichtig für die Sicherheit oder die Effektivität der Dehnübungen. Bitte lesen Sie sie durch.

Beginnen Sie unbedingt mit den Haltungen im Kapitel 6 «Mehr als der bloße Einstieg: Vorbereitungen».

Vielleicht kommen Ihnen diese Übungen übermäßig leicht vor, sie bilden jedoch die Grundlage für die Anleitungen zu allen folgenden Stellungen.

Aus organisatorischen Gründen sind die Stellungen grob nach Körperbereichen aufgeteilt.

In gewissem Sinn ist diese Aufteilung falsch, da der Körper eine Einheit bildet. Eine Dehnung der Füße beeinflußt beispielsweise auch den Kopf. Jede Beugung nach vorn dehnt auch die gesamte Rückseite des Körpers; jede Beugung nach hinten die Vorderseite. Es kann also sein, daß Sie im Kapitel über Hüften und Oberschenkel die geeignetste Stellung finden, um Ihre Knie zu strecken. Jeder Körper reagiert anders, so daß Sie einfach viele verschiedene Übungen ausführen müssen, um deren Wirkungen feststellen zu können. Auf diese Weise entwickeln Sie sich zum optimalen eigenen Lehrer.

Innerhalb jeder Kategorie sind die Stellungen in etwa nach Schwierigkeitsgrad geordnet. Auch diese Reihenfolge wird nicht immer auf Sie zutreffen, da der Schwierigkeitsgrad vom eigenen Körper abhängt. Unabhängig davon, wie Sie Ihre Elastizität einschätzen, sollten Sie die Stellungen der Reihe nach ausführen, bis Sie eine finden, bei der Sie die Dehnung wirklich spüren (allerdings nicht bis an die Schmerzgrenze). Vielleicht ist eine der einfacheren Stellungen genau das richtige für eine bestimmte verkrampfte Stelle. Üben Sie dann diese Stellung mehrfach.

Die eigenen Erfahrungen werden Ihnen schnell zeigen, auf welche Körperstellen Sie sich konzentrieren sollten. Es kann sein, daß sich Unstimmigkeiten ergeben. Vielleicht sind Sie beispielsweise in der Lage, die fünfte Dehnübung für die hintere Oberschenkelmuskulatur auszuführen, können aber nur die erste Leisten-Dehnübung durchführen. Stellen Sie sich auf die Reaktionen Ihres Körpers ein.

Die Hinweise zur Praxis sind für jede Stellung wie folgt unterteilt:
1. **Ausgangsposition**
2. **Stellung**
3. **Variante**
4. **Hilfsmittel**
(Manchmal steht ein zusätzlicher Punkt, die Vorbereitung, an zweiter Stelle.)

Die Hinweise zur Ausgangsposition sind sehr wichtig. Sie bilden die Grundlage und können den Unterschied zwischen einer Dehnung oder Stellung ausmachen. Sie können eine Fehlhaltung verstärken oder korrigieren. Versuchen Sie, diese Anleitungen möglichst genau zu befolgen.

Nach den Hinweisen zur Ausgangsposition wird meistens die vollständige Stellung beschrieben. Es kann aber für Sie gelegentlich sinnvoller sein, diese mit einem Hilfsmittel oder einer Variante zu üben. Die vollständige Stellung wird dargestellt, damit Sie sehen können, in welchem Rahmen Sie arbeiten. Ich bringe Schülern häufig eine Stellung bei, indem ich diese gleich vollständig ausführen lasse. Ausnahmen bilden hier allerdings der Schulterstand (siehe Kapitel 16) und die Pflugstellung (siehe Kapitel 16). Die Schüler bemerken durch diese Methode schnell, an welchen Körperstellen Verkrampfungen oder Schwächen zu berücksichtigen sind. Zudem werden die Vorteile der Varianten oder der Übungen mit Hilfsmitteln eher eingesehen. Auch Sie können also mit der vollständigen Stellung beginnen. Wenn Sie in der Lage sind, die beschriebene Körperhaltung beizubehalten, können Sie ohne weiteres auch dort ansetzen.

Ignorieren Sie aber trotzdem bitte nicht die Übungen mit den Hilfsmitteln oder die Varianten. Oft können diese zu einem tieferen Verständnis der Stellung führen. Können Sie die beschriebene Körperhaltung nicht beibehalten, dann üben Sie zunächst die Varianten bzw. mit den Hilfsmitteln. Bei den Varianten wird die Dehnung mal verringert und mal erhöht. Ist die Wirkung nicht angegeben, dann deshalb, weil sie aus der begleitenden Abbildung deutlich hervorgeht. Auch wenn Sie die vollständige Stellung üben, können Sie die Varianten ausprobieren. Sie erfahren so garantiert etwas Neues. Der Einsatz von Hilfsmitteln unterstützt die korrekte Körperhaltung bei der jeweiligen Übung. Manchmal dienen sie auch als Hebel, die eine Dehnung erleichtern, oder sollen bestimmte Körperteile vor Überdehnung schützen. Wie auch immer sie eingesetzt werden, ihr Nutzen sollte nicht unterschätzt werden. Auch in sehr weit fortgeschrittenen Yoga-Gruppen werden häufig Hilfsmittel eingesetzt. Ich benutze sie bei jeder Übungsstunde.

Mehrere Übungen in diesem Buch gehören nicht zu den klassischen Yoga-Stellungen. Das gilt beispielsweise für eine Reihe der Dehnübungen für die hinteren Oberschenkelmuskeln. Sie sind dennoch enthalten, weil sie eine notwendige Vorbereitung für das Üben der Stellungen sind. Nicht alles ist sofort machbar, also bieten diese Dehnübungen eine Möglichkeit, das Ziel zu erreichen. Und wenn Sie während dieser Übungen bewußt auf Ihre Gefühle und Empfindungen achten, werden sie zu Yoga-Übungen. Wenn Sie bewußt auf das innere Erleben achten, kann jede Tätigkeit zu Yoga werden.

Zu den Namen der Stellungen möchte ich kurz etwas bemerken. Über der Bezeichnung der jeweiligen Stellung steht der Sanskrit-Name. Dies ist der ursprüngliche Name, der international angewendet wird. Aus praktischen Gründen sind auch deutsche Bezeichnungen angegeben, die entweder beschreibender Art oder eine direkte Übersetzung sind. Im Grunde ist es jedoch nicht so wichtig, wie man die Übungen nennt. Wichtig ist, daß man sie macht.

Um ein eigenes Yoga-Programm zu erstellen, stehen Ihnen zwei Möglichkeiten zur Verfügung. Entweder orientieren Sie sich an Kapitel 21, «Grundlegende Hinweise», oder Sie üben der Reihe nach (zunächst alle einführenden Stellungen jedes Kapitels, dann die nächsten, usw.). Unabhängig davon, welche Methode Sie wählen, werden Sie wahrscheinlich ein halbes bis ein Jahr benötigen, um die schwierigeren Übungen ausführen zu können. Wenn Sie dieses Stadium erreicht haben, können Sie Kapitel 22, «Kernprogramm», als Basis für das regelmäßige Üben nutzen. Die beiden letzten Kapitel sind in erster Linie für Läufer und andere Athleten vorgesehen, und sie sind wichtig, um Verletzungen zu vermeiden. Kapitel 23 «Programm-Vorschlag für vor und nach dem Laufen» enthält ausgewogene Dehn- und Kraftübungen für Läufer. In Kapitel 24 «Yoga und Sport» werden Übungen vorgeschlagen, die Ihre Leistung fördern und den körperlichen Unausgewogenheiten entgegenwirken, die durch bestimmte Sportarten entstehen können.

6

Mehr als
der bloße Einstieg

Vorbereitungen

Die anatomischen Informationen und die in diesem Kapitel beschriebenen Grundstellungen bilden die Basis für alles Folgende. Unabhängig davon, wie elastisch Sie sind, ist es wichtig, sich mit diesen Grundlagen von Anfang an auseinanderzusetzen.

Die Füße ausrichten

Die meisten Menschen haben eine fehlerhafte Fußhaltung, auf die geachtet werden sollte. Das gilt nicht nur während der Yoga-Übungen, sondern bei jeder Form körperlicher Betätigung. Die Füße bilden die Basis des gesamten Knochengerüstes, und es ist daher notwendig, daß sie korrekt plaziert werden. (Denn besteht in der Basis kein Gleichgewicht, müssen alle anderen Körperteile diese Fehlhaltung ausgleichen.) Es geht hier um Symmetrie.

Beim Yoga oder bei anderen körperlichen Betätigungen sollten die Füße gerade gestellt werden. Das bedeutet, daß die Füße nach vorne ausgerichtet und die Zehen entspannt und ausgebreitet sind. Das Gewicht wird gleichmäßig auf die äußeren und inneren Fußseiten verteilt. Die Fußgewölbe verleihen den Füßen Form und stützen den Körper. Wenn Sie dazu neigen, Ihre Füße nach außen oder innen zu kehren, richten Sie sie bewußt parallel aus. Verlagern Sie das Gewicht normalerweise auf die äußeren Fußkanten, dann belasten Sie die Gelenke unter den großen Zehen, so daß ihre Füße eben aufliegen. Haben Sie Senkfüße, so stellen Sie Ihre Füße gerade nach vorn und kehren Sie Ihre Knie nach außen, um das Gewölbe zu heben.

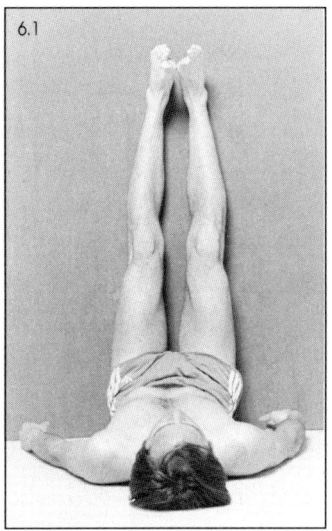

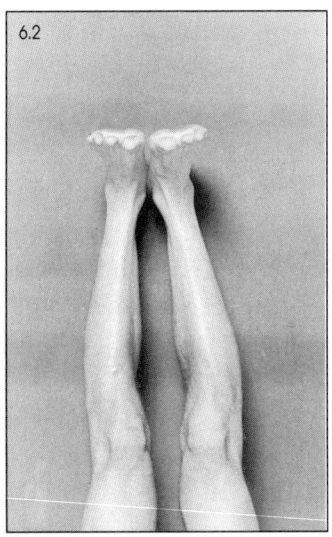

Folgende Übung macht einiges über die Stellung der Füße deutlicher:

1 – Ausgangsposition. Setzen Sie sich vor eine Wand. Legen Sie sich auf den Rücken mit dem Gesäß gegen die Wand, die Beine werden in die Höhe gestreckt. Richten Sie die Füße parallel zur Decke aus. (Beugen sich Ihre Knie, sollten Sie einige Zentimeter von der Wand abrücken, damit die Beine bequem ausgestreckt werden können.) Die Gelenke der großen Zehen sollten sich berühren und die Fersen leicht auseinanderstehen.

2 – Stellung. Möglicherweise neigen sich die Innenkanten der Füße leicht zum Körper, während die Außenkanten eher nach oben gerichtet sind. Um die Füße gerade auszurichten, werden die Innenkanten nach oben gedrückt und die Außenkanten nach unten gezogen, bis die Fußsohlen parallel zur Decke zeigen.

6.1 Die Füße ausrichten –
    falsche Stellung
6.2 Die Füße ausrichten –
    korrekte Stellung

3 – Variante. Auf dem Boden sitzend, werden die Füße gleichmäßig gegen eine Wand gedrückt. Die Beine werden gerade gehalten, die Knie leicht angehoben. Sie können sich mit den Händen abstützen. Es ist leichter, die Füße gerade auszurichten, wenn man sie, wie beim Sitzen, sehen kann. Da dies nicht immer der Fall sein wird, sollten Sie ein Gespür für diese Fußstellung entwickeln, um sie in verschiedenen Stellungen einnehmen zu können.

4 – Variante. Erspüren Sie im Stehen den Druck auf den Ballen unterhalb der großen Zehe. Drücken Sie auf diese Stelle, während Sie das Fußgewölbe anheben. Um die Knie gerade über den Füßen auszurichten, ziehen Sie die vorderen Oberschenkelmuskeln zusammen, und drehen Sie die Knie gerade nach vorne. Es bedarf Zeit und Übung, um diese Stellungen einzunehmen. Haben Sie mit sich selbst Geduld.

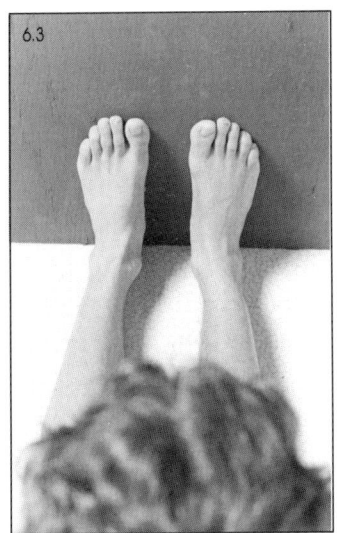

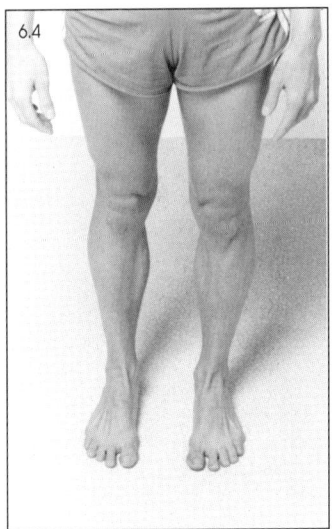

6.3 Die Füße ausrichten –
   einer Wand gegenübersitzend
6.4 Die Füße ausrichten –
   im Stehen

Die Kniescheiben hochziehen

Gehen Sie behutsam mit dem Kniegelenk um. Aufgrund der sich kreuzenden Bänder und des verletzlichen Knorpels ist es ein sehr komplexer Körperteil und trägt zudem viel Gewicht. Der beste Schutz für die Knie ist deren korrekte Ausrichtung. Das ist der Fall, wenn jedes Knie senkrecht über dem entsprechenden Fuß ausgerichtet ist. Zeigt der Fuß nach vorn, sollte auch das Knie nach vorn zeigen; wird der Fuß gedreht, dreht sich das Knie ebenfalls. Das gilt unabhängig davon, ob das Knie gestreckt oder gebeugt ist, also achten Sie darauf, daß Sie Ihre Knie immer direkt über dem entsprechenden Fuß halten. Das klingt einfach. Dennoch stehen und bewegen sich viele Menschen mit leicht verdrehten Knien (meistens verursacht durch steife Hüften). Es bedarf also großer Aufmerksamkeit, diese Fehlhaltung zu erkennen und zu korrigieren. Um die Knie zu stärken, müssen beim Strecken der Beine die Quadrizeps (Oberschenkelmuskeln) zusammengezogen werden.

Probieren Sie folgende Übung:

1 – Ausgangsposition. Stellen Sie sich aufrecht hin, die Füße bequem auseinander. Beugen Sie sich nach vorne, und legen Sie die Daumen über die Kniescheiben, die Finger hinter die Knie, ohne die Beine zu beugen.

2 – Stellung. Spannen Sie die Oberschenkelmuskeln an, und ziehen Sie dadurch die Kniescheiben hoch. Achten Sie auf die Empfindungen in den Beinen. Diese Bewegung verlängert und stärkt die Beine. Am Anfang sollten Sie diese Übung häufig ausführen. Sobald Sie ein Gespür für die Bewegung entwickelt haben, brauchen Sie die Daumen nicht mehr über die Knie zu legen.

Bei jeder Stellung mit gestreckten Beinen werden die Oberschenkelmuskeln und die Kniescheiben auf diese Weise zusammengezogen. Der entsprechende Hinweis in diesem Buch heißt häufig «Aktivieren Sie die Beine» oder «Ziehen Sie die Kniescheiben hoch». Denken Sie daran: Um die Bewegung korrekt auszuführen, sollten Sie die Knie hochziehen und sie nicht durchdrücken.

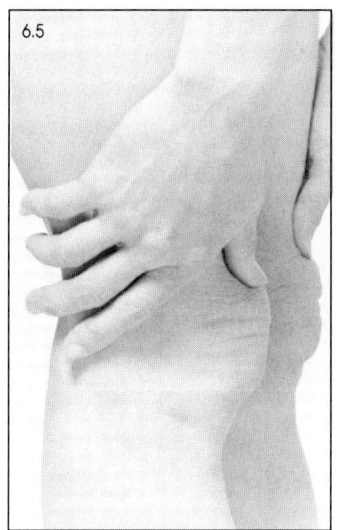

6.5

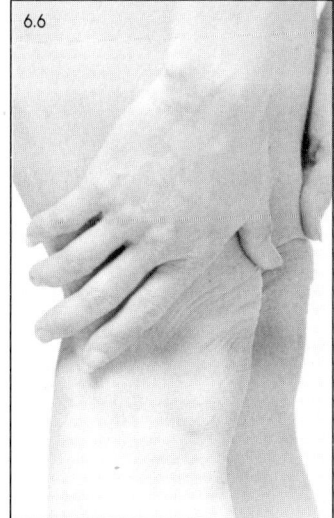

6.6

6.5 Die Kniescheiben hochziehen – Ausgangsposition
6.6 Die Kniescheiben hochziehen – Stellung

Die Oberschenkel aktivieren

Wenn Sie die Kniescheiben auf die oben beschriebene Weise hochziehen, werden die Quadrizeps (die vorderen Oberschenkelmuskeln) automatisch aktiviert. Es ist jedoch ebenso wichtig, die Rückseite der Oberschenkel zu aktivieren. Durch die Aktivierung der Oberschenkel werden die Beine gestärkt und verlängert. Durch diese Bewegungen in Verbindung mit der oben beschriebenen Stellung von Füßen und Knien kann das Becken eine neutrale Position einnehmen und sich die Wirbelsäule verlängern.

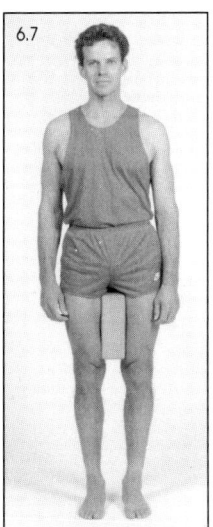

6.7 Die Oberschenkel aktivieren – Holzklotz zwischen den Oberschenkeln

Um die Innenseite der Oberschenkel zu aktivieren, probieren Sie folgende Übung:

1 – Ausgangsposition. Stellen Sie sich hin, die Füße parallel und leicht auseinander. Halten Sie ein dickes Buch oder einen Holzklotz zwischen den Oberschenkeln. Spüren Sie, wie sich Ihr Körpergewicht durch die Beinknochen bis in die Fersen verteilt. Entspannen Sie den Unterleib. Strecken Sie die Wirbelsäule.

2 – Stellung. Machen Sie beim Einatmen eine Pause. Beim Ausatmen lockern Sie Ihre Kehle und spüren durch die Mitte des Kopfs nach oben. Beim nächsten Einatmen machen Sie eine Pause. Beim Ausatmen lassen Sie, mit zusammengezogenen Quadrizeps, die Innenseite der Oberschenkel sich am Buch entlang verlängern. Sie sollten dabei das Gesäß nicht zusammenziehen. Es ist wichtig, die Bewegung auf die Beine zu beschränken. Bleiben Sie bei diesem abwechselnden Rhythmus von Entspannung der Wirbelsäule nach oben und Verlängerung der Innenseite der Oberschenkel gegen das Buch.

3 – Variante. Binden Sie ein Band fest um die Oberschenkel, während Sie das Buch dazwischenhalten. Machen Sie beim Einatmen eine Pause. Beim Ausatmen drücken Sie nach außen gegen das Band. Führen Sie diese Übung ein bis zwei Minuten aus, und wechseln Sie dann mit der Übung zur Verlängerung der Innenseite der Oberschenkel ab, wie unter 2 beschrieben.

Um die hinteren Oberschenkelmuskeln zu aktivieren, probieren Sie folgende Übung aus:

1 – Ausgangsposition. Legen Sie sich bäuchlings auf eine Matte oder Decke. Das Kinn liegt auf der Matte. Die Fingerspitzen werden auf die hinteren Oberschenkelmuskeln gelegt. Und zwar direkt unter dem Gesäß. Entspannen Sie die Beine, und lassen Sie sie in die Matte hineinsinken.

2 – Stellung. Strecken und heben Sie die Beine abwechselnd. Auch wenn Sie die Beine, nicht heben können, werden Sie spüren, wie sich der Muskel unter Ihren Fingerspitzen zusammenzieht. Machen Sie sich mit dieser Empfindung in den Beinen vertraut, so daß Sie sie in allen anderen Haltungen bewußt herbeiführen können.

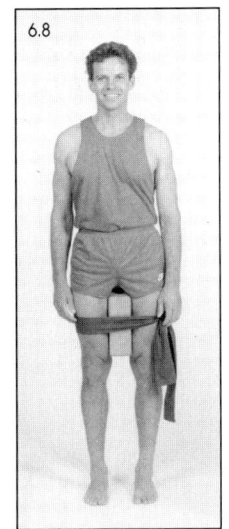

6.8

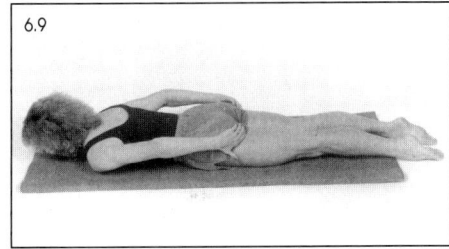

6.9

6.8 Die Oberschenkel aktivieren –
   mit Holzklotz und Band
6.9 Die Oberschenkel aktivieren –
   in Bauchlage auf einer Matte

Das Becken kippen

Bei allen Bewegungen ist es äußerst wichtig, die vier sanften Kurven des Rückens beizubehalten und zu bewahren. (Die Gründe hierfür werden im Abschnitt «Die Wirbelsäule verlängern» dargestellt.) Das Becken ist die Basis der Wirbelsäule, also bestimmt die Beckenstellung den Kurvenverlauf des Rückens. Bevor Sie mit Dehnübungen beginnen, ist es also wichtig, daß Sie ein Gespür für die Muskeln entwickeln, die das Becken bewegen.

Die folgende Übung wird Ihnen dabei helfen. Während Sie die Beckenbewegung üben, achten Sie auf den unteren Rückenbereich. Bemerken Sie, wie die verschiedenen Beckenstellungen den Bogen des unteren Rückens umkehren. Um die Stellung des Beckens besser nachvollziehen zu können, führen Sie folgende Übung aus:

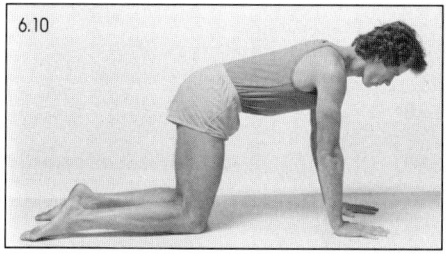

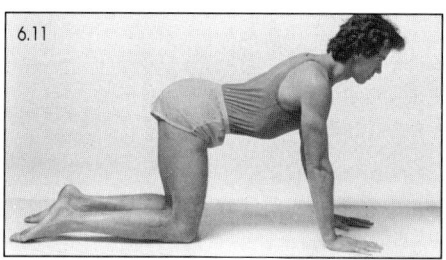

6.10 Das Becken kippen – Ausgangsposition
6.11 Das Becken kippen – Hunde-Stellung

1 – Ausgangsposition. Knien Sie sich auf den Boden, die Knie direkt unter den Hüften und um Hüftbreite auseinander. Die Hände werden direkt unter den Schultern, eine Schulterbreite auseinander, auf den Boden gelegt. Achten Sie darauf, daß der Mittelfinger nach vorn zeigt. Senken Sie die Schultern von den Ohren weg, und strecken Sie Hinterkopf und Hals aus den Schultern heraus. Verlängern Sie die Wirbelsäule.

2 – Stellung: Hunde-Stellung. Beim Einatmen heben Sie die Gesäßknochen und schauen nach vorn (nicht nach oben). Ziehen Sie das Kinn an, um die Wirbelsäule zu verlängern. Gehen Sie ins Hohlkreuz und halten Sie die Körperspannung.

3 – Stellung: Katzenbewegung. Beim Ausatmen ziehen Sie den Unterleib zusammen und das Steißbein nach unten. Ziehen Sie dann den Kopf ein und wölben den Rücken wie eine verärgerte Katze. Wie Sie sehen, ist die Wirbelsäule am längsten in der neutralen Stellung, die in der Ausgangsposition eingenommen wird. Wenn Sie das Steißbein heben, ziehen sich die Rückenmuskeln zusammen, und das Becken dehnt sich. Ziehen Sie das Steißbein nach unten, verlängern und dehnen sich die Rückenmuskeln, während sich die Unterleibsmuskeln zusammenziehen. Obwohl es sich hierbei um effektive Dehnübungen für die Wirbelsäulenmuskulatur handelt, wird die Wirbelsäule tatsächlich durch beide Stellungen verzerrt. Indem Sie beide Stellungen sanft abwechseln und dabei spüren, wie sich das Becken bewegt, werden Sie mit der neutralen Stellung (Ausgangsposition) vertrauter, die für die Verlängerung der Wirbelsäule so wichtig ist. Denken Sie daran, daß die Wirbelsäule dann am längsten ist, wenn sich weder die Vorder- noch die Rückseite des Oberkörpers zusammenziehen und der Hals durch die Hebung des Kopfes aus den Schultern heraus gestreckt ist.

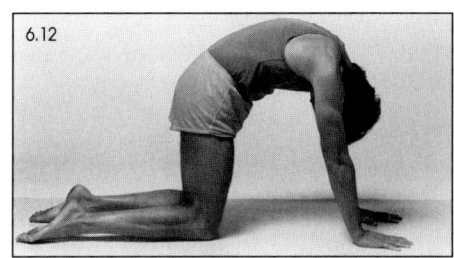

6.12 Das Becken kippen – Katzenbewegung

Die Wirbelsäule verlängern

Die Wirbelsäule verläuft in vier Kurven. Der untere Rückenbereich und der Hals bilden konkave Kurven, also Hohlkurven. Sie fallen zum Körper ein. Der Steißbeinbereich und der obere Rückenbereich bilden konvexe Kurven. Sie wölben sich vom Körper weg. Für die optimale Gesundheit sollten alle vier Kurven bewahrt werden, ohne übermäßigen Druck bzw. übermäßige Wölbung in irgendeinem Teil der Wirbelsäule.

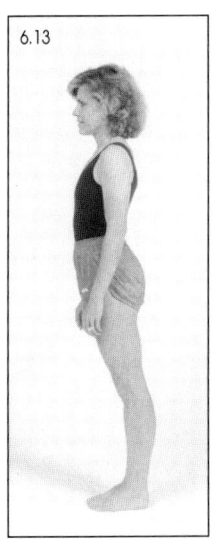 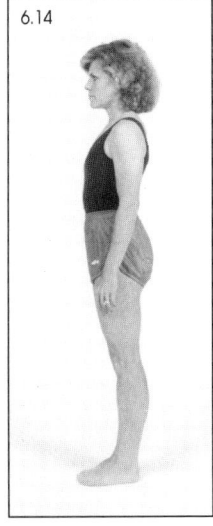

6.13 Die Wirbelsäule verlängern – fehlerhafte Haltung: Gewichtsverlagerung nach vorne

6.14 Die Wirbelsäule verlängern – korrekte Haltung: Gewichtsverlagerung auf die Fersen

Eine lange, sanfte S-Kurve des Rückens bedeutet, daß die Knochen des Rückens, die Wirbel, im korrekten Abstand voneinander stehen. Der korrekte Abstand der Rückenwirbel ist wichtig, weil sich Nerven vom Rückenmark aus, durch die Wirbel hindurch, verzweigen. Werden die Kurven verzerrt, verändern sich die Abstände zwischen den Wirbeln. Das kann zu verschiedenen Problemen der Wirbelsäule führen, besonders bei den Bandscheiben, da diese aus Knorpel bestehen und sich leicht unter Druck verschieben. Die Organe und Organfunktionen, die durch die entsprechenden Nerven belebt werden, erhalten nur noch eingeschränkte oder gar keine Impulse, und es kommt zu Fehlfunktionen.

Um die Verlängerung der Wirbelsäule besser nachvollziehen zu können, führen Sie folgende Übung aus:

1 – Ausgangsposition. Stellen Sie sich hin, die Füße eine Hüftbreite aus- und parallel zueinander. Achten Sie darauf, daß Ihre Knie nach vorne zeigen. Lassen Sie Ihr Körpergewicht nach unten bis in die Fersen hineinsinken. Sie werden bemerken, daß sich die Hüftgelenkspfannen durch die Gewichtsverlagerung über den Fersen befinden, so daß das Gewicht des Oberkörpers durch die Beinknochen geleitet werden kann. Entspannen Sie den Unterleib. Die Schulterblätter sollten direkt über den Hüften sein.

2 – Stellung. Spüren Sie sanft durch die Mitte des Kopfes nach oben, ohne die Schultern zu heben. Beim Einatmen machen Sie eine Pause. Beim Ausatmen verlängern Sie wieder die Wirbelsäule. Achten Sie weiterhin auf die korrekte Ausrichtung Ihrer Füße und Knie und darauf, daß die Beine aktiv bleiben.

3 – Variante. Während Sie 1 und 2 ausführen, legen Sie die Hände etwa 5 Zentimeter unter Ihren Nabel. Von dieser Stelle aus bewegt sich das Schambein nach unten und der Oberkörper nach oben. Üben Sie wie unter 2 beschrieben, bewegen Sie zusätzlich beim Ausatmen von diesem Punkt aus das Schambein sanft nach unten und den Oberkörper nach oben.

4 – Variante. Legen Sie die Fingerspitzen an die Leisten. Ruht Ihr Gewicht richtig auf den Fersen, fühlt sich dieser Bereich fest an, hat also einen guten Tonus. Bewegen Sie Ihre Hüften nach vorne (Ihr Gewicht verlagert sich dabei in Richtung Fußballen), und spüren Sie, wie sich der Bereich unter Ihren Fingerspitzen verhärtet. Jetzt bewegen Sie die Hüften weit nach hinten. Sie können fühlen, wie das Gewebe nun schlaff und zu weich wird. Nachdem Sie damit experimentiert haben, was passiert, wenn sich die Hüften zu weit vorne bzw. hinten befinden, suchen Sie nun wieder die Mittelposition, bei der ein guter Tonus zu spüren ist.

5 – Variante. Stellen Sie sich seitlich vor einen großen Spiegel, und experimentieren Sie mit der unter 1 und 2 beschriebenen Übung. Sie werden beobachten, wie diese Haltungen die vier langen, sanften Kurven Ihres Rückens fördern. Manchmal heißt sehen tatsächlich glauben.

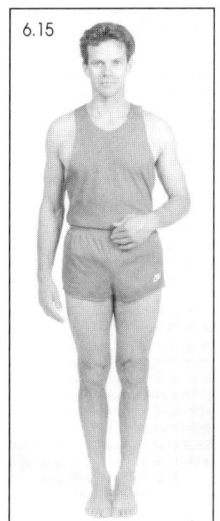
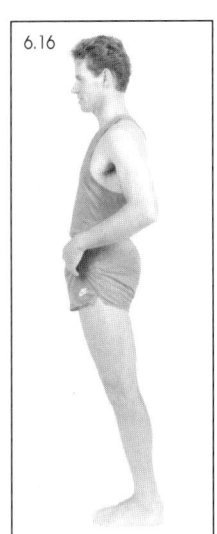
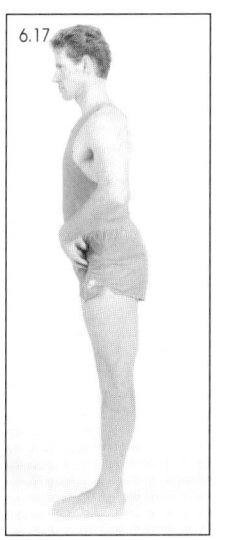
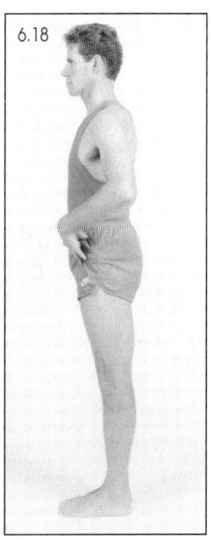

6.15 Die Wirbelsäule verlängern – Fingerspitzen etwa 5 cm unter dem Nabel
6.16 Die Wirbelsäule verlängern – Becken zu weit vorn
6.17 Die Wirbelsäule verlängern – Becken zu weit hinten
6.18 Die Wirbelsäule verlängern – Becken über den Fersen

Die Schultern ausrichten

Die Schultern stehen oft unter Spannung. Sie werden häufig entweder nach oben zusammengezogen oder nach vorn hängengelassen. Oftmals sogar beides. Viele setzen sich nach hinten auf das Steißbein. Dadurch fällt der Brustbereich in sich zusammen, und die Schultern hängen nach vorn durch. Um eine Tätigkeit ausführen zu können, müssen bei dieser Sitzhaltung die Arme nach vorn gestreckt werden, was gleichzeitig ein Zusammenziehen der Schultern bedeutet. Setzt man sich dagegen nach vorn auf die Gesäßknochen, so verlagert sich der gesamte Oberkörper nach vorne. Jetzt können die Arme locker nach unten fallen und die Schultern niedrig bleiben, auch während Sie bestimmte Tätigkeiten ausüben wie arbeiten, schreiben, tippen oder nähen.

Wie Sie wahrscheinlich bemerkt haben, liegt die korrekte Ausrichtung in der Mitte, im Gleichgewicht. Bei dieser Ausrichtung sacken die Schultern weder nach vorne, noch werden sie in militärischer Haltung zurückgezogen. Bei der korrekten Haltung sind die Schultern gerade und niedrig, also von den Ohren weg. Von der Seite betrachtet, finden sie sich in einer Linie mit den Ohren, die Schulterblätter liegen flach an den Rippen an. Um eine korrekte Schulterhaltung zu erreichen, machen Sie folgende Übungen:

Die Schultern ausrichten I

1 – Ausgangsposition. Stellen Sie sich gerade hin. Die Wirbelsäule ist verlängert. Rollen Sie eine Schulter nach oben zum Ohr hin, drehen Sie die Handfläche nach außen, und ziehen Sie das gesamte Schulterblatt den Rücken hinunter, während Sie die Schulter senken. Wiederholen Sie den Bewegungsablauf mit der anderen Schulter.

2 – Stellung. Mit seitlich ausgestreckten Armen drehen Sie beide Handflächen nach außen. Drehen Sie auch die Oberarme nach außen. Spüren Sie, wie sich durch diese Drehbewegung die Schulterblätter flach gegen die Rippen legen. Fühlen Sie auch, wie sich die Schultern senken. Weiten Sie das Schlüsselbein. Schließlich lassen Sie Ihre Arme locker an den Seiten hängen. Führen Sie diese Übung wiederholt während einer Yogastunde und mehrmals am Tag mit langsamen Bewegungen aus.

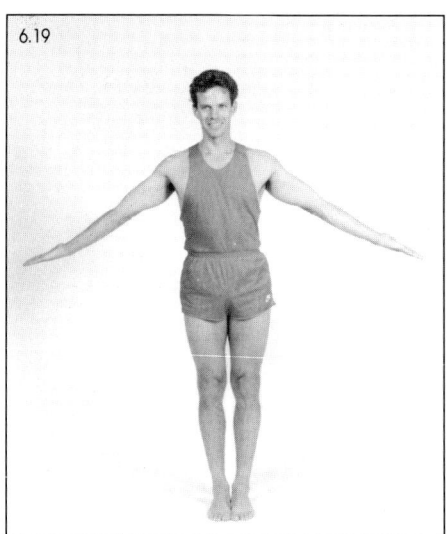

6.19

6.19 Die Schultern ausrichten –
die Arme nach außen gedreht

3 – Variante. Ein Partner umfaßt sanft Ihren Oberarm, kurz unter der Achselhöhle. Während Sie die Handflächen nach außen drehen und die Schulterblätter senken, dreht Ihr Partner die Muskeln Ihres Oberarms nach außen. Danach sollte der andere Arm auf die gleiche Weise gestreckt werden. Wenn die eine Schulter höhergehalten wird als die andere, kann es nützlich sein, die Übung häufiger auf der höheren Seite durchzuführen.

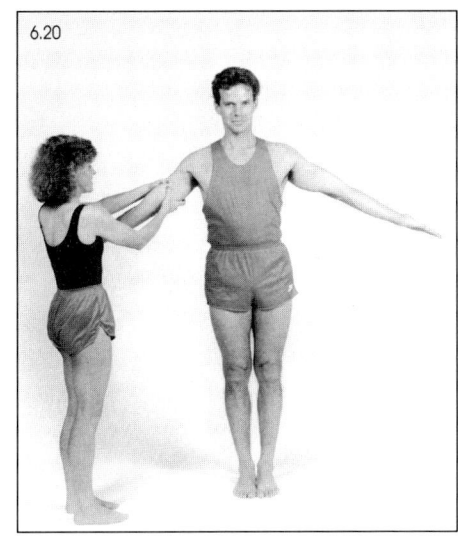

6.20 Die Schultern ausrichten – ein Partner dreht die Arme nach außen

Die Schultern ausrichten II

1 – Ausgangsposition. Stellen Sie sich mit geschlossenen Beinen hin, die Beine aktiviert, den Unterleib entspannt und die Wirbelsäule verlängert. Heben Sie die Arme zur Seite, bis sie parallel zum Boden ausgerichtet sind. Strecken Sie die Hände gleichmäßig zu den Seiten. Dann drehen Sie die Handflächen nach oben.

2 – Haltung. Machen Sie beim Einatmen eine Pause. Beim Ausatmen drehen Sie die Daumen zum Boden hin und ziehen gleichzeitig die Schulterblätter zurück und nach unten. Wiederholen Sie diese Bewegung zehnmal. Beim letztenmal lassen Sie die Arme aus der Schulterhaltung langsam sinken. Entspannen Sie dann die Hände, und erspüren Sie Position und Empfindungen der Schultern.

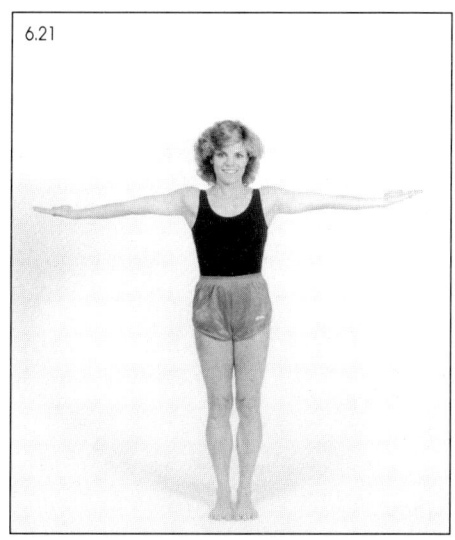

6.21 Die Schultern ausrichten – mit seitlich ausgestreckten Armen und nach oben gerichteten Handflächen

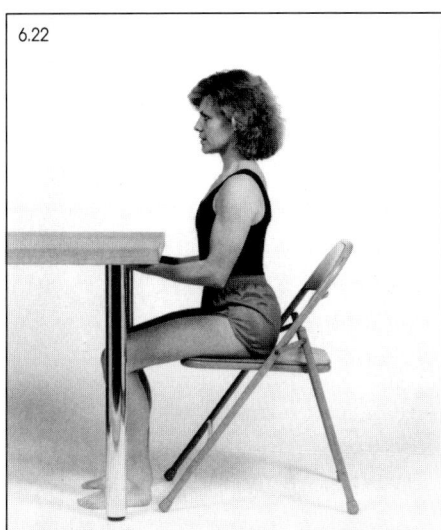

6.22

6.22 Die Schultern ausrichten – die Handflächen drücken gegen einen Tisch

Die Schultern ausrichten III
1 – Ausgangsposition. Setzen Sie sich
vor einen Tisch auf einen Stuhl. Setzen
Sie sich so nach vorn, daß sich Ihr Ober-
körpergewicht auf das Schambein verlagert. Stellen Sie beide Füße gerade auf
den Boden (oder, wenn Ihre Füße nicht
zum Boden reichen, auf Bücher oder eine
gefaltete Decke). Legen Sie Ihre Handflächen eine Schulterbreite auseinander an
die Unterseite der Tischplatte. Ziehen Sie
die Ellenbogen an die Taille heran.
2 – Stellung. Machen Sie beim Einatmen
eine Pause. Beim Ausatmen drücken Sie
die Hände nach oben, während Sie
gleichzeitig die Schulterblätter nach unten ziehen. Weiten Sie das Schlüsselbein
aus, und drücken Sie durch die Kopfmitte nach oben. Wiederholen Sie die Übung
bis zu zehnmal. Nach der letzten Ausatmung behalten Sie die Schulterposition
bei und lassen die Hände mit nach oben
gerichteten Handflächen langsam auf die
Oberschenkel sinken.
3 – Variante. Sobald Sie ein Gefühl für
diese Übung entwickelt haben, können
Sie sie ohne Tisch ausführen. Mit nach
vorne gewinkelten Ellenbogen und nach
unten gerichteten Handflächen führen
Sie die unter 2 beschriebene Übung aus.
Bemerken Sie, wie sich das Gewebe des
vorderen Oberkörpers nach oben bewegt
und das Gewebe des hinteren Oberkörpers nach unten.

Die Kopfhaltung

Eine gute Kopfhaltung ist ein Zeichen dafür, daß sich das gesamte Skelett im Gleichgewicht befindet, und trägt zu einer würdevollen Erscheinung bei. Menschen, die den Kopf gerade halten, machen einen anmutigen und gelassenen Eindruck, wirken oft ausgeglichen. Leider haben sich die meisten von uns eine schlechte Haltung angeeignet. Viele westliche Menschen strecken den Kopf zu weit nach vorne, im Versuch, «vorwärtszukommen», oder vielleicht sogar, um «den Kopf zu riskieren». Der Nakken fällt zusammen, das Kinn wird angehoben und das Gewicht des Kopfes zu weit nach vorn verlagert. Andere Menschen «machen sich ständig auf das Schlimmste gefaßt». Das Kinn wird nach unten gezogen und der Nacken überdehnt. Wiederum andere winkeln den Kopf ständig seitlich an. Manchmal liegt dies daran, daß häufig ein Telefonhörer mit der Schulter gegen das Ohr gehalten wird, daß Akten- oder Handtaschen immer auf derselben Seite getragen werden. Diese Fehlhaltungen und ihre tausend weiteren Variationen deuten darauf hin, daß sich das Skelett nicht im Gleichgewicht befindet. Ist der Kopf richtig ausbalanciert, ist der Hals sowohl vorne und hinten als auch an beiden Seiten gleich lang. Die Ohren befinden sich auf einer Höhe und, von der Seite betrachtet, genau über der Mitte der Schultergelenke. Die Kopfmitte zeigt nach oben, und die Augen blicken geradeaus. Übung für die korrekte Kopfhaltung:

1 – Ausgangsposition. Sie benötigen eine 500g-Packung Reis und einen großen Spiegel. Unter Berücksichtigung der Hinweise für die Ausrichtung der Füße,

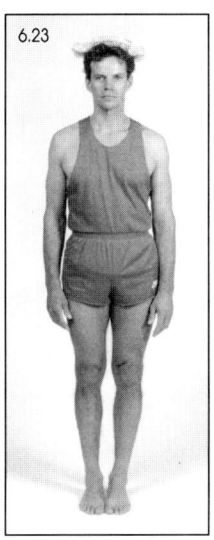

6.23

6.23 Kopfhaltung – mit Gewicht auf dem Kopf

Knie, des Beckens und der Wirbelsäule stellen Sie sich vor den Spiegel. Achten Sie darauf, daß sich Ihre Ohren auf einer Höhe befinden, und legen Sie die Reispackung auf den Kopf. Wenn Sie normalerweise dazu neigen, Ihren Nacken einzuziehen, placieren Sie die Packung etwas weiter nach hinten; falls Sie eher Ihr Kinn einziehen, legen Sie sie etwas weiter nach vorne.

2 – Stellung. Beim Einatmen machen Sie eine Pause. Beim Ausatmen heben Sie sich zur Reispackung hin. Lassen Sie die Kehle weich werden, ohne Anstrengung im Nacken, obwohl Sie eine sanfte Dehnung spüren mögen. Sobald Sie ein Gespür für diese Position bekommen haben, können Sie das Atmen und Hochdrücken ohne die Reispackung fortsetzen. Der Kopf wird sich anfühlen, als würde er schweben.

3 – Variante. Wenn Sie so lange geübt haben, daß Sie ein Gespür für diese Bewegung entwickelt haben, probieren Sie Übung 2 ohne Spiegel.

Etwas Vorsicht ist weise

Die vorangegangenen Anweisungen und Anleitungen zur Körperhaltung sind wesentlich für alle folgenden Stellungen. Es wird sich positiv auswirken, wenn Sie all dies auch bei anderen Aktivitäten anwenden. In einer Hinsicht ist jedoch zur Vorsicht zu raten. Während anstrengender körperlicher Betätigung wie beispielsweise beim Laufen sollten Sie Ihren Körper nicht zu diesen Haltungen zwingen. Eine korrekte Haltung zu erzwingen, bevor sich das Gewebe auf die Veränderung eingestellt hat, kann Beschwerden auslösen. Wenn Sie beispielsweise Ihre Füße normalerweise nach außen drehen, sollten Sie beim nächsten Lauf nicht krampfhaft versuchen, mit den Füßen gerade aufzusetzen. Sie können daran denken bzw. visualisieren, wie Sie allmählich mit geraden Füßen laufen werden. Ändern Sie aber nicht unvermittelt ein Muster, das sich in jeden Knochen, jedes Band und jede Faser Ihres muskuloskelettalen Systems eingeprägt hat. Üben Sie die richtige Haltung in allen Yoga-Stellungen und jeder Form der Gymnastik, nicht aber bei federnden Übungen.

Die Geschwindigkeit derartiger Bewegungen läßt nicht zu, daß sich die Muskeln, Bänder oder Sehnen auf die neue Knochen-Position einstellen können. Das kann zu Beschwerden und möglicherweise zu Verletzungen führen.

Wenn Sie regelmäßig üben und mit diesen Grundhaltungen vorsichtig umgehen, werden sich die richtigen Positionen nach und nach Ihrem Körper einprägen. Solche Veränderungen treten manchmal so allmählich und natürlich ein, daß Sie den Unterschied erst dann bemerken, wenn ein anderer Sie darauf aufmerksam macht. Oder vielleicht wird Ihnen einfach nach einer Weile bewußt, daß Ihre Füße immer gerader ausgerichtet sind. Der Körper läßt sich nicht vorantreiben. Im übrigen ist der Weg und nicht das Resultat wesentlich. Der Widerspruch liegt allerdings darin, daß Sie um so leichter positive Ergebnisse erzielen, je mehr Sie sich mit dem Weg befassen. Umgekehrt, je mehr Sie auf die Ergebnisse hinarbeiten, desto unerreichbarer werden sie.

7

Auf eigenen Beinen stehen

Die Stehübungen

Stehübungen sind äußerst wichtig für einen gesunden Rücken. Nehmen Sie immer eine Beckenhaltung ein, die die vier sanften Kurven der Wirbelsäule zuläßt (siehe Kapitel 6). Die Dehnung der Wirbelsäule während dieser Übungen stärkt die Muskeln, die eine korrekte Körperhaltung unterstützen. Die Anleitungen zu den Übungen beschreiben, wie Sie das erreichen können. Denken Sie daran, daß Sie je nach den Bedürfnissen des eigenen Körpers die Übungen abwandeln sollten. Experimentieren Sie also mit den Hilfsmitteln und Varianten, bis Sie das entdecken, womit Sie sich am wohlsten fühlen.

Durch Stehübungen werden auch die Beine gedehnt und gestärkt. Gerade bei Athleten können diese Haltungen zu einer besseren Körperhaltung und zu größerer Beweglichkeit in Hüften, Knien und Fußgelenken führen.

Alle Stehübungen beginnen mit der Berg-Stellung (Tadasana), auch wenn die Endposition mit gespreizten Beinen ausgeführt wird. Diese Ausgangsposition bewirkt, daß die Übung mit der korrekten Ausrichtung des Körpers beginnt. Um von der Berg-Stellung in den Spreizstand zu gehen, führen Sie einen kleinen Sprung aus. Auf diese Weise werden die Beine mit einer ausbalancierten Bewegung gespreizt.

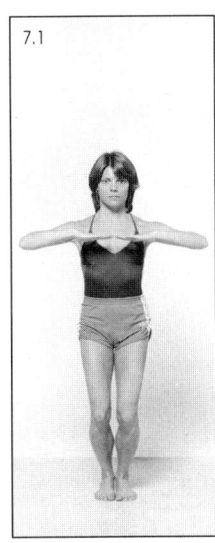

7.1 Vorbereitung zum
    Springen
7.2 Vollzogener
    Sprung

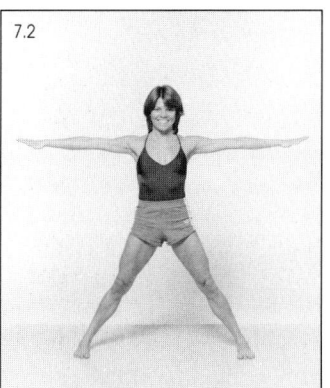

Springen. Um diese Sprungbewegung zu üben, stehen Sie zunächst aufrecht mit geschlossenen Füßen. Atmen Sie ein, während Sie beide Knie beugen und die Ellenbogen auf Schulterhöhe heben, so daß sich die Mittelfinger berühren. Achten Sie darauf, daß der Schulterbereich dabei gestreckt bleibt. Atmen Sie aus und springen Sie in den Spreizstand. Der Sprung bleibt niedrig und ruhig, wenn die Landung auf den Fußballen erfolgt und erst dann die Fersen kontrolliert auf den Boden gesenkt werden. Überprüfen Sie, ob Ihre Füße immer noch gerade und parallel zueinander stehen. Stellen Sie sich hierfür eine Linie vor, die von den Zehenspitzen des einen Fußes bis zum anderen verläuft. Während Sie springen, strecken Sie die Arme seitlich aus, die Handflächen zum Boden.

Die Füße drehen. Bei vielen der folgenden Übungen werden Sie dazu angeleitet, einen Fuß nach außen zu drehen. Der Bezugspunkt für diese Anleitung ist die Mittellinie des Körpers. Die Ferse des nach außen gekehrten (vorderen) Fußes befindet sich auf einer Linie mit dem Gewölbe des hinteren Fußes. Siehe Abb. 1.

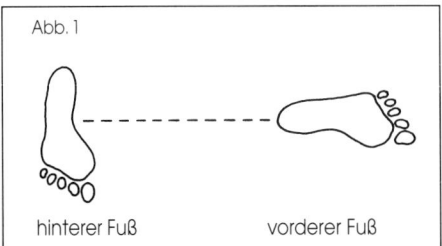

Abb. 1

hinterer Fuß   vorderer Fuß

Abb. 1 Korrekte Fußstellung für Steh-
       übungen mit gespreizten Beinen

Das Körpergewicht gleichmäßig auf beide Füße verteilen. Bei optimal ausgeführten Stehübungen wird das Körpergewicht von der Mitte des Fußes getragen. Das zu lernen ist ziemlich schwierig und erfordert Ihre volle Konzentration. Bei Stellungen mit gespreizten Beinen und nach außen gekehrten Füßen erreichen Sie eine Balance, wenn Sie mehr Gewicht auf die Innenseite des vorderen Fußes und auf die Außenseite des hinteren Fußes verlagern.

Die Knie schützen. Um Knieverletzungen zu vermeiden, sollten Sie zuerst die Kniescheiben hochziehen und erst dann die Füße drehen. Die Knie sollten sich in einer Linie mit den Füßen befinden, auch bei Hüftdrehungen. Um eine Überdehnung der Knie zu vermeiden, spannen Sie die Oberschenkelmuskulatur an, sowohl die vordere als auch die hintere, so daß die Kniescheiben hochgezogen werden, ohne die Waden nach hinten zu drücken. Neigen Sie dazu, die Knie zu überdehnen, dann üben Sie diese Stellungen mit dem Gewicht auf der Vorderseite der Fersen.

Achtung: Wenn Sie Probleme mit den Knien haben, bauen Sie ihre Übungen wie folgt auf:

Beginnen Sie mit Bein-Hebeübungen. Legen Sie sich auf Ihre Matte. Das linke Bein wird angewinkelt, der linke Fuß auf die Matte gestellt. Atmen Sie aus, während Sie nun das rechte Bein anheben. Dabei bleibt die Kniescheibe angehoben und die Oberschenkelmuskulatur aktiv gedehnt. Ihre Schultern bleiben auf der Matte. Halten Sie die Stellung 5 bis 10 Sekunden, bei gleichmäßiger Atmung. Wiederholen Sie die Übung mit dem anderen Bein.

Sie können auch Bein-Hebeübungen ausführen, indem Sie mit den Oberschenkeln auf einem Tisch sitzen und die Beine nach unten hängen lassen. Heben Sie die Beine abwechselnd an, wobei die Kniescheibe angehoben und der Oberschenkel aktiv gedehnt wird. Halten Sie die Stellung 5 bis 10 Sekunden, während Sie gleichmäßig atmen. Wiederholen Sie die Übung für jedes Bein zehnmal. Wenn Sie bei dieser Übung Ihre Schultern hängen lassen, stützen Sie sich mit den Händen nach hinten ab, um Ihre Wirbelsäule zu schützen und zu strecken. Die Übung sollte zwei bis vier Wochen lang täglich ausgeführt werden.

Gehen Sie dann zu Stehübungen mit gestreckten Beinen über, wie zum Beispiel zur Dreieck-Stellung (Utthita Trikonasana). Üben Sie diese Stellungen viermal pro Woche über zwei bis vier Monate. Anschließend können Sie mit Stehübungen mit gebeugten Beinen, wie der Krieger-Stellung II (Virabhadrasana II), fortfahren. Sie finden die Anleitungen zu diesen Übungen in diesem Kapitel. Schließlich gehen Sie zu der Stuhl-Stellung (Utkatasana) an der Wand über. Diese Stellung halten Sie zu Beginn 20 Sekunden. Verlängern Sie diese Zeit um 5 Sekunden pro Woche, bis Sie die Stellung eine Minute beibehalten können.

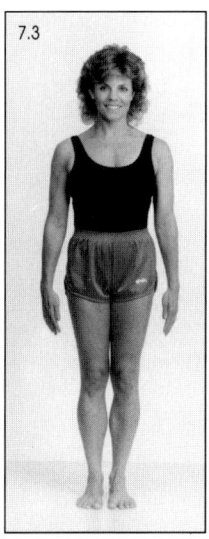

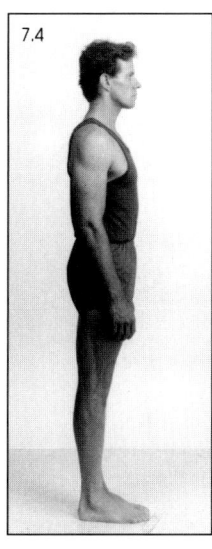

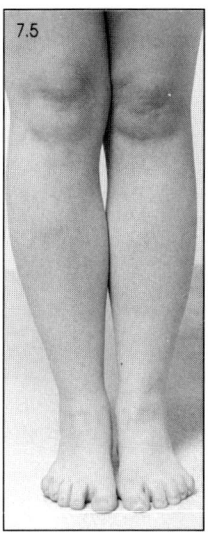

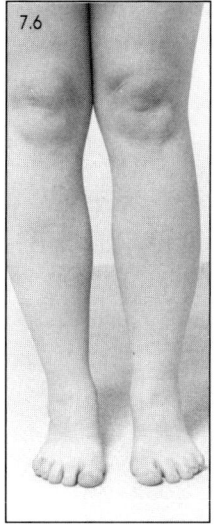

Tadasana
Berg-Stellung

1 – Ausgangsposition. Sie stehen mit geraden Beinen, die Füße geschlossen, so daß sich die großen Zehen berühren. Ihre Knie sollten direkt nach vorne zeigen. Achten Sie darauf, daß Ihre Hüften und Schultern gerade ausgerichtet sind und Ihr Kinn parallel zum Boden ist.

2 – Stellung. Verlagern Sie Ihr Gewicht auf die Fersen. Dabei strecken Sie Ihre Oberschenkel, so daß die Kniescheiben angezogen sind. Das Becken bleibt in einer neutralen Position, und die Leistenmuskeln sind weich. Spannen Sie den Unterleib nicht an – denken Sie daran: Ihre Beine sind Ihre Grundlage. Strecken Sie Ihre Wirbelsäule vom Steißbein bis zum Scheitel des Kopfes. Senken Sie leicht das Kinn, während Ihre Kehle weich bleibt. Lassen Sie die Schultern fallen und die Arme locker an den Seiten hängen. Versuchen Sie, sich über die Mitte des Kopfes nach oben zu strecken. Halten Sie diese Stellung 10 bis 20 Sekunden, bei gleichmäßiger Atmung.

3 – Variante. Stellen Sie sich eine senkrechte Linie durch Ihre Körpermitte vor, anhand derer Sie kontrollieren können, ob Ihr Gewicht gleichmäßig von beiden Körperseiten getragen wird. Schauen Sie sich zuerst den rechten und dann den linken Fuß an. Gehen Sie die «Linie» hoch, um den gesamten Körper zu überprüfen. Spüren Sie, wie allein durch die Konzentration auf die bewegungslosen Körperteile die Stellung effektiver wird.

4 – Variante. Wenn Sie X-Beine haben, werden Sie die Füße nicht schließen können, ohne die Knie zu kreuzen. In diesem

7.3 Berg-Stellung – Ausgangsposition
7.4 Berg-Stellung – von der Seite
7.5 X-Beine – falsche Fußstellung
7.6 X-Beine – korrekte Fußstellung

Fall sollten sich die Innenseiten der Knie berühren, die Füße leicht auseinander-, aber parallel zueinanderstehen.

5 – Hilfsmittel. Stellen Sie sich so gegen eine Wand, daß Kopf, Schultern und Gesäß die Wand berühren. Prüfen Sie, ob der Wandkontakt auf beiden Seiten gleich ist.

6 – Hilfsmittel. Legen Sie sich auf Ihre Matte, den Oberkörper gerade, die Füße im rechten Winkel nach oben. Strecken Sie die Beine über die Fersen. Spüren Sie, wie sich dabei die Oberschenkelmuskulatur von allein zusammenzieht. Dehnen Sie die Wirbelsäule, indem Sie Nacken und Hals nach oben strecken, ohne dabei das Kinn einzuziehen. Weiten Sie die Schulterblätter und Schultern sanft. Legen Sie die Handflächen auf den Boden, und strecken Sie die Finger nach unten. Überprüfen Sie, ob Hals und Gesicht während der Übung entspannt bleiben.

7 – Hilfsmittel. Üben Sie die Berg-Stellung vor einem großen Spiegel, um Ihre Körperstellung, wenn nötig, zu korrigieren. Zeigen Ihre Knie direkt nach vorne? Ist eine Schulter höher als die andere? Neigt Ihr Kopf zu einer Seite? Gibt es andere Körperteile, auf die Sie sich konzentrieren sollten?

Nutzen: Die Berg-Stellung (Tadasana) ist die Grundlage für alle Stellungen. Sie bewirkt eine korrekte Haltung, streckt die Beine und regelt den Atem.

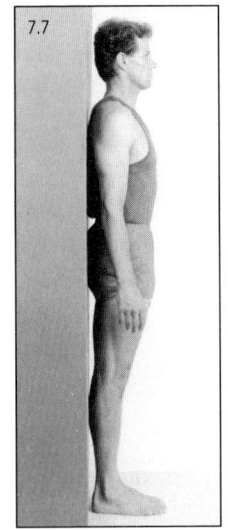

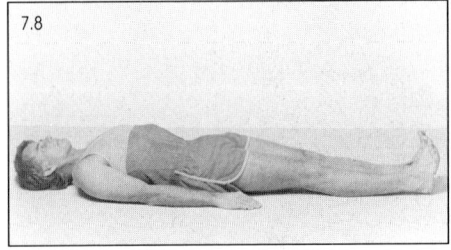

7.7 Berg-Stellung an einer Wand
7.8 Berg-Stellung auf dem Boden

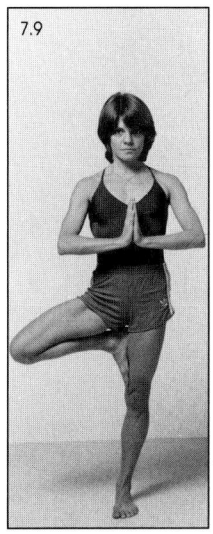

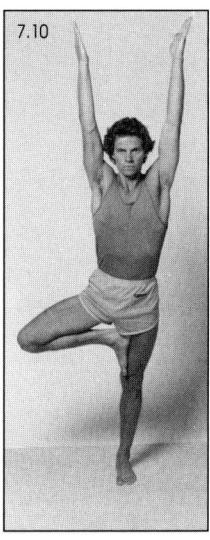

7.9 Baum-Stellung – Hände in der
    Bet-Haltung
7.10 Baum-Stellung – Arme über dem Kopf

Vrksasana
Baum-Stellung

1 – Ausgangsposition. Sie nehmen die Berg-Stellung ein. Drehen Sie den rechten Fuß nach außen, und legen Sie die rechte Ferse an das Gewölbe des linken Fußes. Während Sie ausatmen, winkeln Sie das rechte Bein an und nehmen das rechte Fußgelenk in die rechte Hand. Legen Sie den rechten Fuß so hoch wie möglich auf die Innenseite des linken Oberschenkels. Mit dem Standbein behalten Sie die Berg-Stellung bei.

2 – Stellung. Drücken Sie die Handflächen zusammen in der *namaste* oder Bet-Haltung. Weiten Sie das Schlüsselbein aus, um den Brustbereich geöffnet zu halten. Drücken Sie den gehobenen Fuß fest gegen Ihren Oberschenkel, und verteilen Sie Ihr Gewicht gleichmäßig auf die Innen- und Außenseite des Standbeins. Das gebeugte Knie wird sich allmählich zur Seite bewegen, während sich Ihre Hüften und Leiste öffnen. Spüren Sie über den Scheitel des Kopfes zur Decke. Augen und Kehle sind entspannt. Halten Sie die Stellung zwischen 10 und 20 Sekunden, und atmen Sie dabei gleichmäßig. Lösen Sie die Stellung auf, und kehren Sie zur Berg-Stellung zurück. Wiederholen Sie die Übung mit dem anderen Bein.

3 – Variante. Strecken Sie die Arme nach oben; die Schultern bleiben unten. Wenn sich durch das Anwinkeln des Beines die Leistengegend oder die Innenseite der Oberschenkel verkrampft, könnte dies zu einem Hohlkreuz führen. Um das und somit den Druck auf den unteren Rükkenbereich zu vermeiden, können Sie den gehobenen Fuß etwas niedriger am

Standbein ansetzen und das gebeugte Knie so weit nach vorne nehmen, daß die vorderen Hüftknochen parallel sind.

4 – Hilfsmittel. Wenn Sie mit dem Gleichgewicht Schwierigkeiten haben, können Sie an einer Wand stehen. Legen Sie die Hände auf die Hüften, um zu überprüfen, ob Ihre Hüften gerade sind. An einer Wand zu üben wird Ihnen ein größeres Gefühl der Stabilität verleihen. Wenn Sie sicherer werden, probieren Sie die Stellung wieder mitten im Raum.

Nutzen: Die Baum-Stellung (Vrksasana) öffnet Hüften, Leisten- und Brustbereich und stabilisiert die Nerven.

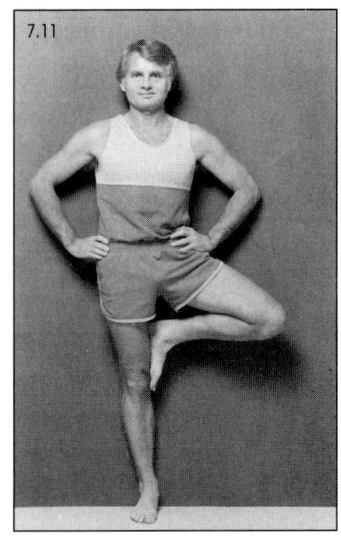

7.11 Baum-Stellung – Rücken gegen eine Wand

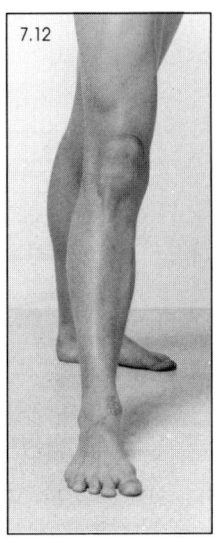

7.12

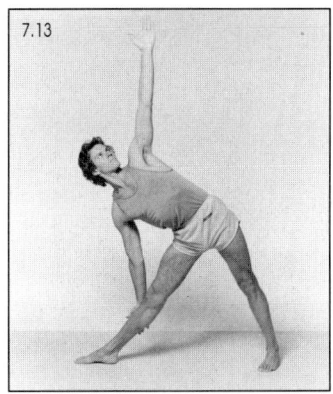

7.13

7.12 Dreieck-Stellung –
Fußstellung
7.13 Dreieck-Stellung

7.14 Dreieck-Stellung – Hand an
der Leiste
7.15 Dreieck-Stellung – Fußkante
gegen die Wand
7.16 Dreieck-Stellung – Rücken
gegen die Wand

Utthita Trikonasana

Dreieck-Stellung

1 – Ausgangsposition. Nehmen Sie die Berg-Stellung ein. Beim Ausatmen springen Sie in den Spreizstand (Fußabstand ca. 1 m oder eine Beinlänge). Drehen Sie Ihren linken Fuß um 30 Grad nach innen und Ihren rechten Fuß um 90 Grad nach außen. Die rechte Ferse sollte zum Gewölbe des linken Fußes zeigen und das rechte Knie über dem rechten Fuß ausgerichtet sein. Die Kniescheiben bleiben hochgezogen und die vordere und hintere Oberschenkelmuskulatur angespannt.

2 – Stellung. Beim Ausatmen bewegen Sie Ihr Becken nach links, während Sie den Oberkörper zur Seite über dem rechten Bein dehnen. Legen Sie die rechte Hand auf das rechte Schienbein oder den rechten Knöchel, und strecken Sie den linken Arm nach oben, die Handfläche nach vorne. Drehen Sie Ihren Kopf so, daß Sie entspannt auf Ihren linken Daumen blicken können. Halten Sie die Stellung 10 bis 20 Sekunden bei, und atmen Sie gleichmäßig. Lösen Sie die Stellung auf, indem Sie sich wieder aufrichten. Drehen Sie nun den rechten Fuß nach innen und den linken Fuß nach außen, und wiederholen Sie die Übung auf der anderen Seite. Danach springen Sie wieder in die Berg-Stellung zurück.

3 – Variante. Legen Sie zunächst Ihre rechte Hand an die rechte Leiste, um Ihrem Körper zu signalisieren, daß Sie sich in der folgenden Dreieck-Stellung von den Hüften und nicht von der Taille aus beugen sollen. Dann nehmen Sie die Stellung ein, indem Sie das Becken nach links bewegen. Während Sie sich über dem rechten Bein dehnen, legen Sie nun Ihre rechte Hand auf Ihren Oberschenkel oder Ihr Schienbein und führen den linken Arm nach oben. Denken Sie daran, daß die Schultern entspannt und locker sein sollen. Bei dieser Variante wird der Kopf nicht gedreht. Spüren Sie über den Scheitel des Kopfes nach oben.

4 – Hilfsmittel. Stellen Sie sich mit der Außenkante des linken Fußes gegen eine Wand, und nehmen Sie so die Stellung ein, wobei der rechte Fuß im 90-Grad-Winkel nach außen gedreht ist. Üben Sie die Haltung auf beiden Seiten wie unter 2 beschrieben. Die Außenkante des Fußes gegen eine Wand zu drücken ist eine Hilfe, um das hintere Bein zu stabilisieren. Die Wand so zu nutzen fördert Selbstsicherheit, Balance und Kraft.

5 – Hilfsmittel. Stellen Sie sich mit gespreizten Beinen mit dem Rücken gegen eine Wand, um Oberkörper und Beine auf derselben Linie zu halten. Die linke Ferse berührt die Wand, und der rechte Fuß wird so nach außen gedreht, daß er parallel zur Wand steht. Verlagern Sie den größten Teil des Gewichts auf die Außenseite des linken und die Innenseite des rechten Fußes. Üben Sie nun wie unter 2 bzw. 3 beschrieben. Versuchen Sie, die rechte Hüfte und die Schulterblätter an der Wand zu halten. Zwingen Sie nicht Ihre linke Hüfte an die Wand. Nutzen Sie vielmehr den Kontakt zur Wand, um zu spüren, wie die äußere linke Hüfte zur linken Ferse heruntergezogen wird.

Nutzen: Die Dreieck-Stellung (Utthita Trikonasana) dehnt und stärkt Füße, Knöchel und Knie. Zudem lockert sie die Hüften und den Brustbereich und streckt die Wirbelsäule.

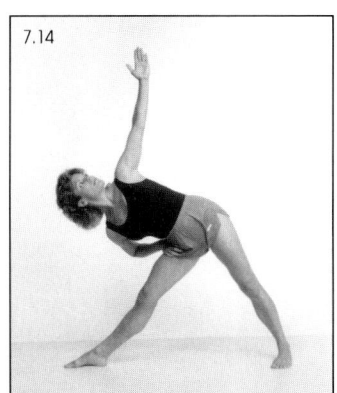

7.14

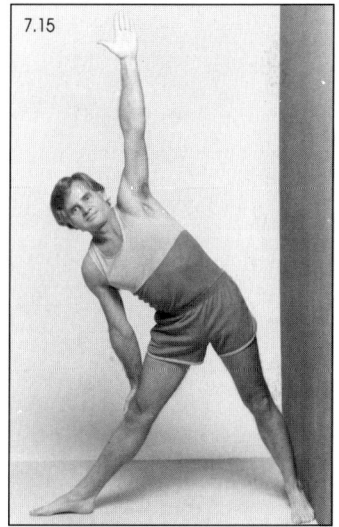

7.15

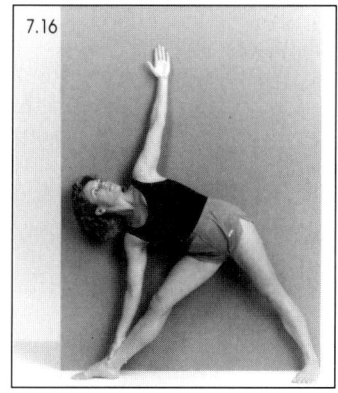

7.16

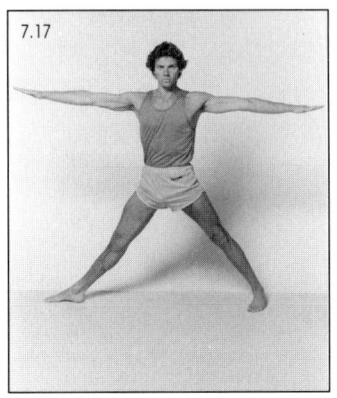

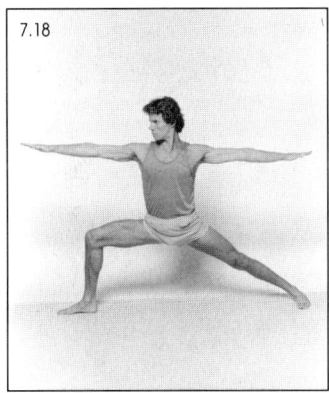

7.17 Krieger-Stellung II –
  Ausgangsposition
7.18 Krieger-Stellung II

Virabhadrasana II
Krieger-Stellung II

1 – Ausgangsposition. Nehmen Sie die Berg-Stellung ein. Beim Ausatmen springen Sie so, daß Ihre Füße ca. 120 bis 140 cm voneinander entfernt aufkommen. Drehen Sie den linken Fuß um 30 Grad nach innen und den rechten Fuß um 90 Grad nach außen. Die rechte Ferse sollte zum linken Fußgewölbe zeigen. Die Kniescheiben bleiben angehoben und die vordere und hintere Oberschenkelmuskulatur aktiv.

2 – Stellung. Beim Ausatmen behalten Sie mit dem Oberkörper die Berg-Stellung bei und beugen das rechte Knie, bis Oberschenkel und Wade einen rechten Winkel bilden. Während Sie den Körper nach unten bewegen, wenden Sie den Kopf, um auf die rechte Hand zu blicken. Stellen Sie sich eine senkrechte Linie durch Ihre Körpermitte vor, und streben Sie eine Balance zu beiden Seiten dieser Linie an. Nehmen Sie die linke Schulter leicht nach hinten, um den Brustbereich zu öffnen. Dehnen Sie das hintere Bein vom Gesäß bis zur Ferse. Die linke vordere Leiste sollte sich nach hinten und etwas nach unten bewegen. Halten Sie die Stellung 10 bis 20 Sekunden bei gleichmäßiger Atmung. Entspannen Sie sich, indem Sie die Standposition wieder einnehmen. Drehen Sie jetzt den rechten Fuß nach innen und den linken Fuß nach außen und führen die Übung zur anderen Seite aus. Danach springen Sie in die Berg-Stellung zurück.

3 – Variante. Am Anfang fällt es Ihnen eventuell schwer, einen derart großen Ausfallschritt zu machen oder das Knie im rechten Winkel zu beugen. Ist das der Fall, so machen Sie den Ausfallschritt nur so weit, daß sich die Innenseiten Ihrer Oberschenkel dehnen und sich Ihre Hüften öffnen. Denken Sie aber daran, daß sich das vordere Knie immer über der vorderen Ferse befinden soll. Wenn Sie schnell ermüden, üben Sie mit den Händen auf der Taille, bis Kraft und Ausdauer zunehmen.

4 – Hilfsmittel. Stellen Sie sich mit dem Rücken gegen eine Wand, so daß Ihre linke Ferse die Wand berührt. Nehmen Sie die Krieger-Stellung II wie unter Punkt 2 beschrieben ein. Benutzen Sie die Wand, um diese Stellung bewußter zu erleben, indem Arme, Schulterblätter und die rechte Gesäßhälfte die Wand berühren. Überprüfen Sie, ob sich Ihr rechtes Knie direkt über Ihrem Fuß und der rechte Oberschenkel parallel zur Wand befindet. Falls notwendig, schieben Sie Ihre linke Hüfte etwas nach vorne.

Nutzen: Die Krieger-Stellung II (Virabhadrasana II) stärkt den Rücken und die Beine, fördert Kraft und Ausdauer und ist eine intensive Dehnübung für die Leistengegend.

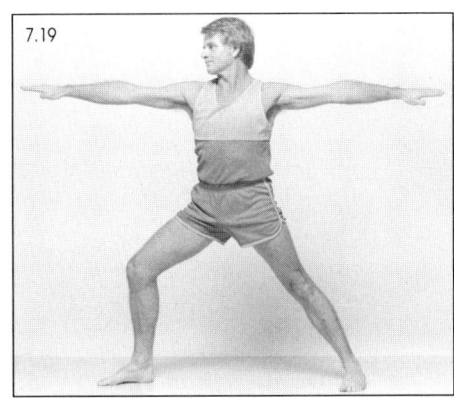

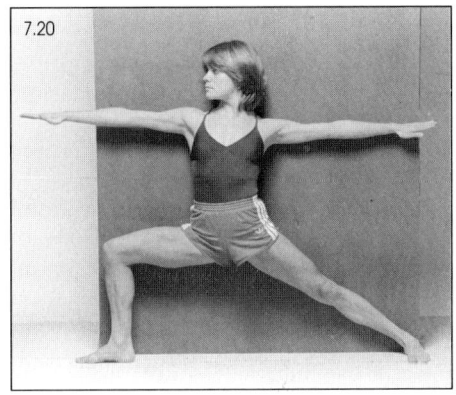

7.19 Krieger-Stellung II – kurzer Ausfallschritt

7.20 Krieger-Stellung II – Rücken gegen eine Wand

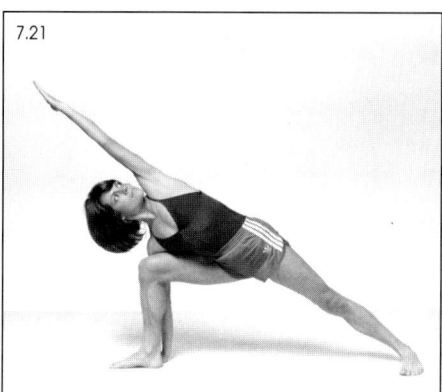

7.21

7.21 Weites Dreieck

Utthita Parsvakonasana
Weites Dreieck

1 – Ausgangsposition. Nehmen Sie die Berg-Stellung ein. Springen Sie während des Ausatmens in den Spreizstand (Abstand der Füße ca. 120 bis 140 cm bzw. so weit, daß Ihre Füße direkt unter den Handgelenken ausgerichtet sind). Drehen Sie den linken Fuß um 30 Grad nach innen und den rechten Fuß um 90 Grad nach außen. Die rechte Ferse sollte zum Gewölbe des hinteren Fußes zeigen. Die Kniescheiben bleiben hochgezogen, vordere und hintere Oberschenkelmuskulatur werden aktiv gedehnt.

2 – Stellung. Beim Ausatmen beugen Sie das rechte Knie, bis Ihr Oberschenkel und Ihre Wade einen rechten Winkel bilden. Ihr Knie sollte sich direkt über Ihrer Ferse befinden. Beim Ausatmen beugen Sie den Oberkörper nach rechts über dem rechten Oberschenkel, indem Sie die rechte Körperseite von der Hüfte aus dehnen. Legen Sie die Fingerspitzen oder die Handflächen der rechten Hand auf den Boden hinter Ihrem rechten Fuß, und führen Sie den linken Arm nach oben, so daß er eine Linie mit dem linken Bein bildet. Drehen Sie den Körper aus den Hüften heraus, so daß Sie zur Decke blikken. Gesicht und Kehle bleiben entspannt. Halten Sie die Stellung 10 bis 20 Sekunden bei gleichmäßiger Atmung. Entspannen Sie, indem Sie wieder die Ausgangsposition einnehmen. Drehen Sie nun den rechten Fuß nach innen und den linken Fuß nach außen und führen die gleiche Übung zur linken Seite aus. Danach springen Sie wieder in die Berg-Stellung zurück.

3 – Variante. Fällt es Ihnen schwer, das vordere Bein rechtwinklig zu beugen, so spreizen Sie die Beine nur ca. 1 m auseinander. Dann beugen Sie Ihr rechtes Bein so, daß die Wade im rechten Winkel zum Boden steht. Greifen Sie mit der rechten Hand an die Innenseite des rechten Unterschenkels, drücken Sie den rechten Arm gegen das Bein, und öffnen Sie den Brustbereich. Das hintere Bein bleibt aktiv, indem Sie es vom Gesäß aus bis in die Ferse hineindehnen.

4 – Hilfsmittel. Nehmen Sie die Grundstellung wie unter Punkt 1 beschrieben ein, jedoch mit dem Rücken gegen eine Wand. Die linke Ferse soll die Wand berühren. Legen Sie zwei dicke Bücher (wenn notwendig auch mehr) hinter den rechten Fuß. Nehmen Sie das Weite Dreieck ein wie unter Punkt 2 beschrieben, aber legen Sie die rechte Handfläche bzw. die Fingerspitzen auf die Bücher.

Nutzen: Durch das Weite Dreieck (Utthita Parsvakonasana) werden beide Beine und die Seiten des Körpers intensiv gedehnt. Die Hüften werden geöffnet und die Leistengegend ebenfalls gedehnt.

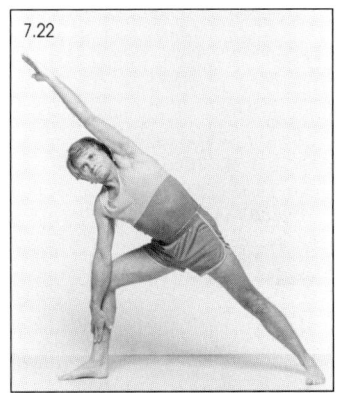

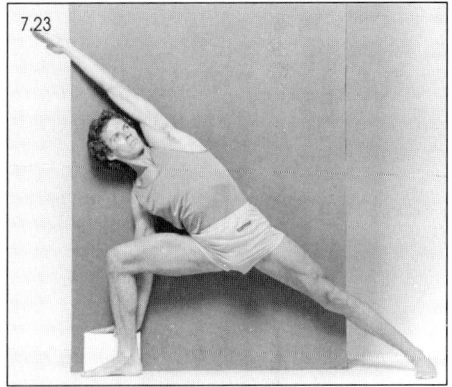

7.22 Weites Dreieck –
die Beine werden nicht soweit gespreizt
7.23 Weites Dreieck –
Rücken gegen eine Wand

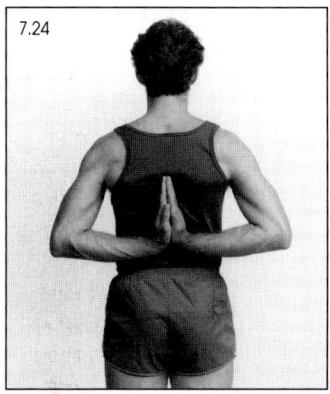

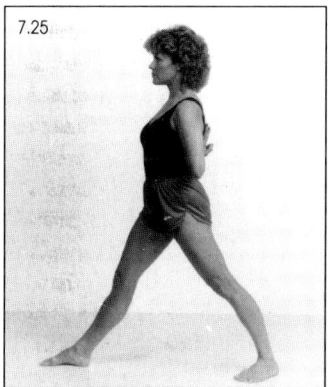

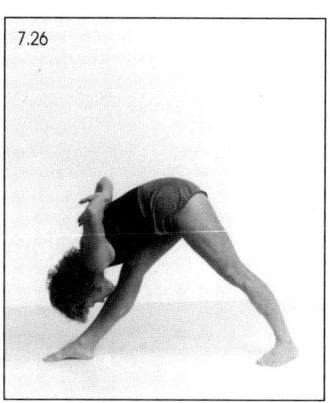

7.24 Intensive-Seitendehnung –
    Hand-Position
7.25 Intensive-Seitendehnung –
    Ausgangsposition
7.26 Intensive-Seitendehnung

Parsvottanasana
Intensive-Seiten-dehnung

1 – Ausgangsposition. Sie nehmen die Berg-Stellung ein und führen die Arme hinter den Rücken. Legen Sie Ihre Handflächen in der *namaste* oder Bet-Haltung so zusammen, daß Ihre Fingerspitzen nach oben weisen. Wenn Sie die Handflächen nicht zusammenbringen können, üben Sie die Variante unter Punkt 3. Springen Sie beim Ausatmen in den Spreizstand, Fußabstand ca. 90 bis 110 cm (oder eine Beinlänge). Drehen Sie den linken Fuß um 60 Grad nach innen und den rechten Fuß um 90 Grad nach außen. Die rechte Ferse sollte mit dem Gewölbe des hinteren Fußes in einer Linie sein. Die Kniescheiben sind angezogen und die hintere Oberschenkelmuskulatur aktiv.

2 – Stellung. Atmen Sie ein und strecken Sie die gesamte Wirbelsäule vom Steißbein bis zum Scheitel. Beim Ausatmen beugen Sie den Oberkörper aus den Hüften heraus nach vorn. Dehnen Sie die Wirbelsäule und ziehen Sie die rechte Hüfte zurück, so daß das Becken gerade ist. Legen Sie Ihr Kinn auf Ihr Schienbein. Beide Beine bleiben gestreckt, indem Sie die Oberschenkel anspannen. Heben Sie das Gesäß und halten Sie die Position 10 bis 20 Sekunden bei gleichmäßiger Atmung. Entspannen Sie sich, indem Sie wieder die Ausgangsposition einnehmen. Drehen Sie nun den rechten Fuß nach innen und den linken Fuß nach außen, und führen Sie die Übung nach links aus. Danach springen Sie in die Berg-Stellung zurück und lassen die Hände locker fallen.

3 – Variante. Falls Sie die Hände nicht in die Bet-Haltung bringen können, beugen Sie die Arme nach hinten und umfassen Ihre Ellenbogen, Unterarme oder Handgelenke. Üben Sie wie unter Punkt 2 beschrieben. Zu Beginn können Sie diese Übung zusätzlich wie folgt abwandeln: Sie beugen den Oberkörper so weit, daß er sich parallel zum Boden befindet. Ihre Beine bleiben aktiv gespannt. Vergessen Sie nicht, ruhig zu atmen!

4 – Hilfsmittel. Sie nehmen eine Armlänge vor einer Stange, einem Tisch oder einem taillenhohen Möbelstück die Berg-Stellung ein. Setzen Sie den linken Fuß 95 bis 110 cm zurück und drehen ihn um 60 Grad nach außen. Beugen Sie sich aus der Hüfte nach vorne, legen Sie die Hände auf die Stange. (Wenn Sie einen Tisch benutzen, dürfen Sie Ihre Unterarme auf den Tisch legen.) Strecken Sie beide Arme und drücken Sie die Hände gegen die Stange. Ihre Beine bleiben aktiv, indem Sie Ihre Oberschenkelmuskulatur anspannen.

Nutzen: Die Intensive-Seitendehnung ist eine ausgezeichnete Dehnübung für den ganzen Körper. Schultern und Handgelenke werden elastischer und Beine und Hüften gedehnt. Diese Übung eignet sich besonders für Läufer sowie für Tennisspieler bzw. andere Schlagballspieler.

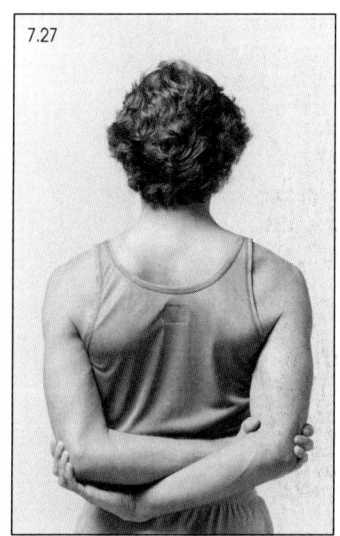

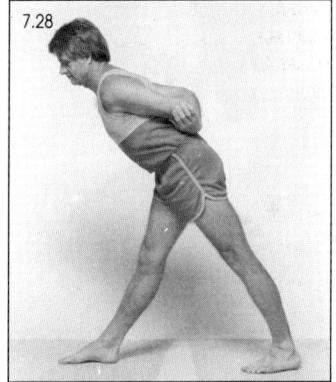

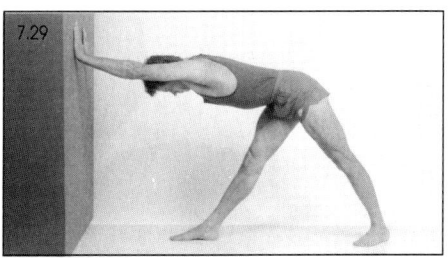

7.27 Intensive-Seitendehnung –
    die Ellenbogen werden umfaßt
7.28 Intensive-Seitendehnung – Variante
7.29 Intensive-Seitendehnung –
    Hände gegen eine Wand

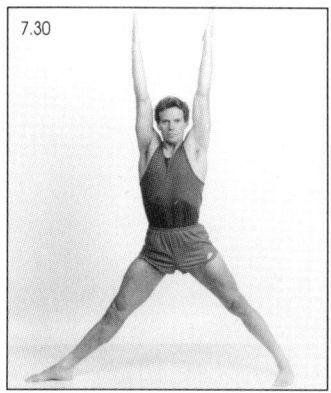

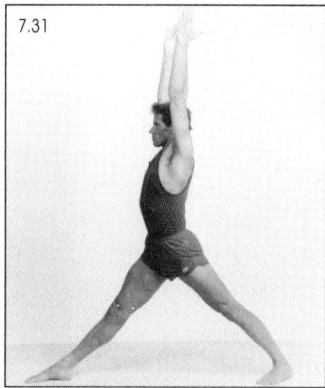

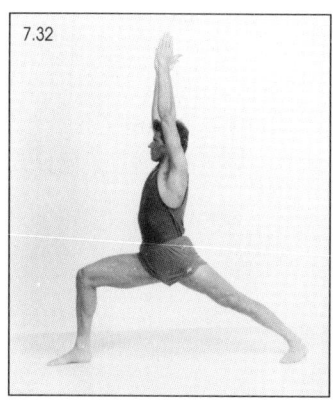

7.30 Krieger-Stellung I –
     Ausgangsposition
7.31 Krieger-Stellung I –
     mit gedrehtem Oberkörper
7.32 Krieger-Stellung I

Virabhadrasana I

Krieger-Stellung I

1 – Ausgangsposition. Nehmen Sie die Berg-Stellung ein. Beim Ausatmen springen Sie in den Spreizstand. Ihre Füße sollten ca. 120 bis 140 cm auseinanderstehen. Drehen Sie den linken Fuß um 60 Grad nach innen und den rechten Fuß um 90 Grad nach außen. Die rechte Ferse soll zum Gewölbe des hinteren Fußes ausgerichtet sein. Die Kniescheiben sind angezogen, die vordere und hintere Oberschenkelmuskulatur ist aktiv gespannt. Drehen Sie Ihre Handflächen nach oben, und führen Sie die Arme über den Kopf. Atmen Sie aus, während Sie Ihren Oberkörper nach rechts drehen.

2 – Stellung. Beim Ausatmen beugen Sie das rechte Knie, bis Ihr Oberschenkel und Ihre Wade einen rechten Winkel bilden. Denken Sie daran, daß sich das Knie direkt über dem Fuß befinden soll; beugen Sie das Knie nicht über den Fuß hinaus. Strecken Sie das linke Bein vom Gesäß bis in die Ferse hinein, um die gesamte Oberschenkelmuskulatur zu aktivieren. Verlängern Sie die Wirbelsäule, während Sie die Arme und Fingerspitzen nach oben strecken. Legen Sie Ihre Handflächen zusammen. Ihr Gesicht und Ihre Kehle bleiben entspannt und Ihr Blick weich. Halten Sie diese Stellung 10 bis 20 Sekunden und atmen Sie gleichmäßig. Richten Sie sich langsam wieder auf, das Gesicht nach vorne. Drehen Sie nun den rechten Fuß nach innen und den linken nach außen, und wiederholen Sie die Übung zur anderen Seite hin.

Danach wenden Sie das Gesicht wieder nach vorne. Während Sie die Arme senken, springen Sie in die Berg-Stellung zurück.

3 – Variante. Falls Sie Schmerzen im unteren Rückenbereich spüren, wenn Sie Ihr Knie im rechten Winkel beugen bzw. falls Sie den Oberkörper nicht so drehen können, daß Ihre Hüften gerade sind, so stellen Sie die Füße näher aneinander und achten beim Üben lediglich auf Ihr Schienbein, das rechtwinklig zum Boden stehen sollte. Wichtig ist, daß sich Ihr Brustbein (Sternum) direkt über und nicht hinter Ihrem Nabel befindet. Sonst entsteht ein Druck im unteren Rückenbereich. Wenn Sie beim Heben der Arme über den Kopf eine übermäßige Spannung in den Schultern spüren oder falls Sie einen zu hohen Blutdruck haben, sollten Sie die Arme lediglich zur Seite ausstrecken oder Ihre Hände auf die Hüften legen. Blicken Sie geradeaus und senken Sie leicht das Kinn.

4 – Hilfsmittel. Führen Sie die Übung aus, während Sie mit der hinteren Ferse eine Wand berühren. Dies hilft Ihnen, das hintere Bein zu aktivieren, und fördert außerdem das Gleichgewicht.

Nutzen: Virabhadrasana I (die Krieger-Stellung I) öffnet den Brustbereich und kräftigt Arme und Schultern. Auch die Knie werden gestärkt, Fußgelenke und Waden gestreckt.

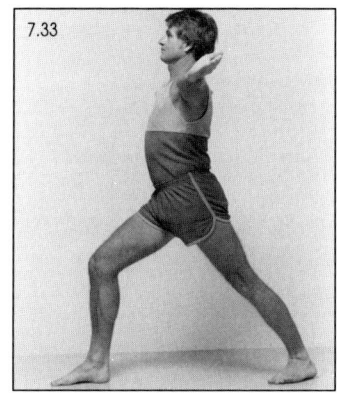

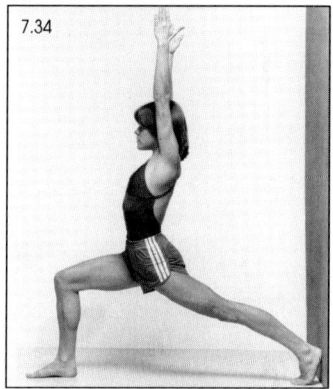

7.33 Krieger-Stellung I –
     die Beine werden nicht soweit
     auseinandergespreizt
7.34 Krieger-Stellung I –
     Ferse gegen die Wand

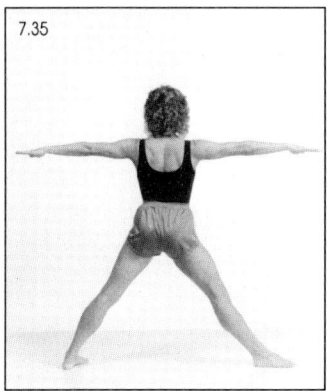

7.35

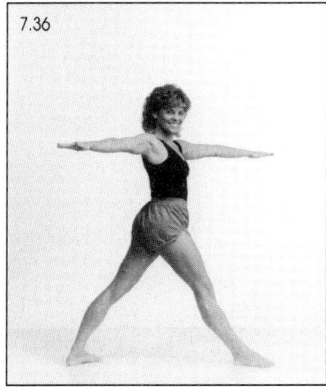

7.36

7.35 Gedrehtes Dreieck –
      Ausgangsposition
7.36 Gedrehtes Dreieck – mit
      gedrehtem Oberkörper

Parivrtta Trikonasana

Gedrehtes Dreieck

1 – Ausgangsposition. Nehmen Sie die Berg-Stellung ein. Beim Ausatmen springen Sie in den Spreizstand, so daß Ihre Füße 90 bis 110 cm auseinander sind. Drehen Sie den linken Fuß um 60 Grad nach innen und den rechten Fuß um 90 Grad nach außen. Die rechte Ferse sollte zum Gewölbe des hinteren Fußes ausgerichtet sein. Die Mitte der rechten Kniescheibe sollte in dieselbe Richtung weisen wie der rechte Fuß. Die Kniescheiben bleiben angezogen, und die Oberschenkelmuskulatur ist aktiv gespannt. Strecken Sie die Arme seitlich bis auf Schulterhöhe aus.

2 – Stellung. Atmen Sie aus und drehen Sie die linke Seite Ihres Oberkörpers nach rechts. Beugen Sie sich aus den Hüften heraus und legen Sie die linke Hand auf den Boden an die Außenkante Ihres rechten Fußes.

Strecken Sie den rechten Arm zur Decke hin. Das linke Bein bleibt aktiv gedehnt. Verlängern Sie Ihre Wirbelsäule vom Steißbein bis zum Scheitel des Kopfes. Strecken Sie Ihre Arme und Schultern nach hinten, weg vom Brustbein. Drehen Sie den Kopf, um auf den rechten Daumen zu blicken. Halten Sie die Stellung 10 bis 20 Sekunden, während Sie gleichmäßig atmen. Um zu entspannen, richten Sie sich von den Hüften aus auf und drehen den Körper nach vorne. Drehen Sie nun den rechten Fuß nach innen und den linken Fuß nach außen, und wiederholen Sie die Bewegungen zur anderen Seite hin. Danach blicken Sie wieder nach vorne; während Sie die Arme senken, springen Sie in die Berg-Stellung zurück.

3 – Variante. Üben Sie wie unter Punkt 1 beschrieben. Bevor Sie sich drehen, legen Sie die rechte Hand an die rechte Leiste. Beugen Sie den linken Arm und ballen Sie die linke Hand zur Faust. Heben Sie dann den linken Ellenbogen und schwingen Sie ihn mit einer Aufwärtsbewegung nach rechts, während Sie sich von den Hüften aus beugen, um die Stellung einzunehmen. Durch diese Abwandlung bekommen Sie ein Gespür für die Bewegung, die Sie zur Stellung führt. Wiederholen Sie die Übung mehrere Male und üben Sie dann zur anderen Seite hin.

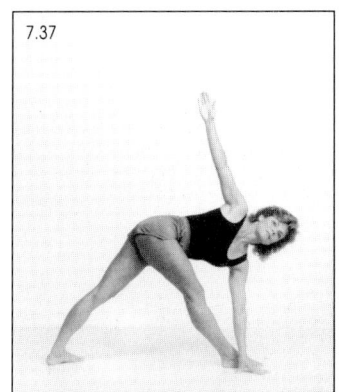

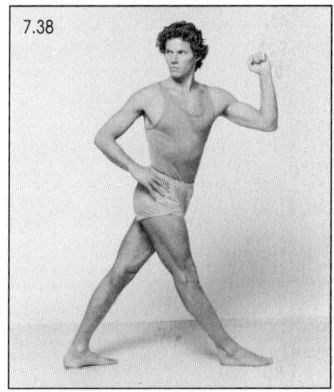

7.37 Gedrehtes Dreieck
7.38 Gedrehtes Dreieck –
      mit gedrehtem Oberkörper

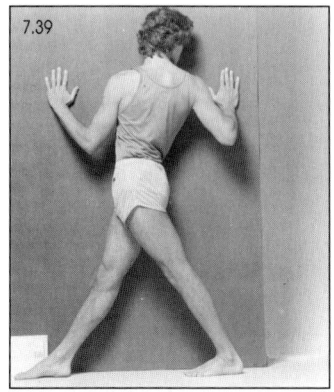

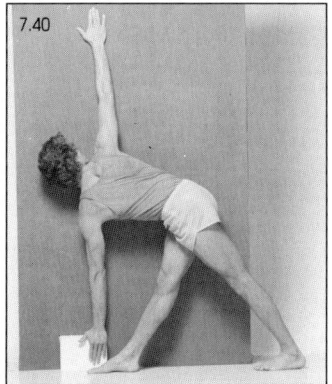

4 – **Hilfsmittel.** Sie stehen mit dem Rükken 15 cm von einer Wand entfernt. Nehmen Sie die Fußstellung wie unter Punkt 1 beschrieben ein, und legen Sie zwei (oder mehr) Bücher zwischen die Wand und Ihren rechten Fuß. Während Sie ausatmen, drehen Sie Ihren Oberkörper mit Schwung nach rechts und legen Ihre Hände an die Wand. Mit den Fingern gehen Sie möglichst weit nach rechts an der Wand entlang. Drehen Sie den Kopf ebenfalls nach rechts. Ihre Beinmuskulatur bleibt aktiv gedehnt, während Sie sich aus den Hüften nach links beugen und Ihre linke Handfläche oder die Fingerspitzen auf die Bücher legen. (Während Sie die Stellung einnehmen, wird Ihr rechter Unterarm an der Wand entlanggleiten.) Sehen Sie entspannt auf Ihren rechten Daumen. Atmen Sie gleichmäßig und strecken Sie Ihre Wirbelsäule vom Steißbein bis zur Kopfmitte.

7.39 Gedrehtes Dreieck –
Ausgangsposition gegen
eine Wand
7.40 Gedrehtes Dreieck –
an einer Wand

5 – Hilfsmittel. Stellen Sie einen Stuhl gegen eine Wand. Führen Sie die Übung wie unter Punkt 1 beschrieben aus, wobei der rechte Fuß unter dem Stuhl steht. Atmen Sie aus und drehen Sie den Oberkörper zum Stuhl hin. Verlagern Sie Ihr Gewicht auf die linke Ferse. Beugen Sie nun den Oberkörper aus den Hüften heraus und legen die linke Hand auf die Sitzfläche des Stuhls. Heben Sie den rechten Arm zur Decke, während Sie Ihre rechte Hüfte nach hinten schieben und den Oberkörper nach rechts drehen. Dehnen Sie Ihre Wirbelsäule, besonders an der rechten Seite.

Nutzen: Das Gedrehte Dreieck (Parivrtta Trikonasana) kann Beschwerden im unteren Rückenbereich lindern. Sie stärkt und streckt die Beine und fördert die Beweglichkeit der Hüften.

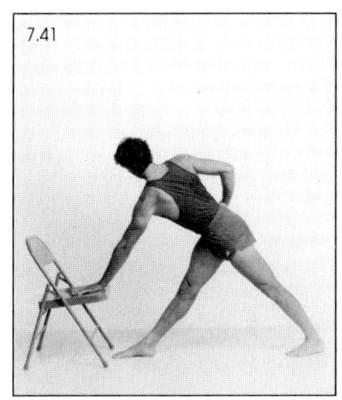

7.41 Gedrehtes Dreieck – mit Hilfe eines Stuhls

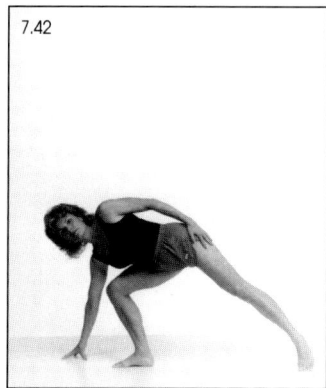

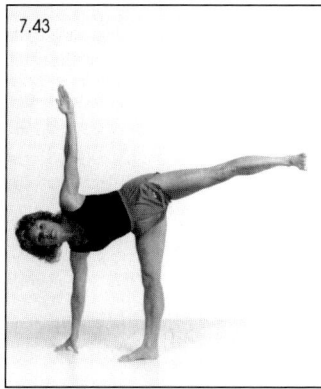

7.42 Halbmond-Stellung –
     Ausgangsposition
7.43 Halbmond-Stellung

Ardha Chandrasana

Halbmond-Stellung

1 – Ausgangsposition. Gehen Sie von der Berg-Stellung in die Dreieck-Stellung über. Beugen Sie das rechte Knie und legen Sie Ihre rechte Handfläche oder die Fingerspitzen auf den Boden, leicht rechts und ca. 30 cm vor dem rechten Fuß. Ihr linker Arm ruht seitlich auf Ihrem Körper.

2 – Stellung. Beim Ausatmen verlagern Sie Ihr Gewicht nach vorn auf den rechten Fuß. Achten Sie darauf, daß sich Ihr rechtes Knie direkt über dem rechten Fuß befindet. Strecken Sie das rechte Bein, indem Sie das Knie durchdrücken, gleichzeitig heben Sie Ihr linkes Bein. Das linke Schienbein sollte jetzt parallel zum Boden sein. Beide Beine bleiben aktiv gedehnt. Führen Sie den linken Arm nach oben, die Handfläche zeigt nach vorn. Drehen Sie den Kopf so, daß Sie entspannt auf Ihren linken Daumen sehen. Halten Sie die Stellung 10 bis 15 Sekunden und atmen Sie gleichmäßig. Kehren Sie ausgeatmet in die Dreieck-Stellung zurück. Lösen Sie die Stellung auf, indem Sie sich wieder aufrichten. Führen Sie dann die Übung zur anderen Seite hin durch. Danach springen Sie in die Berg-Stellung zurück.

3 – Variante. Üben Sie wie unter Punkt 2 beschrieben, aber lassen Sie Ihren linken Arm auf Ihrem Oberkörper ruhen und den Kopf gerade nach vorne blicken. Drehen Sie den rechten Oberschenkel nach außen, bringen Sie die rechte Seite Ihres Oberkörpers nach vorne, und strecken Sie die rechte Seite Ihrer Taille.

4 – Hilfsmittel. Legen Sie zwei Bücher an eine Wand. Stellen Sie sich mit dem Rücken zur Wand hin, so daß die Hüfte Ihres Standbeins während der Übung an der Wand ruhen kann. Üben Sie wie unter Punkt 2 beschrieben, jedoch mit den Fingerspitzen auf den Büchern. Halten Sie beide Beine aktiv gedehnt und heben Sie das Becken nach vorn.

Nutzen: Die Halbmond-Stellung (Ardha Chandrasana) ist eine ausgezeichnete Übung, um die Leisten zu dehnen und die Hüften zu öffnen. Sie kräftigt die Fußgelenke und fördert die Elastizität der Wirbelsäule. Diese Stellung ist außerdem gut zur Verbesserung des Gleichgewichtsgefühls.

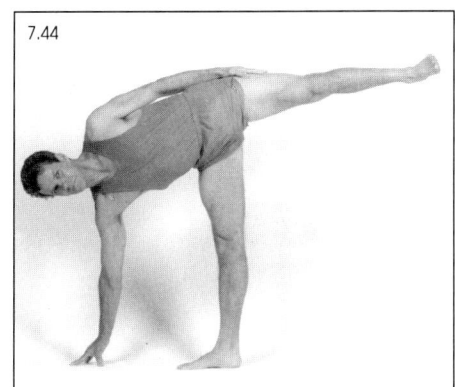

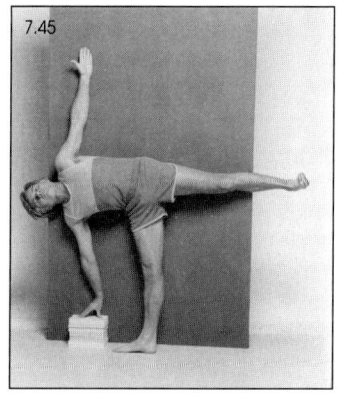

7.44 Halbmond-Stellung –
   Abwandlung der Arm-Position
7.45 Halbmond-Stellung –
   Rücken gegen eine Wand

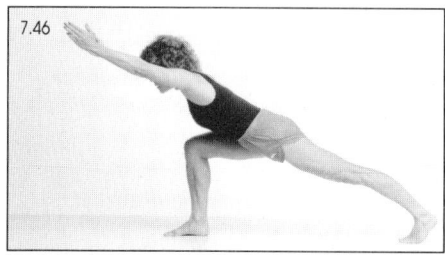

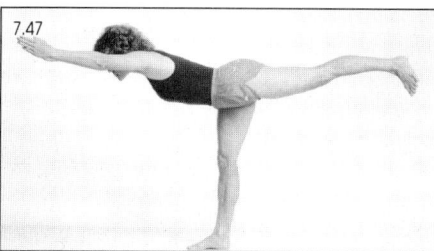

7.46 Krieger-Stellung III –
Ausgangsposition
7.47 Krieger-Stellung III

Virabhadrasana III
Krieger-Stellung III

1 – Ausgangsposition. Nehmen Sie die Berg-Stellung ein. Dann gehen Sie in die Krieger-Stellung I mit zusammengelegten Handflächen über. Beim Ausatmen beugen Sie den Oberkörper aus den Hüften nach vorn über Ihren rechten Oberschenkel. Ihr Oberkörper ruht leicht auf Ihrem Oberschenkel.

2 – Stellung. Beim Ausatmen heben Sie Ihr linkes Bein, während Sie das rechte Bein strecken. Das linke Bein bleibt gerade und in einer Linie mit den Armen. Im Optimalfall bleibt das Gesäß auf derselben Ebene. Bemerken Sie, wie Ihr Körper einen «Tisch» bildet: Ihr rechtes Bein steht senkrecht zum Boden, Ihr linkes Bein, der Oberkörper und die Arme bilden eine Parallele zum Boden. Bewegen Sie Ihren Oberkörper nach vorne, während Sie Ihr linkes Bein nach hinten strecken. Halten Sie diese Stellung zunächst einige Atemzüge lang, und erhöhen Sie die Zeit allmählich auf 20 Sekunden. Kehren Sie zur Krieger-Stellung I zurück und dann zur Ausgangsposition. Drehen Sie den rechten Fuß nach innen und den linken Fuß nach außen und führen die Übung zur anderen Seite hin aus. Danach springen Sie in die Berg-Stellung zurück.

3 – Variante. Beginnen Sie mit der Krieger-Stellung I mit seitlich auf Schulterhöhe ausgestreckten Armen. Fahren Sie wie unter Punkt 2 beschrieben fort. Schauen Sie mit weichem Blick nach vorne und vergessen nicht zu atmen.

4 – Hilfsmittel. Stützen Sie sich mit den Händen an einer Wand oder Stange ab, um Ihr Gleichgewicht besser zu halten.

Nutzen: Die Krieger-Stellung III (Virabhadrasana III) hilft Ihnen, die dynamischen Eigenschaften des Gleichgewichtes zu erspüren. Sie empfiehlt sich besonders für Läufer, da sie die Energie erhöht und die Beweglichkeit fördert.

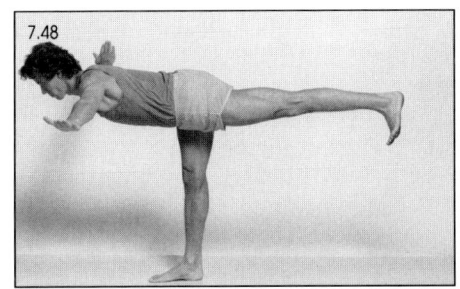

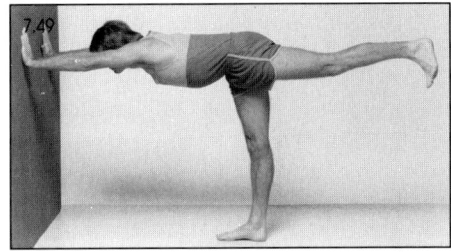

7.48 Krieger-Stellung III –
Abwandlung der Arm-Position
7.49 Krieger-Stellung III –
Hände gegen eine Wand

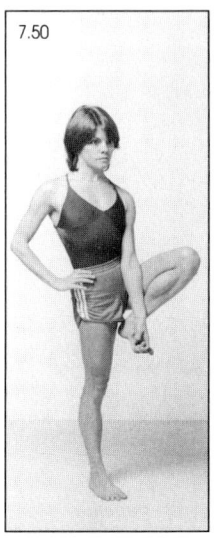

7.50

Utthita Hasta Padangusthasana
Hand-an-Zeh-Dehnübung

1 – Ausgangsposition. Nehmen Sie die Berg-Stellung ein. Legen Sie Ihre rechte Hand auf Ihre rechte Hüfte, während Sie Ihr Gewicht auf den rechten Fuß verlagern. Beim Einatmen winkeln Sie das linke Bein an und ziehen den linken Oberschenkel an die Brust. Atmen Sie aus und umfassen den großen Zeh des linken Fußes mit Daumen, Zeige- und Mittelfinger der linken Hand.

2 – Stellung. Beim Ausatmen strecken Sie das linke Bein. Ihre Kniescheiben bleiben angezogen und die Oberschenkel aktiv gespannt. Üben Sie mit Ihrem Standbein und Ihrem Oberkörper die Berg-Stellung.

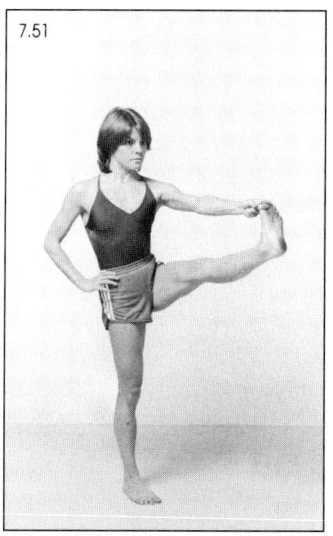

7.51

7.50 Hand-an-Zeh-Dehnübung –
     Ausgangsposition
7.51 Hand-an-Zeh-Dehnübung –
     mit einer Hand

Nun umfassen Sie Ihren Fuß auch mit der rechten Hand und strecken das Bein noch weiter nach oben. Halten Sie diese Stellung 10 bis 15 Sekunden, während Sie gleichmäßig atmen. Lösen Sie die Haltung auf und kehren zur Berg-Stellung zurück. Führen Sie die gleiche Übung zur anderen Seite hin aus.

3 – Hilfsmittel. Stellen Sie sich vor einen Stuhl oder ein anderes Möbelstück, mit dem Sie Ihr Bein stützen können, und nehmen die Berg-Stellung ein. Legen Sie die linke Ferse auf den Stuhl und die Hände an die Hüften. Der linke Gesäßknochen wird nach unten gezogen, beide Beine bleiben aktiv gedehnt und der Brustbereich geöffnet. Vergessen Sie nicht, gleichmäßig zu atmen.

4 – Hilfsmittel. Sie nehmen die Berg-Stellung ein, eine Stuhllehne zu Ihrer rechten Seite. Üben Sie wie unter Punkt 1 beschrieben, aber stützen Sie sich mit der rechten Hand an der Stuhllehne ab, um Ihr Gleichgewicht zu verbessern und Sicherheit zu erlangen.

Nutzen: Die Hand-an-Zeh-Dehnübung (Utthita Hasta Padangusthasana) dehnt und stärkt, kräftigt die Beine und fördert das Gleichgewicht.

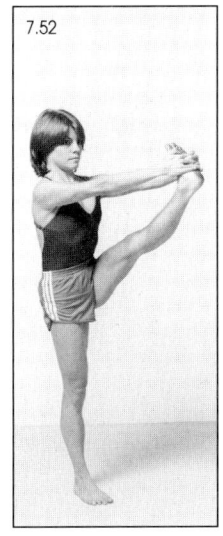

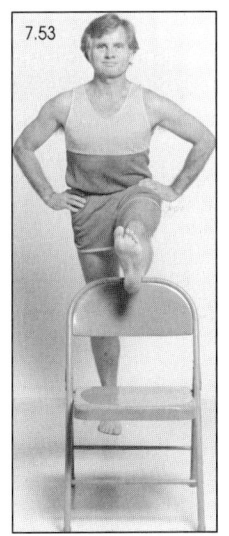

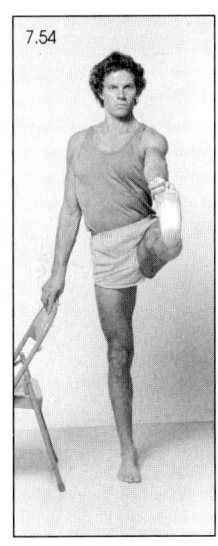

7.52 Hand-an-Zeh-Dehnübung – mit beiden Händen

7.53 Hand-an-Zeh-Dehnübung – das Bein wird gestützt

7.54 Hand-an-Zeh-Dehnübung – sich am Stuhl stützend

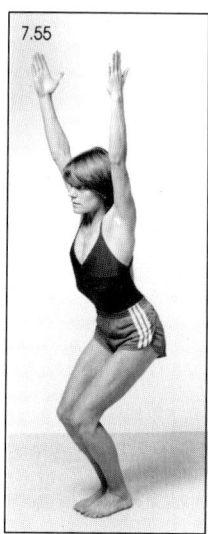

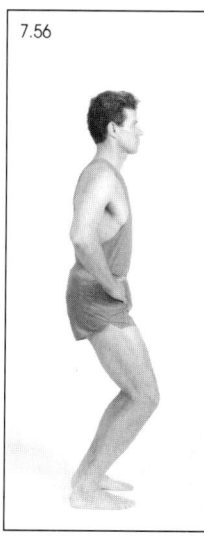

7.55 Stuhl-Stellung
7.56 Stuhl-Stellung – Variante

Utkatasana
Stuhl-Stellung

1 – Ausgangsposition. Nehmen Sie die Berg-Stellung ein. Strecken Sie die Arme nach oben mit den Handflächen nach innen gekehrt.

2 – Stellung. Beim Ausatmen beugen Sie die Knie, bis Oberschenkel und Schienbeine einen rechten Winkel bilden. Beugen Sie den Oberkörper nach vorne, bis er sich im rechten Winkel zu Ihren Oberschenkeln befindet. Die Arme bleiben weiterhin nach oben gestreckt, damit sich der Rücken verlängernd dehnt und weitet. Zu Beginn halten Sie die Stellung einige Atemzüge lang. Allmählich verlängern Sie die Übungszeit auf 20 bis 30 Sekunden. Lösen Sie die Stellung auf, indem Sie in die Berg-Stellung zurückkehren.

3 – Variante. Üben Sie mit einem Fußabstand von etwa 10 cm, die Hände auf den Hüften. Während Sie die Beine beugen, achten Sie darauf, daß sich Ihre Knie direkt über den Füßen und nicht seitlich davon befinden. Sie können die Übung variieren, indem Sie abwechselnd die Fersen auf den Boden stellen und dann die Fersen heben, damit Ihre Oberschenkel weiter nach unten gesenkt werden.

4 – Hilfsmittel. Sie stehen in der Berg-Stellung mit dem Rücken gegen eine Wand. Indem Sie sich aus den Hüften herausbeugen, gehen Sie mit den Füßen nach vorne, bis sich Ihre Oberschenkel parallel zum Boden befinden. Die Schienbeine stehen senkrecht zum Boden, die Knie direkt über den Fersen. Mit entspanntem Unterleib und entspannter Kehle halten Sie die Stellung, solange Ihr Atem ruhig strömt. Versuchen Sie, die Zeit allmählich zu verlängern.

Vorsicht: Sollten Sie unter Knieverletzungen leiden, lesen Sie bitte vorher die Anleitung zu diesem Kapitel.

Nutzen: Die Stuhl-Stellung (Utkatasana) kräftigt Fußgelenke und Oberschenkel. Zudem eignet sie sich für die Knie, da die Kniegelenke durch die verbesserte Muskulatur mehr Unterstützung erhalten.

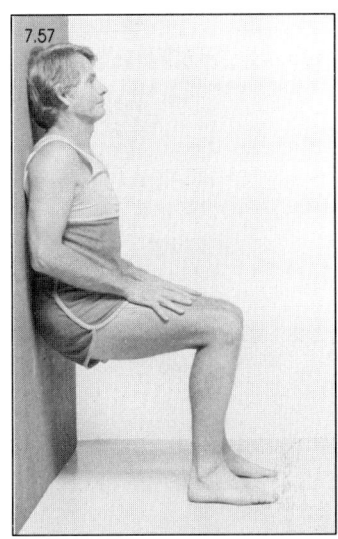

7.57 Stuhl-Stellung – Rücken gegen eine Wand

Hinweise zur Praxis

Die Bedeutung der Stehübungen kann nicht oft genug betont werden. Sie bereiten den Körper auf alle anderen Yoga-Übungen vor, indem sie die Dehnfähigkeit der Wirbelsäule sowie die allgemeine Körperkraft fördern. Zudem tragen sie zur Elastizität der Beine bei. Für einen Anfänger wäre es eine ausgezeichnete Vorgehensweise, sich die ersten sechs bis zwölf Monate überwiegend mit den Übungen in diesem Kapitel zu befassen.

Um die Übungen vielfältiger zu gestalten, können Sie sie durch eine Variante der Helden-Stellung (Kapitel 8), eine Abwandlung des Schulterstandes (Kapitel 16) und durch die Toten-Stellung (Kapitel 20) erweitern.

8

Die Basis

Übungen für Füße, Knie und Unterschenkel

Wir unterwerfen uns dem Diktat der Mode, und daher endet der Arbeitstag für viele Menschen – besonders für Frauen – mit müden, wunden Füßen. Allzu häufig wird Bequemlichkeit zugunsten von beinahe folternden Modetrends aufgegeben, wie zum Beispiel Stöckel- und spitz zulaufenden Schuhen. Wir laufen auf harten, unnachgiebigen Flächen. Das Märchen vom Aschenputtel hat uns die Vorstellung vermittelt, daß kleine, schmale Füße irgendwie mit königlicher Schönheit und Güte zusammenhängen würden. Große Füße sind den bösen Stiefschwestern vorbehalten, denen niemals wahre Anmut oder Kultiviertheit zugeschrieben wird. Wir pressen unsere Füße häufig in Schuhe, deren Machart völlig ungeeignet ist.

Wir haben uns auf ein ungesundes Geschäft eingelassen. Die 26 Knochen jedes Fußes benötigen ausreichend Platz, um das Körpergewicht ausgewogen zu verteilen. Platzmangel führt dazu, daß bestimmte Knochen, Muskeln, Sehnen und Bänder entweder über- oder unterbelastet werden. Das Ergebnis: der ganze Körper muß sich verschieben, um sich seiner Basis anzupassen.

Tragen Sie Schuhe, die Größe und Form Ihrer Füße entsprechen. Achtung: Schuhe und Socken müssen zulassen, daß sich die Zehen ausbreiten können. Suchen Sie jemanden, der bei Ihnen hin und wieder eine Fußmassage vornimmt. Sie werden dieser Person ewig dankbar sein.

Eine weitere Möglichkeit, Füße gesund zu halten, sind Dehnübungen. Fußübungen wirken sich auch auf Beine, Knie und Hüften aus. Die Fußgewölbe werden durch die Muskeln der Unterbeine gehoben. Eine unausgeglichene Belastung dieser Muskeln beeinflußt nicht nur die Fußgewölbe, sondern auch die Position der Fußgelenke. Eine fehlerhafte Haltung in diesem Körperbereich muß dann wiederum durch die Knie und bzw. oder die Hüften ausgeglichen werden.

Die meisten Fußbeschwerden sind mechanischer Art. Richtige Bewegung ist häufig das schnellste und effektivste Heilmittel.

Probieren Sie alle folgenden Übungen aus. Einige werden Ihnen zeigen, in welchen Bereichen die meisten Verspannungen liegen. Führen Sie die Übungen häufig, aber behutsam aus. Bei Varianten der Helden-Stellung (Virasana) werden Sie vermutlich die stärksten positiven Wirkungen verspüren. Diese Stellung sorgt für Ausgewogenheit in den Füßen und Fußgelenken, dehnt die Knie und belebt die Beine. Die Helden-Stellung sowie der Schulterstand (Sarvangasana, Kapitel 16) sind bei ermüdeten Beinen besonders zu empfehlen.

Verschränkte-Finger-und-Zehen

1 – Ausgangsposition. Setzen Sie sich auf einen Stuhl oder auf den Boden. Beugen Sie das rechte Knie und legen die Außenkante des rechten Fußes auf den linken Oberschenkel. Verschränken Sie soweit wie möglich die Finger Ihrer linken Hand mit den Zehen Ihres rechten Fußes.

2 – Stellung. Dehnen Sie den Fuß durch die rechte Ferse, während Sie Ihre Zehen zum rechten Knie hinbiegen. Halten Sie diese Stellung 10 bis 20 Sekunden, während Sie gleichmäßig atmen. Führen Sie die gleiche Übung mit dem linken Fuß aus.

3 – Variante. Wenn Sie Finger und Zehen nicht miteinander verschränken können, legen Sie den Ballen der rechten Hand auf den Fußballen, so daß die Finger die Zehen umfassen. Dehnen Sie den Fuß durch die Ferse und drücken mit der rechten Hand Ihre Zehen zum Knie hin.

Nutzen: Die Verschränkte-Finger-und-Zehen-Übung breitet die Zehen und die Knochen der Füße aus.

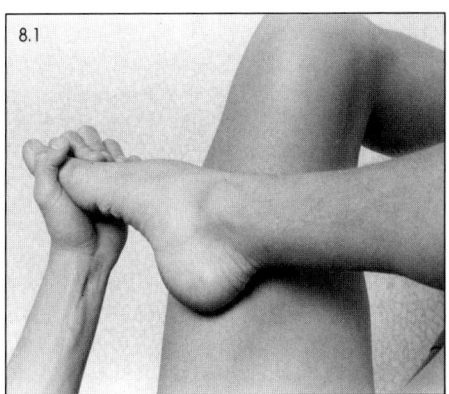

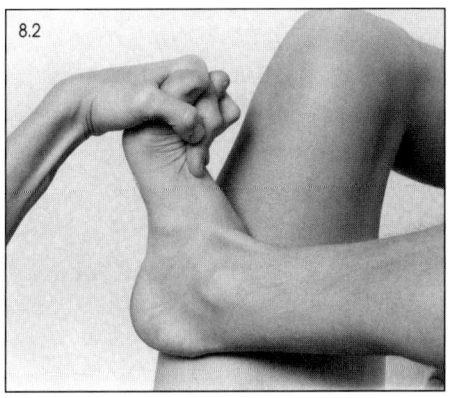

8.1 Verschränkte-Finger-und-Zehen – Ausgangsposition

8.2 Verschränkte-Finger-und-Zehen – Zehen, Fußsohle und Ferse werden gedehnt

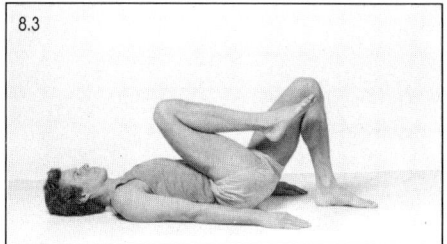

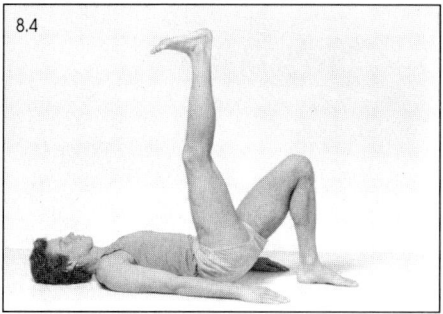

Fußdehnung

1 – Ausgangsposition. Sie liegen auf einer Matte. Winkeln Sie Ihr linkes Bein an und stellen den linken Fuß auf den Boden. Ziehen Sie zunächst das rechte Knie zur Brust heran, dann strecken Sie das rechte Bein, bis es fast gerade ist, und drücken dabei Ihre Ferse zur Decke hin. Entspannen Sie Gesicht, Hals, Arme und Unterleib.

8.3 Fußdehnung – Ausgangsposition
8.4 Fußdehnung – mit gedehnter Ferse

2 – Stellung. Dehnen Sie zuerst durch die Ferse, dann durch den Fußballen und dann durch die Zehen. Kehren Sie die Bewegung um, indem Sie Ihre Zehen nach unten zum Knie hin strecken und den Fuß durch den Ballen dehnen. Danach dehnen Sie wieder durch die Ferse. Rollen Sie den Fuß von der einen Position in die andere und wiederholen den gesamten Bewegungsablauf dreimal mit jedem Bein. Danach wird das Bein aus der Ausgangsposition zunächst um 60 Grad angehoben und der gleiche Bewegungsablauf erneut ausgeführt, dann heben Sie das Bein lediglich um 30 Grad, schließlich wiederholen Sie die Übung nochmals mit geradem Bein.
Nutzen: Die Fußdehnungsübung kräftigt die Gewölbe, dehnt die Füße und Fußgelenke und läßt Sie Ihre Füße bewußter wahrnehmen.

Die nächsten vier Übungen bilden eine Dehnübungsreihe, die sich hervorragend für Füße und Beine eignet. Befassen Sie sich zunächst mit jeder Übung im einzelnen. Die folgenden Fotos zeigen die korrekte Ausführung der gesamten Übungsreihe. Nachdem Sie alle Übungen durchgeführt haben, wiederholen Sie sie in umgekehrter Reihenfolge. Zum Aufwärmen wiederholen Sie die Übungsreihe viermal. Sobald Ihre Muskeln warm sind, halten Sie jede Stellung 10 bis 30 Sekunden.

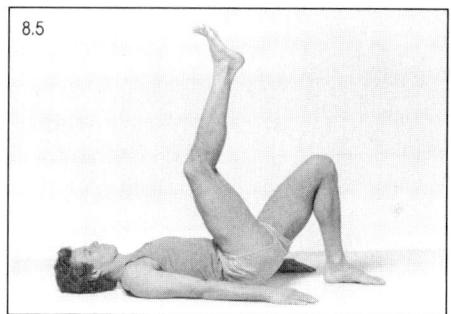

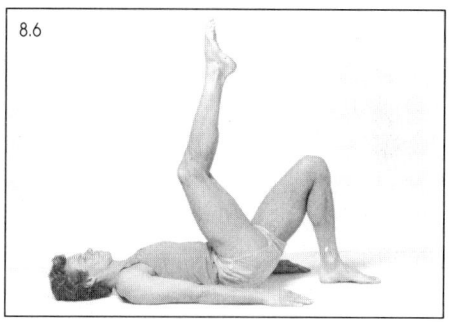

8.5 Fußdehnung – mit gedehntem Fußballen
8.6 Fußdehnung – mit nach oben gedehnten Zehenspitzen

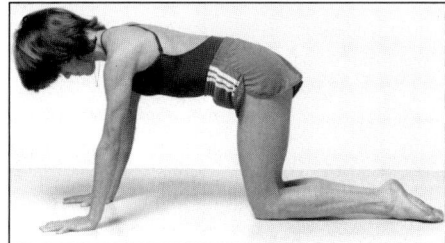

8.8

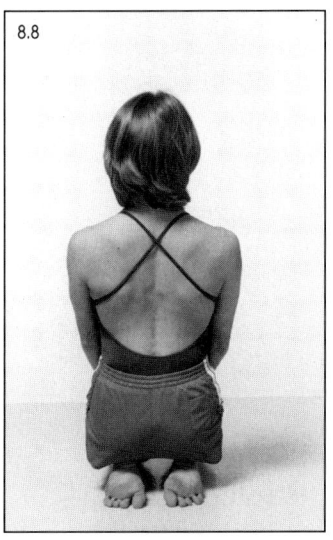

8.9

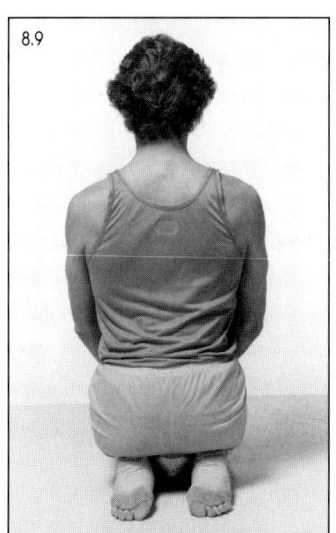

Vajrasana

Hock-Übungsreihe Stellung I

Diamanten-Stellung

1 – Ausgangsposition. Sie knien sich auf den Boden und stützen sich mit den Händen ab, Beine und Füße sind geschlossen. Strecken Sie die Zehenspitzen, damit die Oberseite der Füße und Fußgelenke auf dem Boden liegt.

2 – Stellung. Beim Ausatmen gehen Sie langsam mit den Händen auf Ihre Knie zu und setzen sich zurück auf Ihre Fersen. Dehnen Sie die Innenkante Ihrer Füße nach hinten, die Innenkanten sollen sich berühren. Setzen Sie sich aufrecht hin und verlängern Ihre Wirbelsäule vom Steißbein bis zum Scheitel des Kopfes. Legen Sie die Hände auf Ihre Oberschenkel. Halten Sie die Stellung 10 bis 20 Sekunden, während Sie gleichmäßig atmen. Allmählich können Sie die Zeit auf zwei Minuten ausdehnen.

3 – Variante. Die meisten Menschen können diese Stellung nicht mit geschlossenen Fersen ausführen. Wenn Sie die Fersen nicht geschlossen halten können, kehren Sie zur Ausgangsposition zurück, dieses Mal aber mit leicht aus- und parallel zueinander gestellten Füßen.

8.7 Diamanten-Stellung –
   Ausgangsposition
8.8 Diamanten-Stellung –
   auf den Fersen sitzend
8.9 Diamanten-Stellung –
   die Füße auseinander, aber
   parallel zueinander

Behalten Sie diese Fußstellung bei, während Sie sich erneut auf die Fersen zurücksetzen. Lassen Sie Ihr Körpergewicht die Vorderseite Ihrer Füße und Fußgelenke dehnen.

4 – Hilfsmittel. Wenn Sie bei dieser Übung Verkrampfungen in den Füßen oder Schmerzen in den Fußgelenken spüren, können Sie ein zusammengerolltes Handtuch oder ein kleines Kissen unter die Fußgelenke legen. Das Kissen sollte niedrig genug sein, um die Dehnbewegungen zuzulassen, aber hoch genug, um als Stütze zu dienen. Wenn notwendig, können Sie das unter Punkt 5 beschriebene Hilfsmittel dazunehmen.

5 – Hilfsmittel. Wenn Sie die Fersen nicht mit dem Gesäß berühren können, weil Ihre Knie nicht elastisch genug sind, so können Sie eine gefaltete Decke oder ein Kissen zwischen Gesäß und Fersen legen. Eventuell benötigen Sie mehr als ein Kissen, also experimentieren Sie mit verschiedenen Höhen, bis Sie eine angenehme Position finden. Auf diese Weise schützen Sie Ihre Knie vor einer Überdehnung.

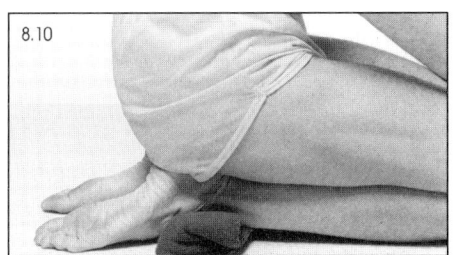

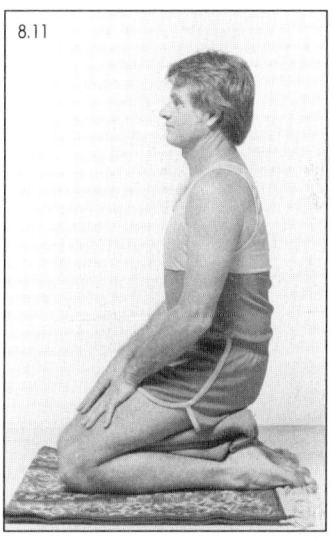

8.10 Diamanten-Stellung – Fußgelenke werden gestützt

8.11 Diamanten-Stellung – Gesäß wird gestützt

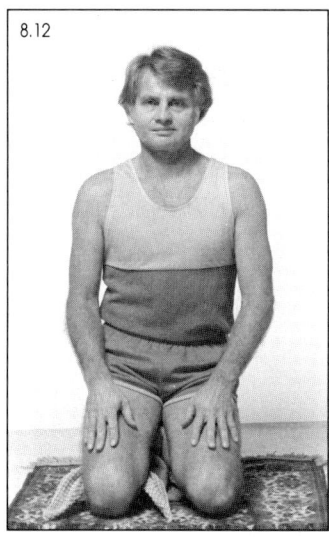

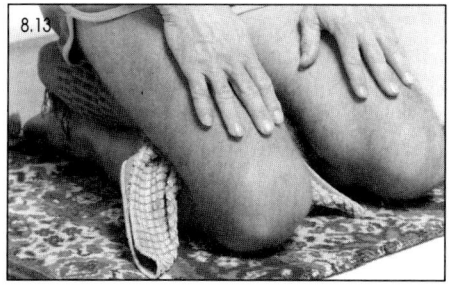

6 – Hilfsmittel. Falls Sie in einem oder in beiden Knien Schmerzen spüren, können Sie einen gerollten Waschlappen oder ein Seil in die Kniebeuge legen. Halten Sie den Waschlappen bzw. das Seil direkt im Gelenk, während Sie sich in die Stellung zurücksetzen. Auf diese Weise wird im Gelenk mehr Raum geschaffen, was den Unterschied zwischen schmerzhafter und effektiver Dehnung bedeutet.

Warnung: Halten Sie niemals eine Stellung, wenn Sie Schmerzen in den Knien spüren. Beraten Sie sich mit einem qualifizierten Yoga-Lehrer, bevor Sie weitermachen.

Nutzen: Die Diamanten-Stellung (Vajrasana) fördert die Ausgeglichenheit der Füße und Fußgelenke. Zudem werden Füße, Fußgelenke, Unterschenkel und Knie gedehnt.

8.12 Diamanten-Stellung – mit einer Rolle hinter dem Knie

8.13 Diamanten-Stellung – genaue Position der Rolle hinter dem Knie

Hock-Übungsreihe Stellung II
Fußdehnung-im-Knien

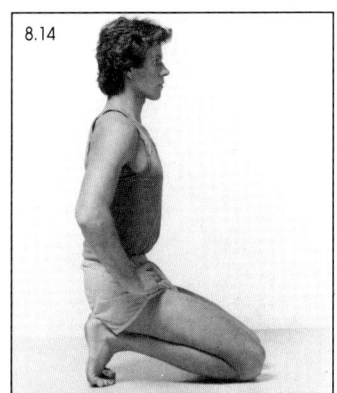

1 – Ausgangsposition. Beginnen Sie mit der Diamanten-Stellung. Drehen Sie die Zehen nach unten. Wenn notwendig, helfen Sie mit den Händen nach, so daß alle zehn Zehen auf dem Boden liegen. Ihre Fersen befinden sich direkt über den Zehen, zeigen also nach oben.

2 – Stellung. Setzen Sie sich auf Ihre Fersen zurück. Achten Sie darauf, daß der untere Rückenbereich gedehnt ist, so daß eine sanfte Kurve nach innen entsteht. Lassen Sie nun Ihr Körpergewicht bis in die Füße sinken. Halten Sie die Stellung zunächst für ein oder zwei Atemzüge, erhöhen Sie die Zeit allmählich auf 1 bis 2 Minuten.

Nutzen: Die Fußdehnung-im-Knien dehnt die Fußsohlen.

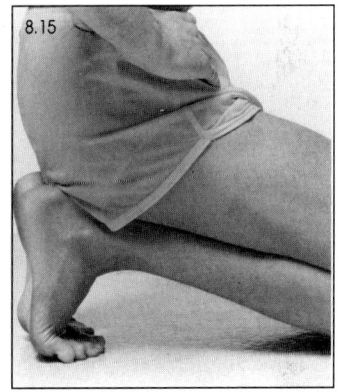

8.14 Fußdehnung-im-Knien –
    Ausgangsposition
8.15 Fußdehnung-im-Knien –
    genaue Position der Füße

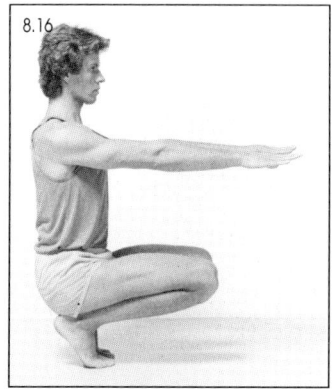

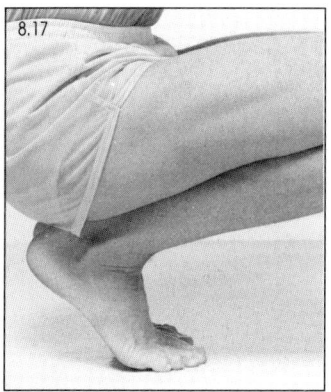

Hock-Übungsreihe Stellung III
Fußbalance-mit-gebeugtem-Knie

1 – Ausgangsposition. Nehmen Sie die Stellung für die Fußdehnung-im-Knien ein, dann strecken Sie die Arme auf Schulterhöhe nach vorne.

2 – Stellung. Beim Ausatmen heben Sie die Knie, bis Ihre Oberschenkel parallel zum Boden sind. Mit dem Gesäß hocken Sie weiterhin auf den Fersen. Halten Sie die Stellung, während Sie gleichmäßig atmen. Gehen Sie dann zur nächsten Übung über.

Nutzen: Diese Stellung fördert die Beweglichkeit der Füße und Knie. Gleichgewichts-Übungen tragen zur korrekten Körperhaltung bei.

8.16 Fußbalance-mit-gebeugtem-Knie

8.17 Fußbalance-mit-gebeugtem-Knie – genaue Position der Füße

Hock-Übungsreihe Stellung IV
Hock-Stellung

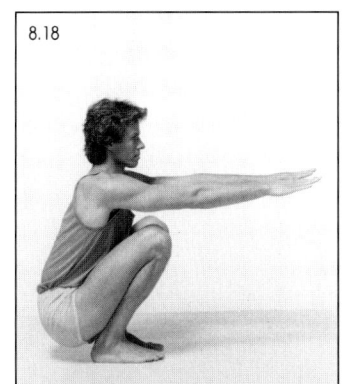

8.18

1 – Ausgangsposition. Diese Übung knüpft an die Fußbalance-mit-gebeugtem-Knie an.

2 – Stellung. Beim Ausatmen senken Sie die Ferse auf den Boden zurück. Bringen Sie Ihre Knie möglichst weit nach vorne, um die Achillessehne zu dehnen. Ihr Rücken wird sich eventuell etwas wölben, um das Gleichgewicht zu erhalten. Halten Sie die Stellung 10 bis 20 Sekunden, bei gleichmäßiger Atmung.

3 – Variante. Sie stehen einem Partner gegenüber, die Füße unter den Hüften. Beide Partner strecken die Arme nach vorne und umfassen sich gegenseitig an den Handgelenken. Es ist wichtig, daß Sie die Bewegungen gleichzeitig ausführen. Beide Partner atmen aus, beugen die Knie und gehen in die Hocke, mit den Fersen auf dem Boden. Halten Sie die Stellung 10 bis 20 Sekunden, während Sie gleichmäßig atmen. Lösen Sie die Stellung auf, indem Sie sich aufrichten. Um die Dehnung zu verstärken, wird der Abstand zwischen beiden Partnern vergrößert und die Übung erneut ausgeführt.

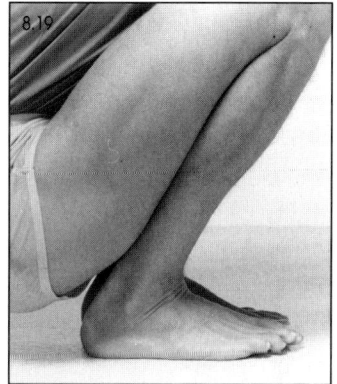

8.19

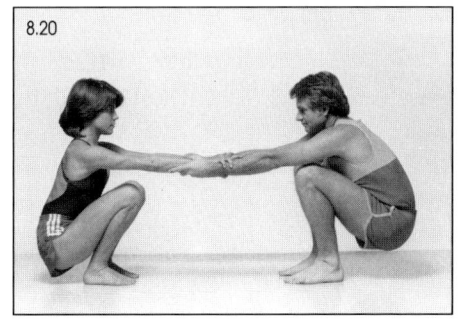

8.20

8.18 Hock-Stellung
8.19 Hock-Stellung – genaue Position
      der Füße
8.20 Hock-Stellung – mit einem Partner

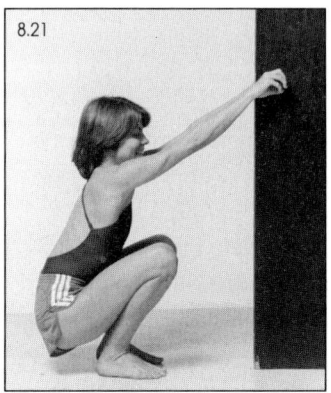

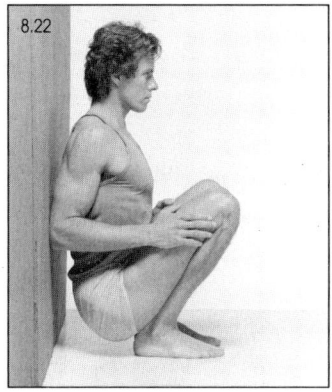

8.21 Hock-Stellung – mit Hilfe
     von Türgriffen
8.22 Hock-Stellung – Rücken
     gegen eine Wand

4 – Variante. Sie stehen eine Armlänge von einer Spüle, einer Fensterbank oder beiden Griffen einer geöffneten Tür entfernt und nehmen die Berg-Stellung ein. Spreizen Sie die Beine, so daß Ihre Füße parallel und eine Hüftbreite auseinander sind. Halten Sie sich an der Spüle, der Fensterbank oder an den Türgriffen mit beiden Händen fest. Beim Ausatmen gehen Sie in die Hocke. Ihre Fersen bleiben auf dem Boden. Halten Sie die Stellung eine Minute lang, während Sie gleichmäßig atmen.

5 – Variante. Sie stehen mit dem Rücken 20 bis 30 cm von einer Wand entfernt. Beugen Sie die Knie und gehen in die Hock-Stellung. Dann beugen Sie die Ellenbogen und drücken sie gegen die Wand. Drücken Sie die Fersen nach unten, um Ihre Wirbelsäule zu strecken. Weiten Sie das Schlüsselbein aus, um den Brustbereich zu öffnen. Mit den Händen drücken Sie Ihre Oberschenkel nach vorne. Halten Sie die Stellung 10 bis 15 Sekunden, atmen Sie gleichmäßig. Versuchen Sie im Laufe der Zeit, die Stellung nach und nach länger zu halten.

Nutzen: Die Hock-Stellung dehnt die Achillessehne, stärkt die Vorderseite der Beine und lindert Spannungen im unteren Rückenbereich.

Virasana
Helden-Stellung

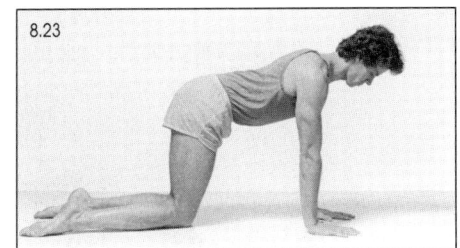

8.23

1 – Ausgangsposition. Sie knien auf dem Boden und stützen sich mit den Händen ab. Die Knie sind geschlossen und die Füße so weit auseinander, daß Sie sich zwischen sie nach hinten auf den Boden setzen können. Die Füße sollten sich auf einer Linie befinden. Strecken Sie die Innenseite der Fußgelenke und die Füße nach hinten.

2 – Stellung. Beim Ausatmen wird das Gesäß zum Boden gesenkt. Setzen Sie sich aufrecht hin und legen die Hände auf die Oberschenkel knapp oberhalb der Knie. Halten Sie die Stellung 15 bis 20 Sekunden, bei gleichmäßiger Atmung. Allmählich erhöhen Sie die Zeit, die Sie in der Stellung bleiben. Um die Stellung aufzulösen, lehnen Sie sich zunächst nach hinten auf die Fingerspitzen. Dann strecken Sie ein Bein nach dem anderen vorwärts, indem Sie zunächst den Oberschenkelknochen nach außen rollen. Zum Schluß bringen Sie beide Beine zusammen. Bevor Sie aufstehen, massieren Sie, wenn notwendig, die Knie.

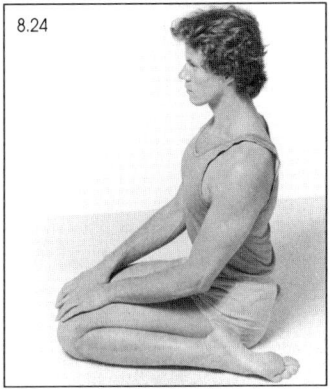

8.24

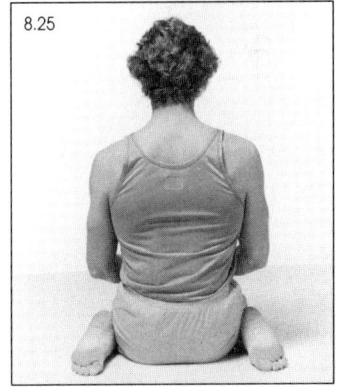

8.25

8.23 Helden-Stellung – Ausgangsposition
8.24 Helden-Stellung – von der Seite
8.25 Helden-Stellung – von hinten

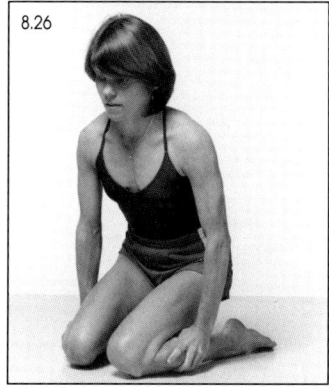

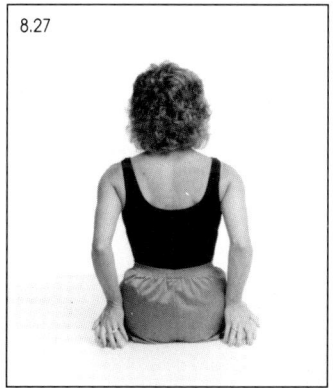

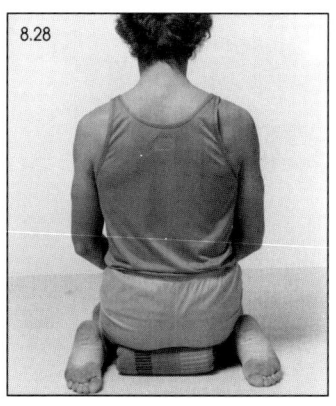

3 – Variante. Nehmen Sie die Ausgangsposition ein. Mit den Händen werden die Wadenmuskeln nach außen gerollt und auch in der Stellung so festgehalten. Dadurch können sich die Kniegelenke weiter öffnen.

4 – Variante. Sobald Sie die Stellung eingenommen haben, führen Sie die Arme von der Körpermitte aus nach hinten, bis die Finger den Boden hinter Ihnen berühren. Dann legen Sie Ihre Handflächen auf die Fußsohlen und drücken die Außenkante der Füße zum Boden.

5 – Hilfsmittel. Wenn Sie bei dieser Übung Schmerzen in den Knien spüren oder wenn Sie die Oberschenkeldehnung als zu stark empfinden, können Sie sich auf eine entsprechend gefaltete Decke, eine Matte oder ein Kissen zurücksetzen. Die Höhe hängt von der eigenen Körperempfindung ab: Sie sollten die Dehnung in den Knien spüren, aber keinen Schmerz empfinden.

6 – Hilfsmittel. Wie bei der Diamanten-Stellung legen Sie einen gerollten Waschlappen oder ein Seil hinter das Kniegelenk, um den Druck zu verringern. Dies kann auch bei gleichzeitiger Anwendung der unter 5 genannten Hilfsmittel ausprobiert werden.

Nutzen: Die Helden-Stellung (Virasana) verhilft zu Ausgewogenheit der Füße. Zudem lindert sie «müde» Beine und hat eine therapeutische Wirkung auf Hüften, Knie und Füße.

8.26 Helden-Stellung – Waden werden
  nach außen gerollt
8.27 Helden-Stellung – mit Handflächen
  auf den Fußsohlen
8.28 Helden-Stellung – mit erhöhter
  Sitzstellung

Supta Virasana
Liegende-Helden-Stellung

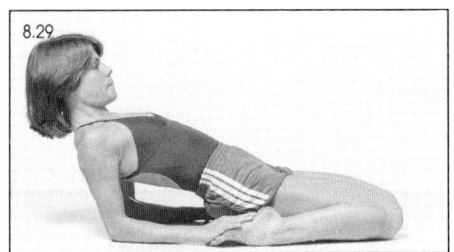

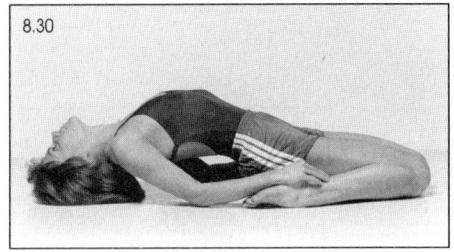

1 – Ausgangsposition. Nehmen Sie, wenn möglich, die Helden-Stellung ein. (Ansonsten eine Variante der Helden-Stellung, oder benutzen Sie ein Hilfsmittel.)

2 – Stellung. Beim Ausatmen lehnen Sie sich zurück und stützen sich nach hinten mit den Händen ab. Senken Sie den Oberkörper langsam noch tiefer, bis Ellenbogen und Unterarme auf dem Boden liegen. Wenn Sie bereit sind, lassen Sie den Kopf nach hinten sinken, bis die Mitte des Kopfes den Boden berührt. Ziehen Sie nun das Kinn ein und senken den oberen Teil Ihres Rückens auf den Boden.

8.29 Liegende-Helden-Stellung – die Unterarme liegen auf dem Boden
8.30 Liegende-Helden-Stellung – der Kopf wird nach hinten gesenkt

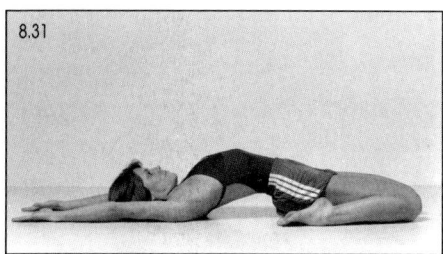

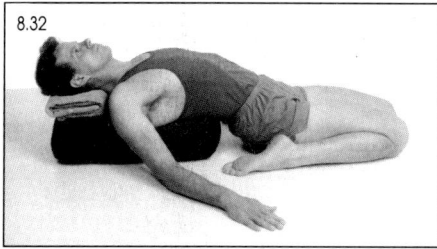

8.31 Liegende-Helden-Stellung – die Arme
     werden nach hinten gestreckt
8.32 Liegende-Helden-Stellung –
     mit Rückenstütze

Strecken Sie die Arme nach hinten, die Handflächen nach oben. Die Knie sollten zusammenbleiben. Beim Ausatmen dehnen Sie die Arme und drücken die Schienbeine nach unten. Halten Sie die Stellung zunächst einige Atemzüge lang, und versuchen Sie, diese Zeit allmählich zu erhöhen. Um die Stellung aufzulösen, richten Sie sich wieder auf die Ellenbogen auf. Drücken Sie mit den Händen nach unten, während Sie die Arme strecken und in die Helden-Stellung zurückkehren. Zum Schluß bringen Sie die Beine nach vorne.

3 – Variante. Zu Beginn halten Sie die Stellung lediglich einige Atemzüge und richten sich dann behutsam wieder auf. Lassen Sie die Knie so weit auseinander, daß die Oberschenkelknochen parallel zueinander und in einer Linie mit den Hüften sind. Drücken Sie die Schienbeine nach unten und weiten Sie den Unterleib aus.

4 – Hilfsmittel. Wenn diese Stellung für den unteren Rückenbereich unangenehm ist, können Sie ein Kissen oder eine gefaltete Decke als Rückenstütze benutzen. Diese Unterlage sollte den Kopf stützen und bis knapp unterhalb der Taille reichen. Die Höhe sollte der eigenen Elastizität entsprechen.

Nutzen: Die Liegende-Helden-Stellung (Supta Virasana) streckt den Psoas, bewirkt eine korrekte Ausrichtung der Füße, Unter- und Oberschenkel und streckt die Wirbelsäule.

Türgriff-Dehnübung für Achillessehnen und Waden

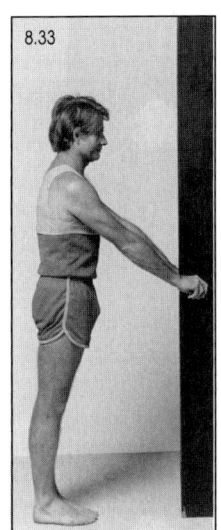

8.33

1 – Ausgangsposition. Sie stehen eine Armlänge vor einer geöffneten Tür in der Berg-Stellung und halten beide Türgriffe mit den Händen fest. (Sie können diese Übung auch mit den Händen auf einer Spüle, einem Zaun oder am offenen Auto-Fenster ausführen.) Ziehen Sie die Kniescheiben hoch, damit die Oberschenkel aktiv gespannt werden.

2 – Stellung. Beim Ausatmen beugen Sie die Ellenbogen und stützen sich an der Tür ab. Die Fersen bleiben auf dem Boden und der Körper von Kopf bis Fuß gerade. Wiederholen Sie die Übung zehnmal. Beim letztenmal halten Sie die Stellung 10 bis 20 Sekunden.

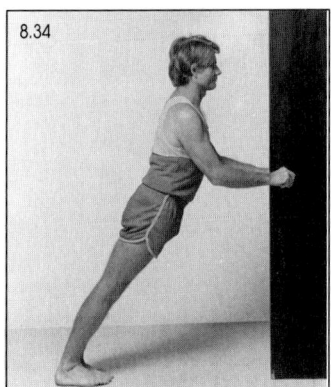

8.34

8.33 Türgriff-Dehnübung –
    Ausgangsposition
8.34 Türgriff-Dehnübung

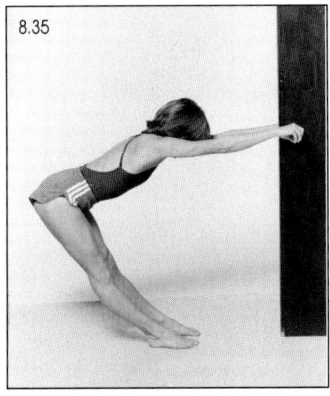

8.35

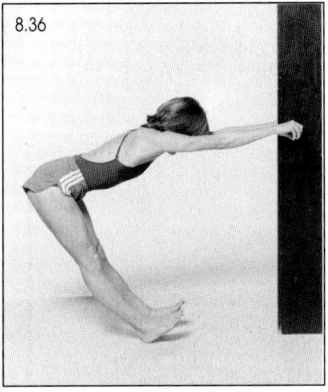

8.36

3 – Variante. Die Dehnung kann wie folgt erhöht werden: Mit gestreckten Knien und geradem Rücken atmen Sie aus und beugen den Oberkörper nach vorne. Das Gesäß wird nach hinten gestreckt. Entspannen Sie den Hals und achten darauf, daß sich der Kopf in einer Linie mit der Wirbelsäule befindet. Atmen Sie ein, gehen Sie einen Schritt nach vorne und richten sich wieder auf. Sie können diese Variante auch abwechselnd mit der Stellung mehrmals wiederholen und bei der letzten Ausführung der Variante die Füße vorn anheben, so daß Sie auf den Fersen stehen.

Nutzen: Diese Übung dehnt Achillessehnen und Waden und streckt die Wirbelsäule.

8.35 Türgriff-Dehnübung –
        aus der Hüfte gebeugt
8.36 Türgriff-Dehnübung –
        auf den Fersen

Dehnübung für Achillessehnen und Waden

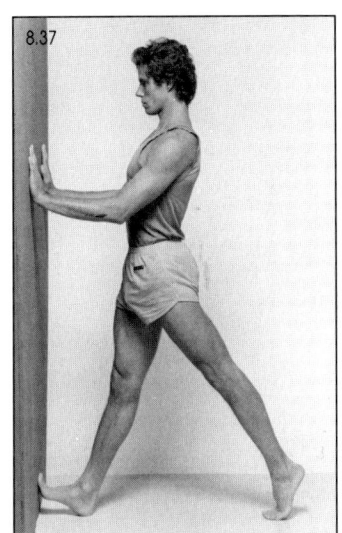

1 – Ausgangsposition. Sie stehen in der Berg-Stellung vor einer Wand. Stellen Sie den rechten Fuß schräg an die Wand, die Ferse auf dem Boden und die Zehen im rechten Winkel nach oben gegen die Wand gedrückt. Führen Sie das linke Bein nach hinten, wobei die Zehen direkt vorwärts zeigen. Dann legen Sie die Hände auf Schulterhöhe an die Wand, strekken die Arme und heben die linke Ferse an. Die Hüften sind parallel zur Wand ausgerichtet.

2 – Stellung. Die linke Ferse wird nach unten gedrückt, beide Knie sind gestreckt. Der Druck sollte gleichmäßig auf die Hände verteilt sein. Halten Sie die Stellung 10 bis 20 Sekunden bei gleichmäßiger Atmung. Kehren Sie zur Berg-Stellung zurück und üben dann mit dem anderen Bein.

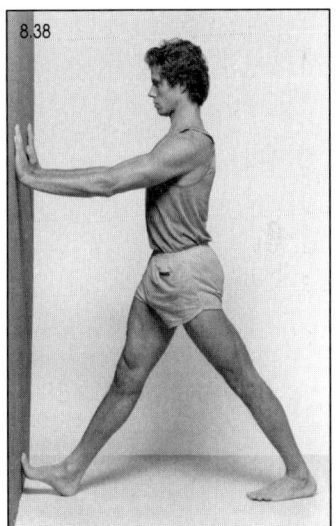

8.37 Dehnübung für Achillessehnen und Waden – Ausgangsposition

8.38 Dehnübung für Achillessehnen und Waden

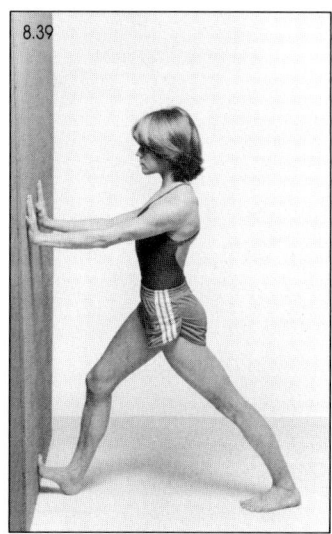

8.39 Dehnübung für Achillessehnen und Waden –
mit gebeugtem Knie

3 – Variante. Um die Dehnung der linken Wade zu erhöhen, beugen Sie das
rechte Knie zur Wand hin. Das linke Knie
bleibt gestreckt und der Brustbereich geöffnet. Wenn die Stellung im unteren
Rückenbereich unangenehm wird, beugen Sie die Ellenbogen, und bringen Sie
den Oberkörper nach vorne, so daß die
Schultern direkt über, nicht hinter den
Hüften stehen. Strecken Sie die Wirbelsäule, indem Sie über den Scheitel des
Kopfes nach oben spüren.
Nutzen: Dies ist eine ausgezeichnete
Dehnübung für Waden, Unterschenkel
und Fußgelenke.

9

Der Schlüssel zur Haltung

Hüften und Oberschenkel

Das Hüftgelenk befindet sich dort, wo Becken und Oberschenkelknochen (Femur) aufeinandertreffen. Seine Komplexität wird in den begleitenden Abbildungen, Seite 102, deutlich dargestellt. Die Muskeln, die das Hüftgelenk umgeben, sind mit mehreren Körperteilen verbunden: der Vorderseite der Wirbelsäule, den Hüft- und den Gesäßknochen, dem unteren Rückenbereich, den Oberschenkelknochen sowie den Unterschenkeln (unterhalb der Knie).

Diese Muskeln sind wiederum mit kleineren Muskeln und zahlreichen Bändern gekoppelt, die ebenfalls das Hüftgelenk stabilisieren.

Wie bereits erwähnt, werden die Wölbungen des Rückens durch die Beckenhaltung bestimmt, die wiederum von der Verbindung zwischen Oberschenkelknochen und Becken abhängig ist. Sind die Muskeln, Bänder oder Sehnen, die das Bein mit dem Oberkörper verbinden, zu locker oder zu straff, wirkt sich dies auf die Position des Beckens zu den Oberschenkelknochen aus.

Sind Muskeln und Bänder um das Hüftgelenk stark und elastisch, dann sind die Beckenknochen (die Knochen, auf denen die Hände ruhen, wenn sie auf die Hüften gelegt werden) waagerecht und symmetrisch. Ist ein solches Gleichgewicht des Beckens gegeben, haben die inneren Organe des Beckenbereiches genügend Platz. Zudem wird die Gefahr von Erkrankungen geringer, die durch das Stagnieren von Körperflüssigkeiten oder die Kompression von Nerven und Organen entstehen.

In diesem Kapitel finden Sie Übungen für die Vorderseite der Hüfte (die Leistengegend) und für die Adduktoren, also die inneren Oberschenkelmuskeln, die die Beine zum Körper ziehen. Um das Hüftgelenk sitzt eine Vielzahl von Muskeln; Dehnübungen für einige Muskeln dieses Bereiches werden in anderen Kapiteln beschrieben. Für eine ausgewogene Bek-

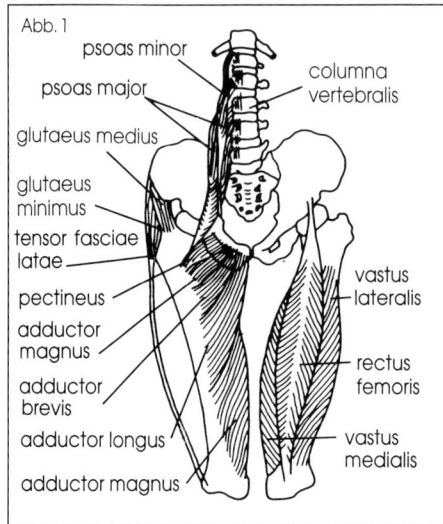

Abb. 1

psoas minor

psoas major

columna
vertebralis

glutaeus medius

glutaeus
minimus

tensor fasciae
latae

pectineus

adductor
magnus

adductor
brevis

adductor longus

adductor magnus

vastus
lateralis

rectus
femoris

vastus
medialis

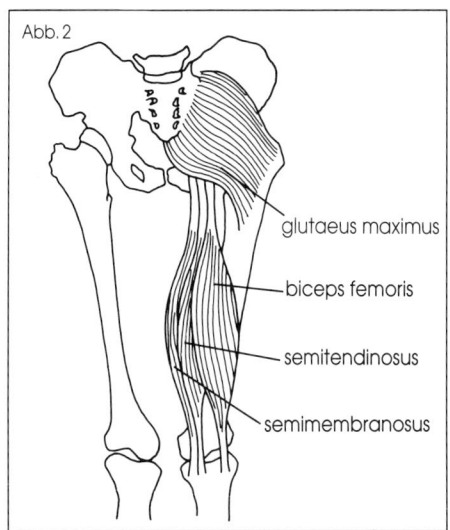

Abb. 2

glutaeus maximus

biceps femoris

semitendinosus

semimembranosus

Abb. 1 Vorderansicht –
Hüftgelenkmuskeln
Abb. 2 Rückansicht –
Gesäß- und hintere Oberschenkel-
muskeln

kenhaltung sind elastische hintere Ober-schenkelmuskeln besonders wichtig (siehe Kapitel 10).

Die Elastizität der Hüften läßt sich auf einfache Weise erhöhen, nämlich durch häufiges Sitzen auf dem Boden! Dem Hüftgelenk steht ein enormes Bewegungsrepertoire zur Verfügung, das durch das Sitzen auf modernen Stühlen im keinster Weise gefördert wird. Allein das Sitzen im Schneidersitz bewirkt eine Drehung der Oberschenkelknochen sowie eine Dehnung der Innenseiten der Oberschenkel und fördert zudem die Elastizität der Knie. Schieben Sie also den bequemen Sessel zur Seite! Ist Ihre Muskulatur sehr verspannt, werden Sie den Schneidersitz zunächst als unbequem empfinden. Setzen Sie sich in diesem Fall auf den Rand einer gefalteten Decke oder auf ein Kissen. Wenn Sie regelmäßig so sitzen, werden Sie in kurzer Zeit bequem auf dem Boden sitzen können.

Achtung: Führen Sie also die folgenden Übungen langsam und behutsam aus, um übermäßige Dehnungen des Knies zu verhindern. Wer irgendwann eine Knieverletzung hatte, weiß, wie empfindlich dieses Gelenk ist – es braucht lange Zeit, um wieder zu heilen.

Sukhasana
Schneidersitz

1 – Ausgangsposition. Zu Beginn sitzen Sie in der Stab-Stellung (siehe Kapitel 17) und gehen dann zum einfachen Schneidersitz mit gekreuzten Beinen und Fußgelenken über.

2 – Stellung. Beim Ausatmen ziehen Sie die Fußgelenke näher an die Leistengegend heran. Mit den Händen führen Sie die Füße unter die Oberschenkel, so daß Ihre Fußsohlen in einer Linie mit den Außenseiten der Oberschenkel sind. Lassen Sie die Hände auf den Knien ruhen. Achten Sie darauf, daß die untere Rükkengegend gerade bleibt, indem Sie beim Ausatmen die Wirbelsäule strecken. Ihr Körpergewicht sollte gleichmäßig auf die Vorderseite der Gesäßknochen verteilt sein. Ihr Kinn ist parallel zum Boden, Augen und Kehle bleiben weich. Halten Sie die Stellung 15 bis 20 Sekunden, bei gleichmäßiger Atmung. Kehren Sie zur Stab-Stellung zurück. Kreuzen Sie dann die Beine in umgekehrter Reihenfolge und wiederholen die Übung.

3 – Variante. Nehmen Sie die unter Punkt 2 beschriebene Stellung ein, dann strecken Sie die Arme mit verschränkten Fingern nach oben. Beim Ausatmen drücken Sie Ihre Handflächen zur Decke hin. Behalten Sie die Stellung mehrere Atemzüge bei und kehren dann in die Stab-Stellung zurück. Wiederholen Sie die Übung, dieses Mal sowohl mit umgekehrt gekreuzten Beinen als auch umgekehrt verschränkten Fingern.

4 – Hilfsmittel. Bei der unter Punkt 2 beschriebenen Stellung sitzen Sie auf einer gefalteten Decke oder auf einem

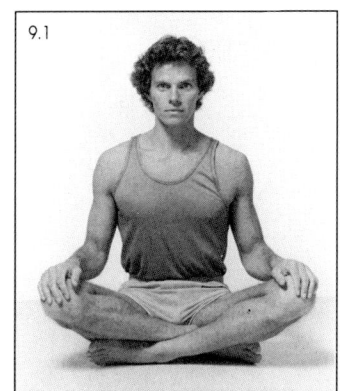

9.1

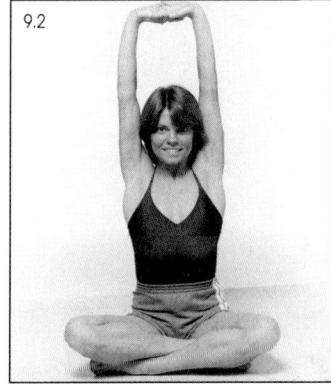

9.2

9.1 Schneidersitz
9.2 Schneidersitz – die Handflächen
      zeigen zur Decke

Kissen. (Wenn Ihre Hüften sehr verspannt sind, benötigen Sie eventuell mehr als eine Decke.) Sie sollten so sitzen, daß Sie Ihr Körpergewicht auf dem Schambein spüren. Die Unterlage hilft Ihnen, eine korrekte Beckenposition einzunehmen, so daß Sie die Wirbelsäule strecken können.

Nutzen: Der Schneidersitz (Sukhasana) öffnet die Hüften und ist eine gute Vorbereitung für fortgeschrittene Sitzstellungen.

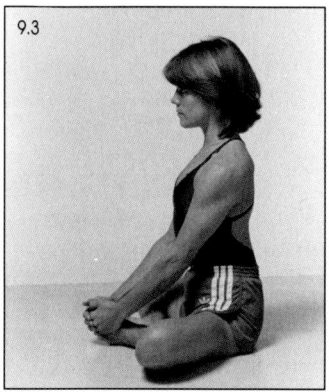

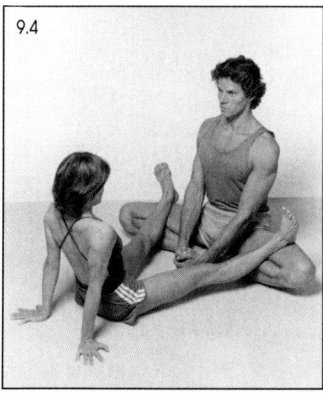

9.3 Geschlossener-Winkel-
Stellung
9.4 Geschlossener-Winkel-
Stellung – mit einem
Partner

Baddha Konasana

Geschlossener-Winkel-Stellung

1 – Ausgangsposition. Zu Beginn sitzen Sie in der Stab-Stellung (Kapitel 17). Die Knie werden dann zur Seite gebeugt und die Fußsohlen zusammengelegt. Ziehen Sie die Füße möglichst nahe an den Körper heran. Mit aufeinandergelegten Händen umfassen Sie die ersten vier Zehen beider Füße. Die kleinen Zehen verbleiben während der gesamten Übung auf dem Boden. Ihr Körpergewicht sollte etwas nach vorne auf die Gesäßknochen verlagert sein, während Sie Ihre Wirbelsäule heben und strecken.

2 – Stellung. In dieser Stellung ist es hilfreich, sich mit der Atmung zu bewegen. Beim Einatmen machen Sie eine Pause, beim Ausatmen heben Sie die Wirbelsäule und lassen die Beine näher zum Boden sinken. Dies geschieht automatisch, wenn sich die Leistengegend dehnt und lockert. Zwingen Sie Ihre Knie nicht zum Boden hin. Halten Sie die Stellung 15 Sekunden, während Sie gleichmäßig atmen. Erhöhen Sie diese Zeit auf 2 Minuten oder länger. Um die Stellung aufzulösen, stützen Sie sich mit den Fingerspitzen nach hinten ab. Die Beine werden nacheinander geradegestreckt, indem Sie zunächst den Oberschenkelknochen nach außen rollen. Bringen Sie dann die Beine zusammen. Wenn nötig, massieren Sie Ihre Knie vor dem Aufstehen.

3 – Hilfsmittel. Ein Partner sitzt Ihnen gegenüber auf dem Boden. Sobald Sie die Stellung eingenommen haben, legt er seine Beine auf Ihre Oberschenkel. Das Gewicht trägt dazu bei, daß sich die Leisten besser öffnen und die Beine zum Boden sinken. Beim Ausatmen wird die Wirbelsäule gestreckt, beim Einatmen die Leistengegend weich.

4 – Hilfsmittel. Wenn sich der untere Bereich des Rückens wölbt, nehmen Sie mindestens eine gefaltete Decke bzw. ein Kissen als Sitzunterlage. Sie können auch, entweder mit oder ohne Unterlage, mit dem Rücken an einer Wand sitzen. Strecken Sie die Vorderseite der Wirbelsäule, ohne den Rücken zu sehr zu krümmen.

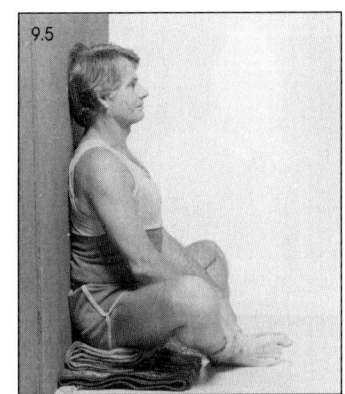

9.5

5 – Hilfsmittel. Mit Hilfe einer Wand können Sie lernen, in dieser Stellung Ihre Wirbelsäule zu verlängern. Sie liegen in der Stab-Stellung, die Beine an der Wand gestreckt. Die Knie werden zur Seite gebeugt und die Fußsohlen zusammengelegt, wie unter Punkt 1 beschrieben. Mit den Händen rollen Sie die Oberschenkelknochen sanft zum Boden und drücken die Oberschenkel zur Wand hin.

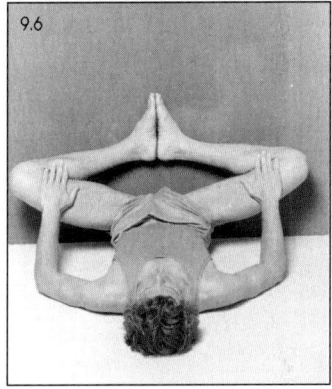

9.6

Nutzen: Die Geschlossene-Winkel-Stellung (Baddha Konasana) ist eine ausgezeichnete Übung für den Beckenbereich. Zudem werden die Innenseiten der Beine gestreckt, auch die Beweglichkeit der Hüften wird erhöht.

9.5 Geschlossener-Winkel-Stellung – gegen eine Wand mit Sitzunterlage
9.6 Geschlossener-Winkel-Stellung – in liegender Stellung mit den Beinen an einer Wand

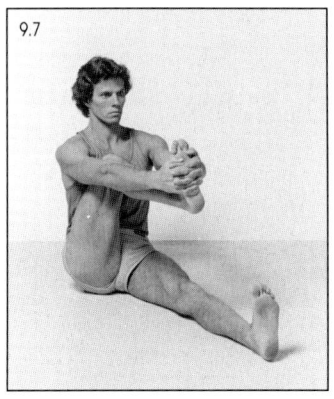

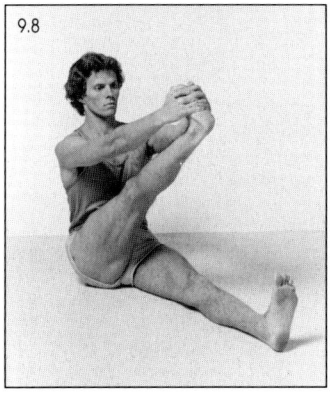

Akarna Dhanurasana
Schütze-Stellung

1 – Ausgangsposition. Sie sitzen in der Stab-Stellung (Kapitel 17). Winkeln Sie das rechte Knie zum Körper hin an und umfassen den Fußballen mit beiden Händen. Setzen Sie sich aufrecht hin und atmen!

2 – Stellung. Strecken Sie das rechte Bein so weit nach oben, daß sich der Fuß auf Augenhöhe befindet. Dann winkeln Sie das Knie wieder an und wiederholen diesen Bewegungsablauf etwa zehnmal. Sind die hinteren Oberschenkelmuskeln sehr gespannt, nehmen Sie ein Band, um es um den rechten Fuß zu legen.

9.7 Schütze-Stellung –
   Ausgangsposition
9.8 Schütze-Stellung –
   mit gestrecktem Bein

3 – Stellung. Wenn Ihre Beine warm sind, beugen Sie das Knie und ziehen es zur rechten Achselhöhle zurück. Diese Bewegung streckt die Hüften und die oberen Oberschenkelmuskeln. Denken Sie daran, die Wirbelsäule zu strecken. Kehren Sie in die unter Punkt 1 beschriebene Stellung zurück und wiederholen diesen Bewegungsablauf fünf- bis zehnmal.

4 – Stellung. Sie beginnen mit dem Knie unter der rechten Achselhöhle, wie unter Punkt 3 beschrieben. Positionieren Sie dann den rechten Fuß auf Ihren linken Unterarm, so daß er auf der Innenseite des Ellenbogens ruht. Legen Sie dann die Innenseite des rechten Ellenbogens um das rechte Knie und verschränken Ihre Finger. Achten Sie darauf, daß der rechte Fuß flach am linken Oberarm innehält, und wiegen dann das Bein hin und her. Strecken Sie die Hüfte, aber drehen Sie das Knie nicht.

Achtung: Wenn Sie Schmerzen in den Knien spüren, sollten Sie diese Übung abbrechen und einen ausgebildeten Yoga-Lehrer aufsuchen.

Nutzen: Die Schütze-Stellung (Akarna Dhanurasana) streckt die hinteren Oberschenkelmuskeln, Hüften und Knie und stärkt die Arme und den Rücken.

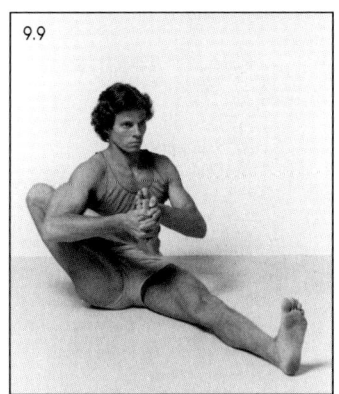

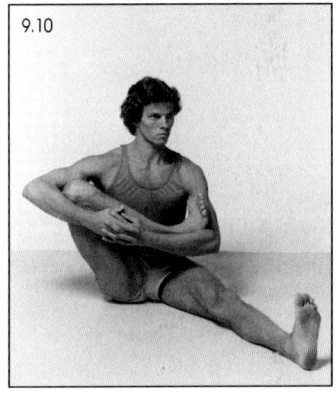

9.9 Schütze-Stellung – mit dem Knie unter der Achselhöhle
9.10 Schütze-Stellung – das Bein wiegen

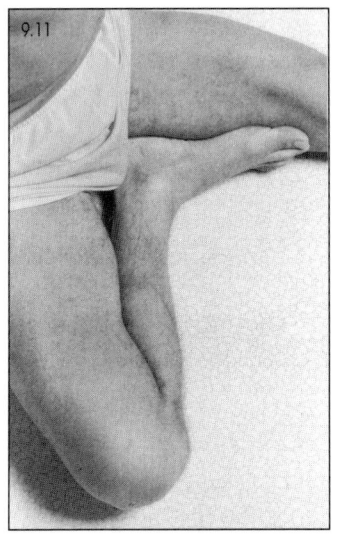

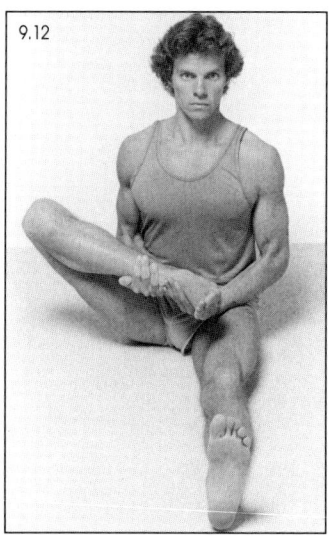

Ardha Padmasana
Der Halbe Lotus

1 – Ausgangsposition. Sie sitzen mit nach vorne gestreckten Beinen. Winkeln Sie das rechte Knie an und stellen den rechten Fuß auf den Boden möglichst nah am rechten Gesäßknochen. Lassen Sie dann das Knie zur Seite fallen und drücken die Fußsohle gegen die Innenseite des linken Oberschenkels. Der rechte Fuß sollte senkrecht zum rechten Unterschenkel liegen und diese Position während der ganzen Übung beibehalten. Wenn das nicht möglich ist, legen Sie ein gefaltetes Tuch unter das rechte Fußgelenk, und drücken Sie über die rechte Ferse.

2 – Vorbereitung. Sie führen Ihre Hände unter das rechte Fußgelenk und heben es dann an. Beim Ausatmen nehmen Sie das Bein nach links. Ändern Sie dabei nicht die Haltung des rechten Fußes.

9.11 Halber Lotus –
Ausgangsposition
9.12 Halber Lotus – das Bein wird
angehoben

3 – Stellung. Sie halten immer noch das Fußgelenk und plazieren den Fuß so, daß sich die Ferse vor dem Nabel befindet. Dann ziehen Sie die Ferse möglichst nah an den Nabel heran und legen die Oberseite des Fußes in die Leiste. Berühren Sie Ihr rechtes Bein nicht. Auch sollten Sie es in keinem Fall zum Boden herunterdrükken. Dann legen Sie die Hände auf den Boden, setzen sich aufrecht hin und lassen Ihr Bein von allein sinken. Halten Sie die Dehnung 5 bis 10 Sekunden, bei gleichmäßiger Atmung. Allmählich verlängern Sie die Zeit auf 30 Sekunden. Lösen Sie die Stellung auf, indem Sie Ihr Fußgelenk mit beiden Händen vom Oberschenkel heben und Ihren Fuß auf den Boden legen. Kehren Sie zur Stab-Stellung zurück und wiederholen die Übung mit dem anderen Bein.

Achtung: Zwingen Sie nie die Knie. Wenn Sie Schmerzen in den Knien spüren, brechen Sie die Übung ab und suchen Sie einen ausgebildeten Yoga-Lehrer auf.

Nutzen: Der Halbe Lotus (Ardha Padmasana) streckt die Hüften und Knie und stärkt die Fußgelenke und den Rükken.

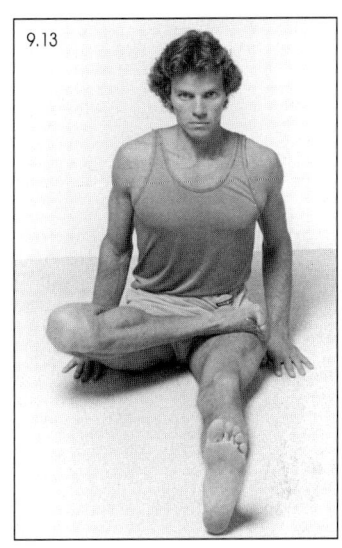

9.13 Halber Lotus – Fuß auf dem Oberschenkel

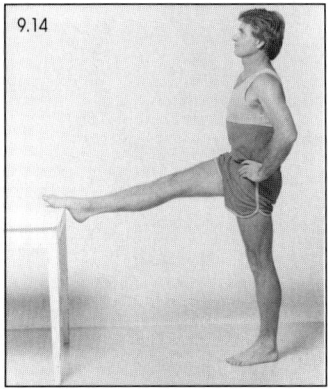

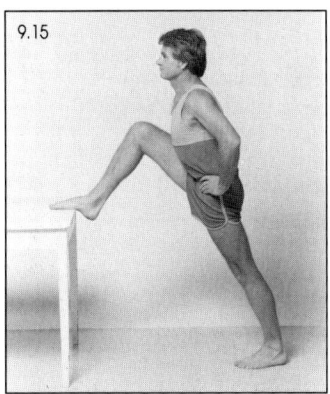

9.14 Leistendehnung-im-Stand –
     Ausgangsposition
9.15 Leistendehnung-im-Stand

Leistendehnung-im-Stand

1 – Ausgangsposition. Sie stehen etwa 1 Meter vor einem Tisch. Nehmen Sie die Berg-Stellung ein und atmen gleichmäßig. Verlagern Sie Ihr Gewicht auf den linken Fuß, heben das rechte Bein an und legen den Fußballen auf die Tischkante. Legen Sie die Hände auf die Hüften, um zu prüfen, ob sie gerade und parallel zum Tisch ausgerichtet sind.

2 – Stellung. Beim Ausatmen beugen Sie das rechte Knie und lehnen sich nach vorne. Die linke Ferse bleibt am Boden, die Wirbelsäule gestreckt. Wiederholen Sie dies zehnmal zum Aufwärmen, dann halten Sie die Stellung bei gleichmäßiger Atmung 10 bis 15 Sekunden. Kehren Sie zur Berg-Stellung zurück und wiederholen die Übung mit dem linken Bein.

Nutzen: Dies ist eine vielseitige Dehnübung für die Leiste, die häufig ausgeführt werden kann.

Leistendehnung-im-Knien

1 – Ausgangsposition. Sie knien auf dem Boden und setzen dann ein Bein nach vorne, so daß es einen rechten Winkel bildet. (Wenn Sie noch elastischer sind, können Sie den Fuß vor dem Knie aufsetzen.) Verschränken Sie die Finger und legen die Handflächen auf das vordere Knie, um die Stellung zu stabilisieren.

2 – Stellung. Mit geradem Oberkörper atmen Sie aus und beugen das Knie weiter nach vorne. Das Bein sollte dabei direkt über den Zehen bleiben und nicht zur Seite abrutschen. Strecken Sie durch das hintere Bein, wobei das Knie direkt zum Boden und nicht zur Seite zeigen soll. Halten Sie die Stellung 15 bis 20 Sekunden, bei gleichmäßiger Atmung. Allmählich können Sie diese Zeit erhöhen. Lösen Sie die Stellung auf und wiederholen die Übung mit dem anderen Bein.

3 – Variante. Um die Dehnung der Leisten zu erhöhen, heben Sie die Arme mit zusammengelegten Handflächen nach oben. Die Wirbelsäule bleibt gestreckt, während Sie sich durch die Fingerspitzen zur Decke dehnen. Dann beugen Sie langsam das vordere Bein. Dabei bleibt das Knie direkt über den Zehen. Die Achillessehne wird gestreckt, indem die Ferse des vorderen Fußes auf dem Boden bleibt.

Nutzen: Dies ist eine ausgezeichnete Dehnübung für die Leisten und Oberschenkel.

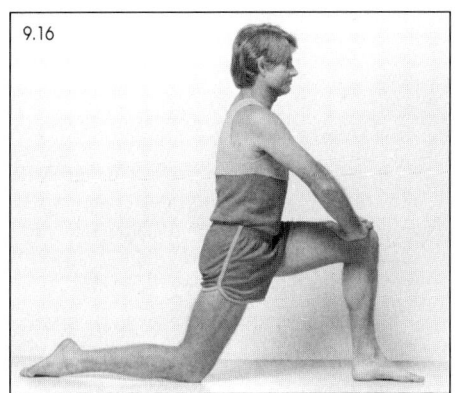

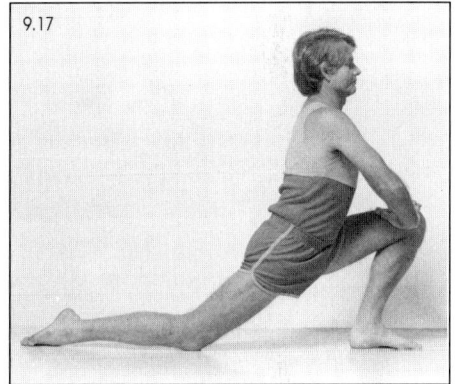

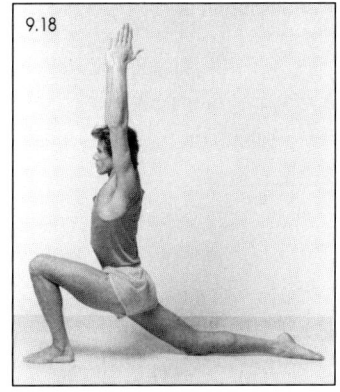

9.16 Leistendehnung-im-Knien – Ausgangsposition
9.17 Leistendehnung-im-Knien
9.18 Leistendehnung-im-Knien – mit nach oben gestreckten Armen

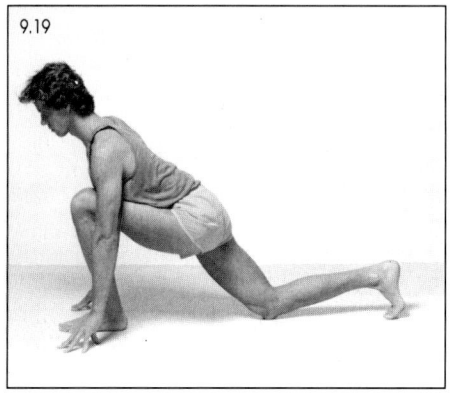

9.19

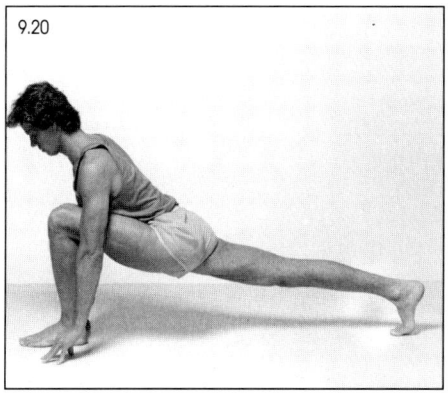

9.20

9.19 Ausfall-Position – Ausgangsposition
9.20 Ausfall-Position

Ausfall-Position

1 – Ausgangsposition. Nehmen Sie die Stellung für die Leistendehnung-im-Knien ein. Beugen Sie den Oberkörper nach vorne, bis er auf Ihrem Oberschenkel ruht. Legen Sie Ihre Fingerspitzen auf den Boden neben dem vorderen Fuß. Stützen Sie den hinteren Fuß mit den Zehen ab.

2 – Stellung. Strecken Sie das hintere Bein. Dabei bleibt die Kniescheibe angezogen. Dann strecken Sie den ganzen Körper von der Kopfmitte bis in die hintere Ferse. Halten Sie die Stellung 15 bis 20 Sekunden, bei gleichmäßiger Atmung. Diese Zeit können Sie allmählich verlängern. Lösen Sie die Stellung auf und wiederholen die Übung mit dem anderen Bein.

Nutzen: Diese Übung dehnt die Leisten und stärkt die Beine und den Rücken.

Dehnübung für die vorderen Oberschenkel

1 – Ausgangsposition. Sie sitzen auf Ihren Fersen in der Diamanten-Stellung (Kapitel 8). Dann lehnen Sie sich leicht zurück und legen die Hände so auf den Boden, daß Ihre Finger nach vorne zeigen.

2 – Stellung. Beim Ausatmen strecken Sie die Hinterseite Ihrer Oberschenkel, drücken die Schienbeine zum Boden und heben das Gesäß von den Fersen. Heben Sie den Kopf, so daß er sich in einer Linie mit Ihrem Oberkörper befindet. Halten Sie die Stellung 10 bis 15 Sekunden, bei glcichmäßiger Atmung.

Achtung: Diese Übung sollten Sie bei einer Halswirbelschädigung oder einer Störung der Schilddrüsenfunktion unbedingt meiden. Um die Knie nicht zu belasten, sollten die Bewegungen sehr langsam ausgefuhrt werden.

Nutzen: Diese Übung streckt die Knie, die vorderen Oberschenkel und die Leisten. Sie stärkt den Rücken und den Hals.

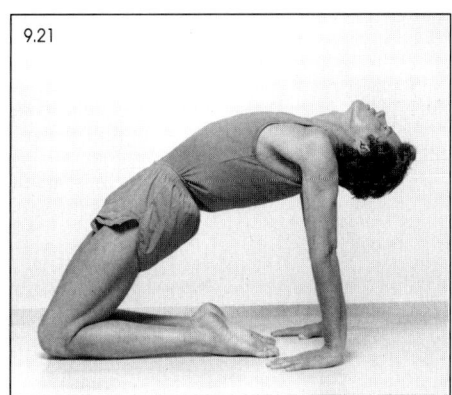

9.21

9.21 Dehnübung für die vorderen Oberschenkel

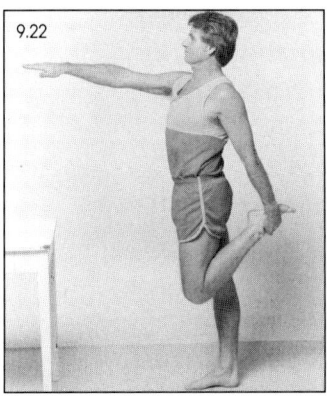

9.22

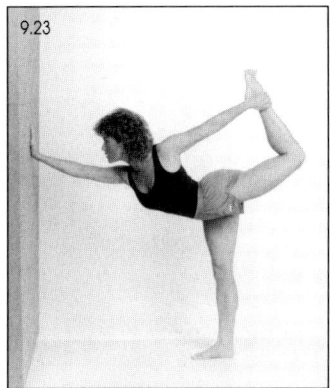

9.23

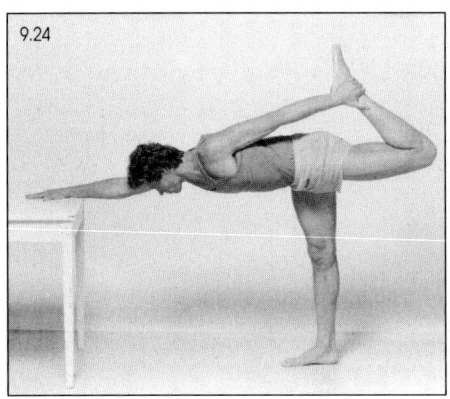

9.24

Natarajasana
Tänzer-Stellung

1 – Ausgangsposition. Sie stehen in der Berg-Stellung etwas mehr als eine Armlänge entfernt vor einem Tisch. Verlagern Sie Ihr Gewicht auf den rechten Fuß und winkeln das linke Bein nach hinten an. Mit der linken Hand halten Sie die Außenseite des linken Fußgelenks. Strecken Sie den rechten Arm nach vorne, die Handfläche nach unten.

2 – Stellung. Beim Ausatmen beugen Sie den Oberkörper nach vorne, bis er parallel zum Boden steht, und legen den rechten Arm auf den Tisch. Strecken Sie von der linken Leiste zum Knie. Das linke Knie sollte direkt nach hinten und nicht zur Seite zeigen. Halten Sie diese Stellung 15 bis 20 Sekunden, während Sie gleichmäßig atmen. Lösen Sie die Stellung auf, indem Sie in die Berg-Stellung zurückkehren, und wiederholen Sie die Übung mit dem anderen Bein.

3 – Variante. Nehmen Sie die Stellung ein, wie unter Punkt 2 beschrieben, und halten den Oberkörper in der waagerechten Position. Bringen Sie sehr behutsam die Ferse möglichst nah an das Gesäß heran und verharren in dieser Stellung 15 bis 20 Sekunden, bei gleichmäßiger Atmung. Die Zeit können Sie allmählich erhöhen.

Nutzen: Die Tänzer-Stellung (Natarajasana) ist eine ausgezeichnete Dehnübung für Knie, Oberschenkel und Leisten. Zudem stärkt sie den Rücken.

9.22 Tänzer-Stellung – Ausgangsposition
9.23 Tänzer-Stellung
9.24 Tänzer-Stellung – Ferse am Gesäß

10

Die «Quälgeister»

Dehnübungen für
die hinteren Oberschenkelmuskeln

Die hinteren Oberschenkelmuskeln enthalten einen hohen Anteil Sehnenfasern. Einer von ihnen, der Semitendineus, ist ein halbsehniger Muskel. Sehnen sind bei weitem weniger dehnungsfähig als Muskeln. Sie sind ähnlich wie eine Schnur gegen Dehnung resistent. Deshalb ist eine regelmäßige, geduldige Übung dieser Körperteile notwendig, besonders bei Athleten oder bei Menschen, bei denen diese Muskeln häufig zusammengezogen werden.

Die hinteren Oberschenkelmuskeln kreuzen sowohl die Hüft- als auch die Kniegelenke. Ihr Zustand beeinflußt also auch die Gesundheit dieser beiden Gelenke. Richtiges Dehnen der hinteren Oberschenkelmuskeln kann die Beweglichkeit der Knie erhöhen und so viele Kniebeschwerden lindern.

Übermäßige Spannungen in den hinteren Oberschenkelmuskeln können sich auf den Rücken auswirken, weil diese Muskeln mit den Gesäßknochen des Beckens verbunden sind. Sind die hinteren Oberschenkelmuskeln zu kurz, ziehen Sie das Becken nach unten und können so zu einer Fehlhaltung des Rückens, der Hüften oder der Knie führen. Schließlich können die potentiell negativen Auswirkungen steifer, verkürzter hinterer Oberschenkelmuskeln nicht oft genug betont werden.

Bevor Sie mit den Übungen in diesem Kapitel beginnen, führen Sie die Test-Übung aus, um die Elastizität Ihrer hinteren Oberschenkelmuskeln zu bestimmen. Die Fähigkeit, im Liegen das Bein senkrecht nach oben zu strecken, ist normal (aber nicht durchschnittlich).

Auch wenn Sie über eine normale Elastizität verfügen, sollten Sie Dehnübungen für die hinteren Oberschenkelmuskeln ausführen, da sich diese Muskeln ständig kürzen. Dehnen Sie die hinteren Oberschenkelmuskeln sowohl vor und nach jedem Training als auch bei den regelmäßigen Yoga-Übungen. Außerdem können Sie versuchen, einige der folgenden Übungen in Ihren Tagesablauf zu integrieren. Die Stehübungen bieten sich hierfür am ehesten an. Die Dehnübung für die hinteren Oberschenkelmuskeln läßt sich beispielsweise leicht ausführen: Stellen Sie während eines Telefonats einfach einen Fuß auf einen Stuhl, und beugen Sie den Oberkörper zum Bein hin. Auch die Scheren-Dehnübung läßt sich im Alltag leicht abwandeln, indem Sie Ihr Bein auf einen Tisch oder Schreibtisch legen und diese Position eine Weile halten. Regelmäßiges Üben macht sich bezahlt.

Wenn Sie Rückenprobleme haben, sind diese Dehnübungen besonders wichtig, vor allem die Stellungen, bei denen Sie rücklings auf dem Boden liegen. Auf diese Weise wird der Rücken stabilisiert, und es sind die Beine und nicht der Rücken, die beansprucht werden.

Achtung: Wenn Sie eine Bandscheibenhernie haben, können Sie den unteren Rückenbereich schützen, indem Sie ein Handtuch auf eine Höhe von etwa 5 Zentimetern eng zusammenrollen und quer unter den Lendenbereich legen. Sie sollten sich aus der Hüftgelenkpfanne beugen, so daß Sie die Dehnung in den hinteren Oberschenkelmuskeln spüren. Heben Sie das Bein nicht so hoch an, daß die Lendenwirbelsäule auf den Boden heruntergedrückt wird.

Test-Übung für die Elastizität der hinteren Oberschenkelmuskeln

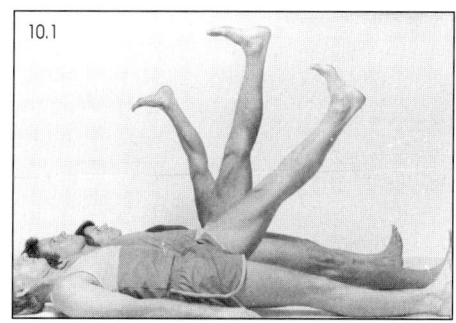

1 – Ausgangsposition. Sie liegen auf dem Rücken in der Berg-Stellung. Ist Ihr Kinn höher als Ihre Stirn, legen Sie ein gefaltetes Handtuch unter Ihren Kopf, so daß Ihr Kinn parallel zum Boden ist.

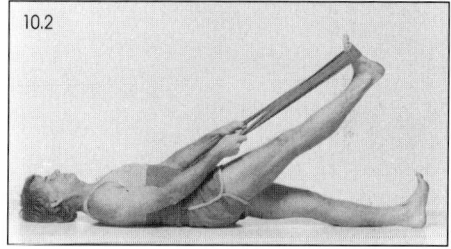

2 – Stellung. Beugen Sie Ihr rechtes Bein zur Brust hin. Beim Ausatmen strecken Sie das Bein nach oben. Dabei bleibt die Kniescheibe angezogen. Strecken Sie das linke Bein. Beide Füße sollen im rechten Winkel zum Bein stehen. Senken Sie leicht das Kinn und entspannen Hals und Arme. Strecken Sie dann Ihr rechtes Bein so hoch wie möglich. Je höher Sie das Bein anheben können, desto elastischer sind Sie. Wiederholen Sie die Übung mit dem anderen Bein.

10.1 Test-Übung
10.2 Test-Übung – mit einem Handtuch

3 – Hilfsmittel. Wenn Sie Probleme mit Ihrem Rücken haben, können Sie einen Strumpf oder ein Handtuch um Ihren Fußballen legen. Halten Sie das Tuch mit beiden Händen. Das Handtuch sollte so lang sein, daß Ihr Kopf und Ihre Schultern auf dem Boden bleiben.

Nutzen: Bei dieser Test-Übung ist der Rücken stabilisiert, so daß die Dehnung ganz über die hinteren Oberschenkelmuskeln verläuft. Sie können daran erkennen, wie häufig Sie solche Dehnübungen ausführen sollten. Je niedriger Ihr Bein bleibt, desto häufiger sollten Sie üben; zweimal täglich ist das Minimum.

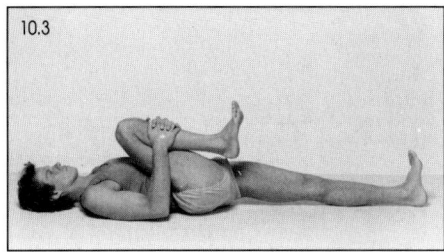

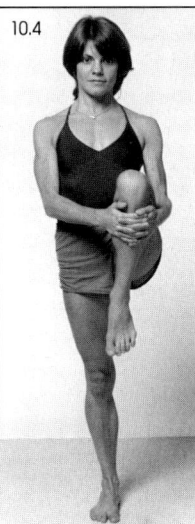

10.3 Knie-Presse
10.4 Knie-Presse –
im Stehen

Apanasana
Knie-Presse

1 – Ausgangsposition. Sie liegen auf dem Rücken in der Berg-Stellung. Ist Ihr Kinn höher als Ihre Stirn, legen Sie ein gefaltetes Handtuch unter Ihren Kopf. Beugen Sie das rechte Knie zur Brust hin, verschränken Ihre Finger und umfassen das Bein unterhalb des Knies. (Wenn diese Stellung für das Knie unangenehm ist, können Sie die Hände hinter das Knie auf den Oberschenkel legen.)

2 – Stellung. Beim Ausatmen ziehen Sie Ihr Knie zur Brust herunter. Das linke Bein bleibt gerade und aktiv gedehnt. Kopf und Schultern verharren auf dem Boden. Halten Sie die Stellung bis zu 20 Sekunden, bei gleichmäßiger Atmung. Gehen Sie wieder in die liegende Berg-Stellung zurück, und wiederholen Sie die Übung mit dem anderen Bein.

3 – Variante. Üben Sie diese Stellung im Stehen. Sie beginnen mit der Berg-Stellung. Ziehen Sie das rechte Knie zur Brust hin, verschränken Sie Ihre Finger unter dem Knie, und ziehen Sie dann das Knie an Ihre Brust heran. Achten Sie darauf, daß das Knie an den Oberkörper geführt wird und nicht umgekehrt. Ihre Hüftknochen bleiben gerade. Halten Sie die Stellung 20 Sekunden, während Sie gleichmäßig atmen. Kehren Sie in die Berg-Stellung zurück. Wiederholen Sie dann die Übung mit dem anderen Bein. Wenn Sie mit Ihrem Gleichgewicht Schwierigkeiten haben, stellen Sie sich mit dem Rücken gegen die Wand.

Nutzen: Die Knie-Presse (Apanasana) streckt die hinteren Oberschenkelmuskeln und die Leisten.

Supta Padangusthasana-Variante

Dehnübung für die hinteren Oberschenkelmuskeln – mit gebeugtem Knie I

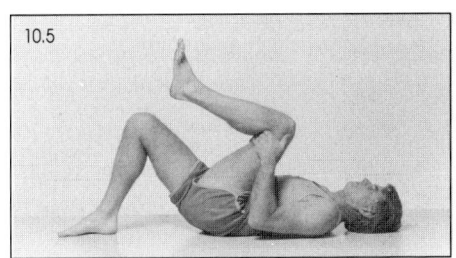

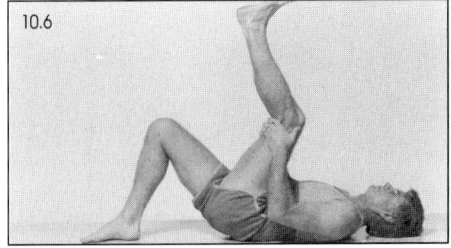

1 – Ausgangsposition. Sie liegen auf dem Rücken in der Berg-Stellung. Falls Ihr Kinn höher steht als Ihre Stirn, legen Sie ein gefaltetes Handtuch unter Ihren Kopf. Winkeln Sie das rechte Bein an und stellen den rechten Fuß auf den Boden. Winkeln Sie das linke Bein an, umfassen es mit beiden Händen hinter dem Knie und ziehen es sanft an die Brust heran.

2 – Stellung. Beim Ausatmen strecken Sie das linke Bein möglichst weit nach oben, ohne dabei das Knie zu senken. Strecken Sie die Ferse. Winkeln Sie das Bein wieder an und wiederholen Sie den Bewegungsablauf zehnmal bei gleichmäßiger Atmung. Lösen Sie die Stellung auf, indem Sie die liegende Berg-Stellung wieder einnehmen, und wiederholen dann die Übung mit dem anderen Bein.

Nutzen: Bei dieser Übung (Supta Padangusthasana) wird der Rücken gestützt, während die hintere Oberschenkelmuskulatur gedehnt wird.

10.5 Dehnübung für die hinteren Oberschenkelmuskeln mit gebeugtem Knie – Ausgangsposition

10.6 Dehnübung für die hinteren Oberschenkelmuskeln – mit gebeugtem Knie

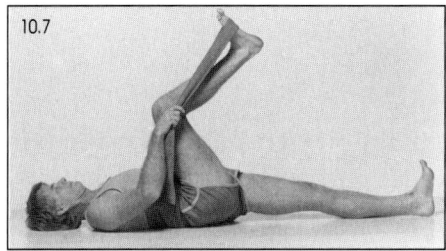

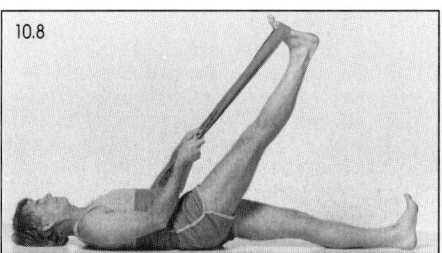

10.7 Dehnübung für die hinteren
 Oberschenkelmuskeln II –
 Ausgangsposition
10.8 Dehnübung für die hinteren
 Oberschenkelmuskeln II

Supta Padangusthasana-Variante

Dehnübung für die hinteren Oberschenkelmuskeln II

1 – Ausgangsposition. Sie liegen auf dem Rücken in der Berg-Stellung. Falls Ihr Kinn höher steht als Ihre Stirn, legen Sie ein gefaltetes Handtuch unter Ihren Kopf. Ziehen Sie das rechte Bein an Ihre Brust heran und legen ein Handtuch, einen Schlips oder ein Band um den Fußballen. Das linke Bein bleibt in der Berg-Stellung-Position.

2 – Stellung. Beim Ausatmen dehnen Sie durch die Ferse, während Sie das rechte Bein ausstrecken. Die Ellenbogen bleiben nahe am Oberkörper. Pressen Sie nicht den Kopf gegen den Boden, sondern nutzen Sie die Hebelkraft der Arme, um das Bein höher anzuheben. Halten Sie die äußerste Position 15 bis 20 Sekunden, bei gleichmäßiger Atmung. Dann kehren Sie in die liegende Berg-Stellung zurück und wiederholen die Übung mit dem anderen Bein.

Nutzen: Dies ist eine ausgezeichnete Dehnübung für die hintere Oberschenkelmuskulatur, die Waden und die Achillessehnen, während zugleich der Rücken geschützt wird. Wenn Anfänger nach der effektivsten Dehnübung für die hintere Oberschenkelmuskulatur gefragt werden, ziehen sie diese Übung immer wieder vor.

Supta Padangusthasana

Liegende-
Hand-an-Zeh-Stellung

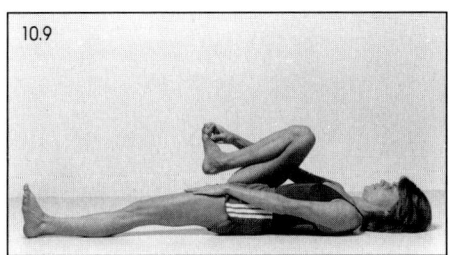

1 – Ausgangsposition. Sie liegen auf dem Rücken in der Berg-Stellung. Falls Ihr Kinn höher steht als Ihre Stirn, legen Sie ein gefaltetes Handtuch unter Ihren Kopf. Ziehen Sie das rechte Knie an Ihre Brust heran und umfassen den großen Zeh mit Daumen, Mittel- und Zeigefinger der rechten Hand. Das linke Bein bleibt auf dem Boden gestreckt, und die linke Hand liegt auf dem linken Oberschenkel.

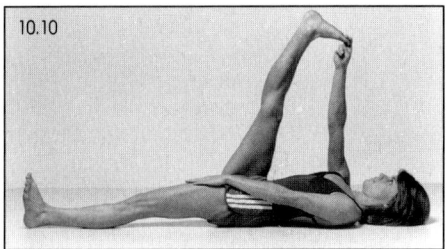

2 – Stellung. Beim Ausatmen dehnen Sie durch die rechte Ferse, während Sie das rechte Bein nach oben strecken. Die rechte Schulter bleibt dabei auf dem Boden. Atmen Sie gleichmäßig und halten Sie die Stellung 10 bis 15 Sekunden. Dann atmen Sie aus, beugen den rechten Ellenbogen und heben Kopf und Schulter zum Bein hin. Dabei wird das Bein noch weiter über den Kopf gestreckt. Halten Sie nun diese Position, während Sie dreimal ein- und ausatmen. Dann senken Sie den Kopf wieder zum Boden, winkeln das rechte Bein an, lassen den Zeh los und senken das Bein in die Ausgangsposition. Anschließend wiederholen Sie die Übung mit dem anderen Bein.

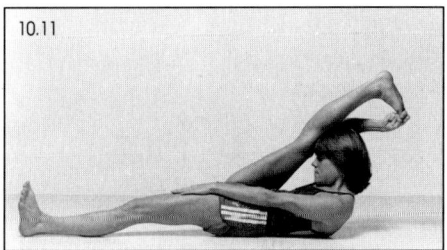

10.9 Liegende-Hand-an-Zeh-Stellung –
   Ausgangsposition
10.10 Liegende-Hand-an-Zeh-Stellung
10.11 Liegende-Hand-an-Zeh-Stellung –
   Kopf gegen das Bein

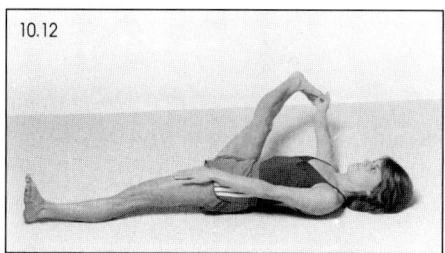

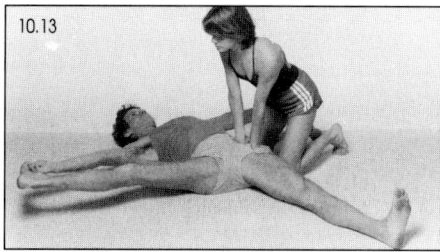

10.12 Liegende-Hand-an-Zeh-Stellung –
    das Bein wird zur Seite gesenkt
10.13 Liegende-Hand-an-Zeh-Stellung –
    mit einem Partner

3 – Stellung. Üben Sie zunächst die Stellung wie unter Punkt 2 beschrieben. Dann strecken Sie das rechte Bein zur Decke hin, atmen aus und senken das Bein zur rechten Seite. Nun drehen Sie die Zehen zum Boden hin und dehnen die Innenseite Ihrer Ferse. Halten Sie die Stellung 10 bis 15 Sekunden bei gleichmäßiger Atmung. Beim Ausatmen führen Sie das Bein wieder nach oben, bevor Sie dann in die Berg-Stellung zurückkehren. Wiederholen Sie die Übung mit dem anderen Bein.

4 – Hilfsmittel. Während Sie die unter Punkt 3 beschriebene Stellung einnehmen, drückt ein Partner mit den Handflächen auf Ihren linken Hüftknochen, um Ihnen mehr Balance zu verleihen. Bemerken Sie nun, wie die Dehnung durch die Schwerkraft erfolgt. Halten Sie die Stellung 15 Sekunden, bei gleichmäßiger Atmung.

Nutzen: Die Liegende-Hand-An-Zeh-Stellung (Supta Padangusthasana) dehnt die Beine, öffnet die Hüften und stärkt den Unterleib.

Anantasana
Liegende-
Seitendehnung

1 – Ausgangsposition. Sie liegen auf dem Rücken in der Berg-Stellung. Drehen Sie sich mit gestreckten Beinen auf die linke Seite. Legen Sie die linke Hand oberhalb des linken Ohrs an den Kopf, um diesen zu stützen. Der linke Arm bildet eine Linie mit den Beinen.

2 – Stellung. Beim Ausatmen winkeln Sie das rechte Bein an und umfassen den rechten großen Zeh mit Daumen, Mittel- und Zeigefinger der rechten Hand. Beim nächsten Ausatmen strecken Sie das rechte Bein nach oben. Die Beckenknochen sollten sich dabei in einer Position senkrecht zum Boden befinden. Beide Beine bleiben aktiv gedehnt. Halten Sie die Stellung 15 bis 20 Sekunden, bei gleichmäßiger Atmung. Senken Sie zunächst das Bein und dann den Kopf, rollen Sie auf Ihre rechte Körperseite herüber, und wiederholen Sie die Übung.

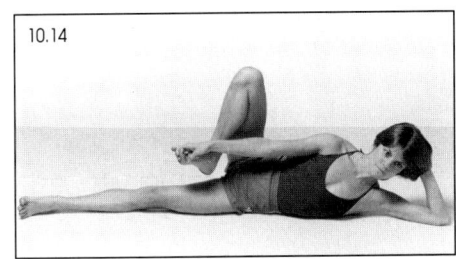

10.14

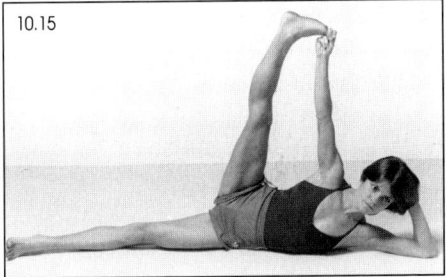

10.15

10.14 Liegende-Seitendehnung –
     Ausgangsposition
10.15 Liegende-Seitendehnung

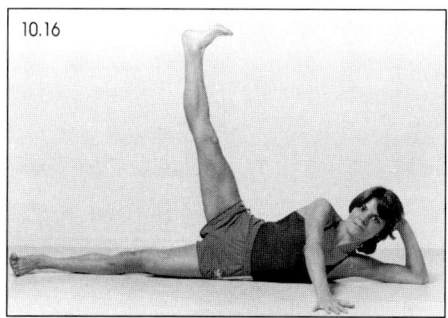

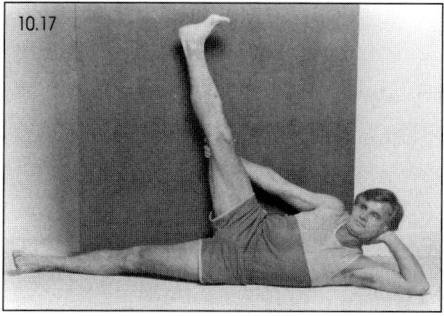

10.16 Liegende-Seitendehnung – mit dem Arm abgestützt

10.17 Liegende-Seitendehnung – mit dem Rücken gegen eine Wand

3 – Variante. Zu Beginn könnte es schwierig sein, die Dehnung der Beine, die korrekte Ausrichtung des Körpers und das Gleichgewicht gleichzeitig zu halten. Üben Sie wie unter Punkt 1 beschrieben, aber legen Sie die rechte Hand vor der Brust auf den Boden. Nehmen Sie dann die unter Punkt 2 beschriebene Stellung ein, ohne den Zeh festzuhalten.

4 – Hilfsmittel. Üben Sie mit dem Rücken gegen eine Wand. Bei der Ausgangsposition ist das Gesäß 2 bis 5 Zentimeter von der Wand entfernt. Eventuell sollten Sie die Übung mit dem Gesäß an der Wand ausführen. Halten Sie das gestreckte Bein hinter dem Oberschenkel, oder legen Sie einen Gürtel um den Fuß.

Nutzen: Die liegende Seitendehnung (Anantasana) streckt die hinteren Oberschenkelmuskeln und trägt dazu bei, den Beckenbereich zu stärken und zu dehnen.

Utthita Hasta
Padangusthasana-Variante

Dehnübung für die hinteren Oberschenkelmuskeln I

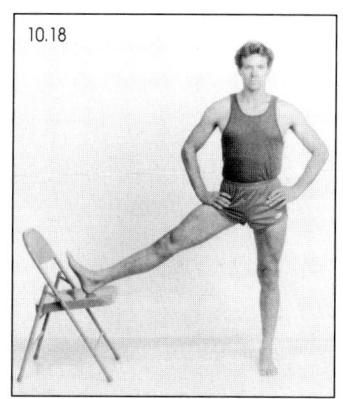

10.18

1 – Ausgangsposition. Stellen Sie sich seitlich in der Berg-Stellung eine Armlänge von einem Stuhl entfernt, der fest gegen eine Wand oder einen Tisch steht. Sie legen nun die Hände auf die Hüften und den rechten Fuß auf die Sitzfläche bzw. auf die Stuhllehne. Strecken Sie das rechte Bein, wobei das Knie zur Decke zeigt. Die Hüften und Schultern bleiben gerade.

2 – Stellung. Beim Ausatmen neigen Sie Ihren Oberkörper seitlich zum Stuhl hin. Die Beugung sollte aus dem Hüftgelenk erfolgen. Beide Beine bleiben aktiv gedehnt und die Kniescheiben angezogen. Halten Sie die Stellung 10 bis 15 Sekunden, bei gleichmäßiger Atmung. Atmen Sie aus und kehren in die Berg-Stellung zurück. Wiederholen Sie die Übung mit dem anderen Bein. Mit zunehmender Elastizität können Sie Ihr Bein auf eine höhere Stütze legen.

3 – Variante. Strecken Sie den linken Arm nach oben, die Handfläche nach innen gekehrt. Wenn Sie das Standbein wechseln, heben Sie entsprechend den rechten Arm.

Nutzen: Die Dehnübung für Anfänger (Utthita Hasta Padangusthasana, Variante) ist eine vielseitige Dehnübung für den ganzen Tag. Dadurch werden die hinteren Oberschenkelmuskeln, die Achillessehne und die Seiten des Körpers gestreckt.

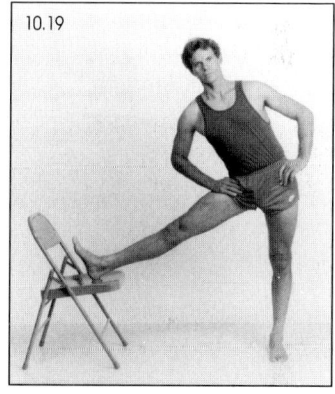

10.19

10.18 Dehnübung für die hinteren
Oberschenkelmuskeln I –
Ausgangsposition
10.19 Dehnübung für die hinteren
Oberschenkelmuskeln I

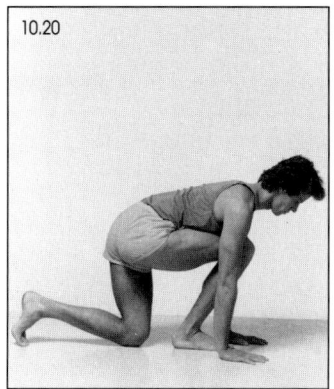

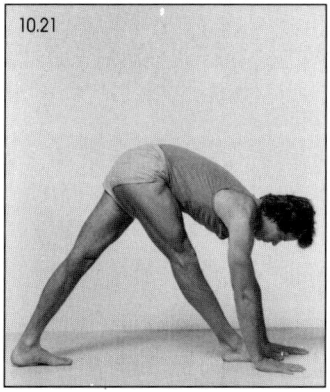

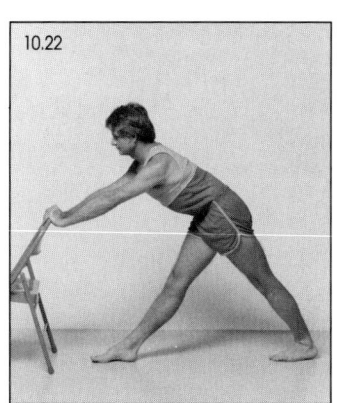

Parsvottanasana-Variante
Warm-up für Läufer

1 – Ausgangsposition. Zu Beginn nehmen Sie den Vierfüßlerstand ein. Die Hände sind direkt unter den Schultern, die Knie geschlossen. Stellen Sie den rechten Fuß etwa 10 bis 15 Zentimeter entfernt vor dem linken Knie auf den Boden. Drücken Sie die Zehen des linken Fußes auf den Boden, so daß die linke Ferse nach oben zeigt.

2 – Stellung. Beim Ausatmen strecken Sie langsam beide Beine nach oben, wobei die Hände auf dem Boden bleiben. Heben Sie das Gesäß an. Abwechselnd beugen und strecken Sie mehrmals Ihre Beine, um die Fußgelenke, Knie und Hüften aufzuwärmen. Halten Sie schließlich die Stellung mit gestreckten Beinen und auf den Boden gedrückten Fersen zwischen 10 bis 15 Sekunden, während Sie gleichmäßig atmen. Kehren Sie in den Vierfüßlerstand zurück und wiederholen die Übung auf der anderen Seite.

3 – Hilfsmittel. Zu Beginn könnte diese Stellung etwas schwierig sein. Um die Dehnung zu verringern, stellen Sie sich vor einen Stuhl oder Tisch. Mit den Füßen nehmen Sie die unter Punkt 1 beschriebene Ausgangsposition ein, halten sich aber mit den Händen an der Stuhllehne fest. Nun führen Sie die Übung wie unter Punkt 2 beschrieben aus. Achten Sie darauf, daß Hals und Unterleib entspannt bleiben.

Nutzen: Das Warm-up für Läufer (Parsvottanasana, Variante) eignet sich zum Aufwärmen der Fußgelenke, Knie und Hüften und streckt die Beine.

10.20 Warm-up für Läufer –
Ausgangsposition
10.21 Warm-up für Läufer
10.22 Warm-up für Läufer –
mit einem Stuhl

Utthita Hasta Padangusthasana
Scheren-Dehnübung

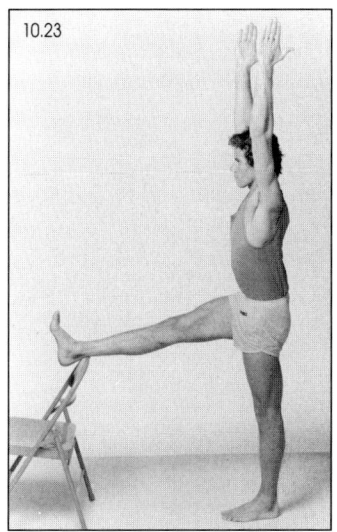

1 – Ausgangsposition. Sie stehen in der Berg-Stellung etwa eine Armlänge vor einem Stuhl. Mit den Händen an den Hüften strecken Sie das rechte Bein nach vorne und legen die Ferse, je nach eigener Elastizität, auf die Sitzfläche oder Rückenlehne des Stuhls. Ihre Hüften bleiben gerade und Ihre Oberschenkel aktiv gedehnt. Strecken Sie die Arme etwas hinter den Ohren nach oben, die Handflächen nach innen gekehrt.

2 – Stellung. Strecken Sie die Wirbelsäule, atmen aus und beugen den Oberkörper nach vorne. Denken Sie daran, daß die Beugung aus dem Hüftgelenk erfolgt. Sowohl die Vorder- als auch die Rückseite des Oberkörpers bleiben gestreckt. Vielleicht werden Sie zu Beginn den Oberkörper nicht sehr weit nach unten beugen können. Halten Sie dennoch die äußerste Position 15 Sekunden, bei gleichmäßiger Atmung. Um die Stellung aufzulösen, heben Sie Arme und Oberkörper gleichzeitig an, lassen die Arme zur Seite fallen und bringen das angehobene Bein in die Berg-Stellung zurück. Wiederholen Sie die Übung mit dem anderen Bein.

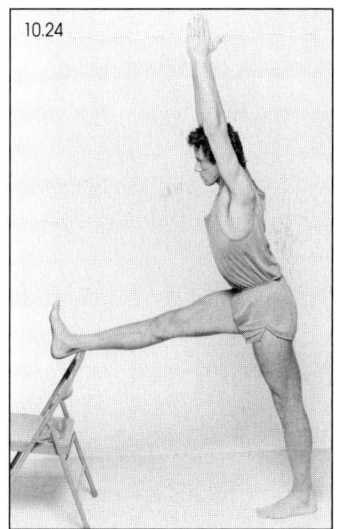

10.23 Scheren-Dehnübung –
       Ausgangsposition
10.24 Scheren-Dehnübung

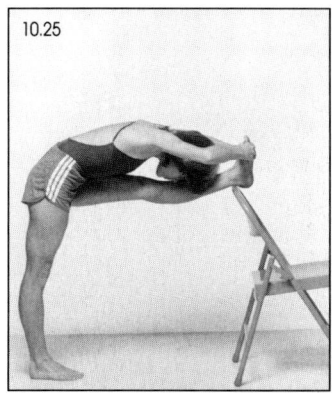

10.25

10.25 Scheren-Dehnübung –
        Variante

3 – Variante. Wer beweglicher und in der Lage ist, die volle Dehnung der Wirbelsäule dabei beizubehalten, kann den Fuß mit den Händen umfassen.

Nutzen: Die Scheren-Dehnübung (Utthita Hasta Padangusthasana) streckt die hinteren Oberschenkelmuskeln und stärkt den Rücken.

Upavistha Konasana-Variante
Schmetterling-Dehn-übung für die hinteren Oberschenkelmuskeln

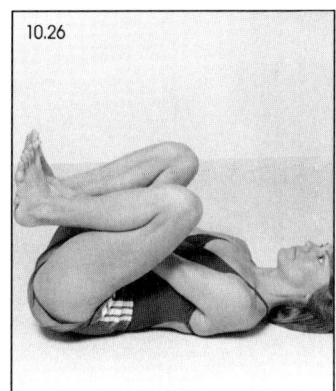

1 – Ausgangsposition. Sie liegen auf dem Rücken in der Berg-Stellung. Ist Ihr Kinn höher als Ihre Stirn, legen Sie ein gefaltetes Handtuch unter Ihren Kopf. Ziehen Sie beide Knie an die Brust heran. Legen Sie die Handrücken zusammen und umfassen Sie dann beide Fußgewölbe mit den Händen. Schultern und Kopf bleiben auf dem Boden.

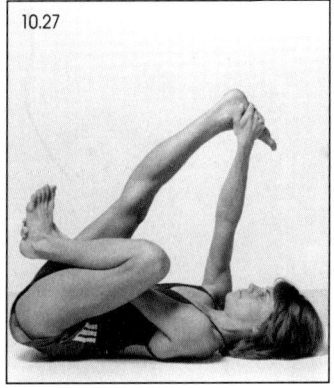

2 – Stellung. Beim Ausatmen strecken Sie das rechte Bein nach oben. Halten Sie es in der äußersten Position und atmen einmal ein und einmal aus. Nun winkeln Sie das rechte Bein wieder an und wiederholen die Übung mit dem anderen Bein. Langsam wiederholen Sie die Übung bis zu zwanzigmal mit jedem Bein, während Sie gleichmäßig atmen. Beim letztenmal halten Sic die Stellung jeweils 10 Sekunden.

3 – Stellung. Beim Ausatmen lassen Sie die Knie zur Seite fallen. Strecken Sie das rechte Bein möglichst weit nach rechts und halten diese äußerste Position, während Sie einmal ein- und ausatmen. Nun winkeln Sie das rechte Bein wieder an und strecken das linke Bein möglichst weit nach links. Langsam wiederholen Sie die Übung bis zu zwanzigmal mit jedem Bein. Beim letztenmal halten Sie die Stellung jeweils 10 Sekunden.

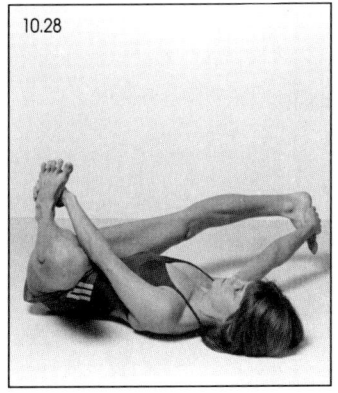

10.26 Schmetterling-Dehnübung – Ausgangsposition
10.27 Schmetterling-Dehnübung – ein Bein gestreckt
10.28 Schmetterling-Dehnübung – ein Bein seitlich gestreckt

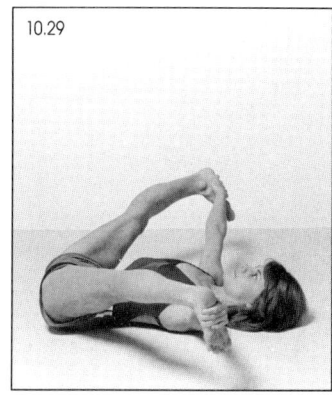

10.29

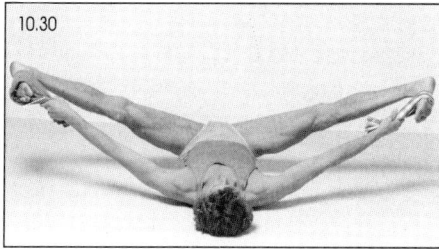

10.30

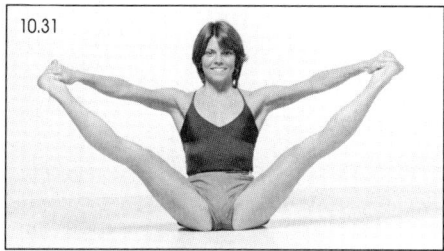

10.31

4 – Stellung. Beim Ausatmen strecken Sie gleichzeitig beide Beine möglichst weit zur Seite. Halten Sie die äußerste Position, während Sie einmal ein- und ausatmen. Bringen Sie dann beide Beine in die Ausgangsposition zurück. Versuchen Sie allmählich, die Übung bis zu zehnmal zu wiederholen. Beim letztenmal halten Sie die Stellung 10 bis 15 Sekunden.

5 – Hilfsmittel. Wenn Sie Kopf und Schultern nicht auf dem Boden halten können, während Sie die Füße umfassen, legen Sie ein Handtuch oder ähnliches um beide Fußballen, und greifen Sie dieses mit den Händen. Dann fahren Sie fort wie unter Punkt 2, 3 und 4 beschrieben.

6 – Variante. Mit der Zeit läßt sich diese Übung ausführen, während Sie auf den Gesäßknochen balancieren. Sie sollten dies aber nicht übereilen: dafür müssen die hinteren Oberschenkelmuskeln elastisch sein und der Rücken so stark, daß Sie nicht in der Taille «einknicken».

Nutzen: Die Schmetterling-Dehnübung für die hinteren Oberschenkelmuskeln (Upavistha Konasana, Variante) streckt die hinteren Oberschenkelmuskeln und die Adduktoren und stärkt die Hände und den Rücken.

10.29 Schmetterling-Dehnübung –
Mit beiden Beinen gestreckt
10.30 Schmetterling-Dehnübung –
Mit Tüchern
10.31 Schmetterling-Dehnübung –
sitzend

11

Rettet den Lendenmuskel

Übungen zur Stärkung der Bauchmuskulatur

Bein-Hebeübungen stärken den Bauch und den hinteren Rücken. Allerdings weiß jeder, der unter Rückenbeschwerden leidet, daß diese Übungen, wenn sie falsch ausgeführt werden bzw. bevor der Körper dafür kräftig genug ist, schlimme Rückenschmerzen verursachen können. Die Gründe hierfür wollen wir etwas näher erläutern.

Verbunden mit der Vorderseite der Lendenwirbelsäule (dem Taillen- oder unteren Rückenbereich) ist der Psoas, ein Muskel, der für die allgemeine Körperhaltung wichtig ist. Dieser Muskel ist mit der Rückseite aller fünf Lendenwirbel verkoppelt. Von dort verläuft er im Becken nach unten, kreuzt das Hüftgelenk und knüpft an die Innenseite des Oberschenkelknochens an. Durch diesen Muskel wird der Oberschenkelknochen angehoben und das Gehen erst möglich. Die Gegenspieler der Lenden- sind die Bauchmuskeln, die an der Oberfläche des Unterleibs verlaufen. Für eine korrekte Beckenhaltung sollten Tonus, Flexibilität und Stärke von Bauch- und Lendenmuskeln ausgeglichen sein. Ein Hohlkreuz ist ein Beispiel für die Unausgewogenheit zwischen beiden Muskelgruppen. Wie die Abbildung, S. 132, zeigt, ist beim Hohlkreuz die Bauchmuskulatur zu lasch, so daß die Lendenmuskulatur übermäßig viel leisten muß, um den Körper aufrecht zu halten. Der Psoas, der sich dadurch in einem Zustand der Semi-Kontraktion befindet, verkürzt sich. Als Folge wird der untere Rücken nach vorne gezogen, was zu einer Überwölbung der Wirbelsäule und Kompression der Bandscheiben im unteren Rückenbereich führt. Dies artet in ziemliche Qualen aus! Es ist leicht einzusehen, warum Läufer für diese Unausgewogenheit der Muskulatur anfällig sind. Beim Laufen wird der Psoas immer wieder kontrahiert, um mit jedem Schritt die Beine anzuheben. Gleichzeitig wird die äußere Rückenmuskulatur angespannt. Der Psoas sowie

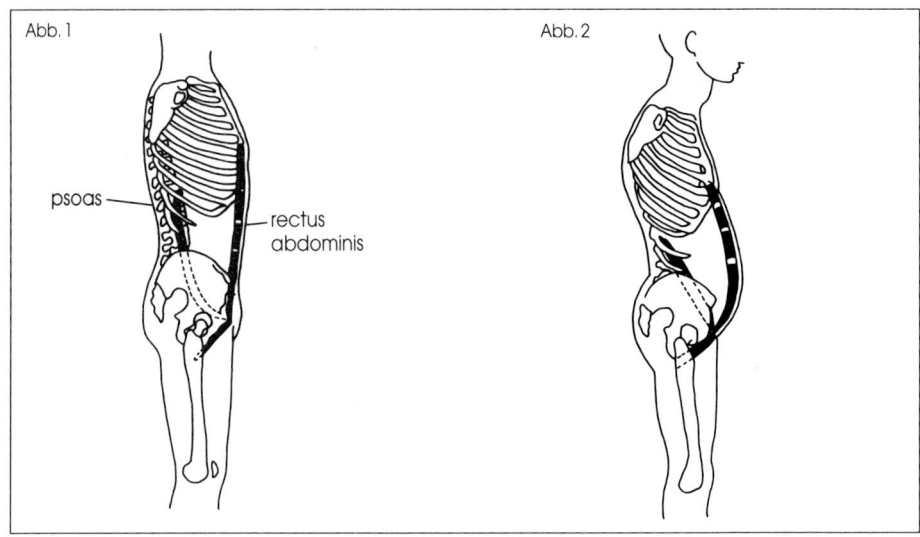

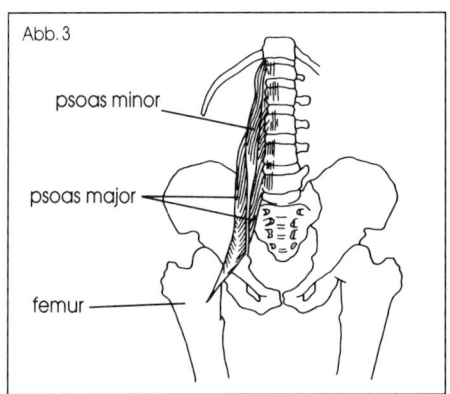

Abb.1 Ausgewogenheit zwischen Lenden-
und Bauchmuskulatur

Abb.2 Fehlhaltung aufgrund verspannter
Lendenmuskeln und schwacher
Bauchmuskeln

Abb.3 Die Lendenmuskeln

die Muskeln, die mit dem Rücken verbunden sind, werden viel stärker beansprucht als die Bauchmuskulatur. Wenn
Sie also nichts unternehmen, um den
Bauchbereich zu stärken, führt das Laufen zu einer Unausgeglichenheit der
Muskulatur, gekennzeichnet durch Verspannungen des Psoas und des Rückens
und durch schwache Bauchmuskeln.

Korrekt ausgeführte Bein-Hebeübungen
können den Bauch stärken, falsch ausgeführte zu einer Überbelastung des Rük-
kens führen. Sie sollten liegend die Berg-
Stellung einnehmen und Ihre Wirbelsäule verlängern. Vermeiden Sie während
der Bein-Hebeübungen eine Überwölbung (Hohlkreuz) der Wirbelsäule.

Eine derartige Überwölbung zeichnet sich dadurch aus, daß der Brustkorb hervorsteht und sich der Raum unter der Taille beim Senken der Beine vergrößert. Aktivieren Sie die Bauchmuskeln, um den Oberkörper in liegender Position stabil zu halten. Jede andere Form der Übung verstärkt die Fehlhaltung und könnte gefährlich sein.

Vermeiden Sie die vollen Sit-ups, die früher in der Schule unterrichtet wurden. Diese Übungen sollen zwar die Bauchmuskulatur stärken, allerdings werden dadurch die Muskeln, die die Hüfte beugen, am allermeisten beansprucht. Die Bauchmuskulatur kann den Oberkörper etwa 30 Grad anheben. Um einen vollen Sit-up auszuführen, müssen jedoch die Hüftbeuger kontrahiert werden.

Dies könnte den Psoas, der zur Hebung des Oberschenkelknochens gebaut ist, nicht aber um den viel schwereren Oberkörper zu heben, überlasten.

Anstelle der traditionellen Sit-ups sollten Sie die hier beschriebenen Abwandlungen durchführen. Wie bei der Bein-Hebeübung (Urdhva Prasarita Padasana) sollte die Wirbelsäule in einer liegenden Position stets stabil bleiben. Wenn Sie ohne Anstrengung die Bein-Hebeübung und die Yoga-Sit-ups ausführen können und gelernt haben, Ihren Rücken zu schützen, können Sie mit der Übung der Boot-Stellung (Navasana) fortfahren.

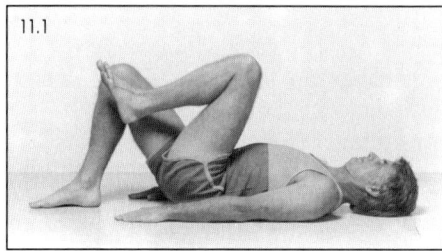

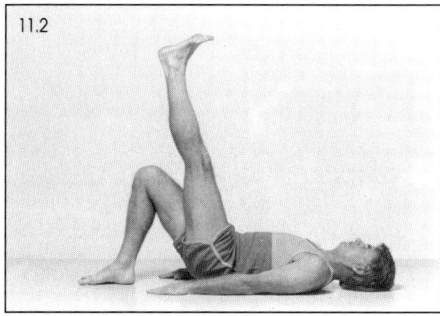

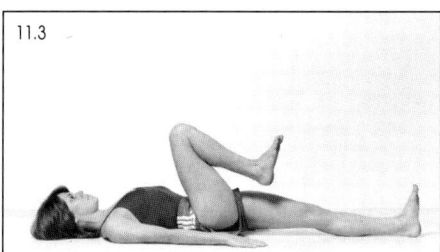

11.1 Bein-Hebeübung – beide Knie
werden angewinkelt

11.2 Bein-Hebeübung – mit nach oben
gestrecktem Bein

11.3 Bein-Hebeübung – ein Bein bleibt
gerade auf dem Boden

Urdhva Prasarita Padasana

Bein-Hebeübung

1 – Ausgangsposition. Sie liegen auf dem Rücken in der Berg-Stellung, die Handflächen nach unten. Nacken und Hals sind entspannt. Ist Ihr Kinn höher als Ihre Stirn, können Sie ein gefaltetes Handtuch unter Ihren Kopf legen, so daß das Kinn parallel zum Boden ist.

2 – Vorbereitung. Beide Beine werden angewinkelt und die Füße parallel zueinander an die Gesäßknochen gestellt. Ziehen Sie das rechte Knie an Ihre Brust heran. Atmen Sie aus und spannen den Unterleib an, um das Becken zu stabilisieren. Strecken Sie das Bein über die rechte Ferse nach oben. Beim nächsten Ausatmen senken Sie langsam und kontrolliert das rechte Bein zum Boden. Wiederholen Sie nun die Übung mit dem anderen Bein. Sie können auch den Bewegungsablauf umkehren, indem Sie zunächst das angewinkelte Bein über die Ferse strecken und dann senkrecht nach oben anheben. Dann ziehen Sie das Knie an Ihre Brust heran und stellen den Fuß auf den Boden. Allmählich sollte es Ihnen gelingen, die Übung zehnmal mit jedem Bein auszuführen.

3 – Vorbereitung. Das rechte Bein wird wie unter Punkt 2 angewinkelt und nach oben gestreckt, aber das linke Bein bleibt diesmal gerade auf dem Boden. Achten Sie darauf, daß Sie weder mit dem liegenden Bein noch mit dem Kopf nach unten drücken.

Allmählich sollten Sie die Übung zehnmal mit jedem Bein wiederholen können.

4 – Vorbereitung. Wenn Sie 1, 2 und 3 bequem ausführen können, können beide Beine gestreckt verharren. Nehmen Sie die Ausgangsposition ein. Atmen Sie aus und spannen Sie die Bauchmuskulatur an, damit die Wirbelsäule gestreckt bleibt. Dann heben Sie ein Bein senkrecht nach oben. Strecken Sie über die Ferse. Atmen Sie aus, während Sie das Bein langsam wieder absenken. Um noch mehr Kraft zu entwickeln, können Sie das gestreckte Bein jeweils im 90-, 60- und 30-Grad-Winkel einen vollen Atemzug lang halten. Versuchen Sie dann, beide Beine gleichzeitig zu heben und zu senken (Urdhva Prasarita Padasana, wie unter Punkt 6 beschrieben).

5 – Bemerkung. Um die Unterschiede zwischen den drei Übungen zu verdeutlichen, sehen Sie auf dem Foto (11.5) alle drei Varianten gleichzeitig. In der ersten Stellung sind beide Beine angewinkelt; in der zweiten wird nur ein Bein angewinkelt; zum Schluß sind beide Beine während der ganzen Übung gestreckt.

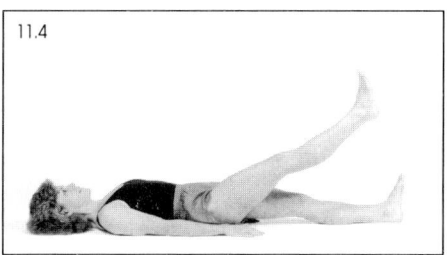

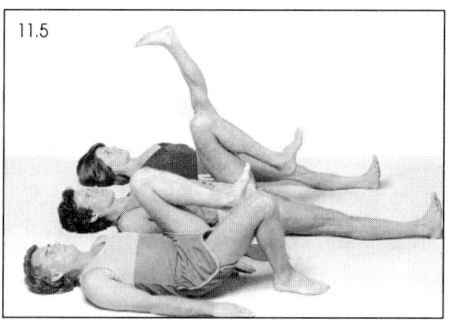

11.4 Bein-Hebeübung –
     beide Beine sind gestreckt
11.5 Bein-Hebeübung –
     drei Varianten

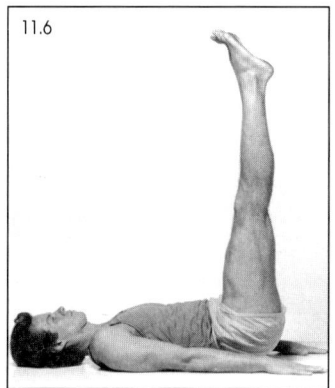

11.6

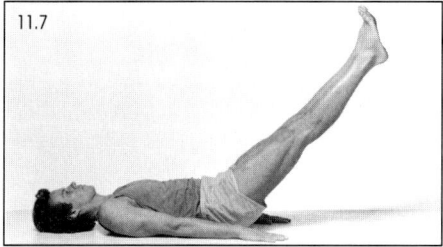

11.7

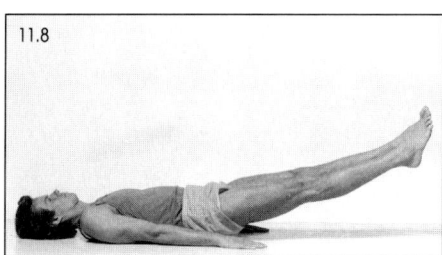

11.8

6 – Stellung. Sie liegen in der Berg-Stellung. Beim Ausatmen wird die Wirbelsäule verlängert, indem Sie sich in die Fersen und den Kopf drehen. Achten Sie darauf, daß im unteren Rücken kein Hohlkreuz entsteht, und strecken Sie beide Beine senkrecht nach oben. Halten Sie diese Stellung einen vollen Atemzug. Beim Ausatmen senken Sie die Beine in die 60-Grad-Position, die Sie ebenfalls einen vollen Atemzug beibehalten. Beim nächsten Ausatmen senken Sie die Beine in die 30-Grad-Position und halten diese Stellung wieder einen vollen Atemzug lang. Danach atmen Sie aus und kehren in die Berg-Stellung zurück. Mit zunehmender Kraft können Sie zuerst die 30-, dann die 60- und schließlich die 90-Grad-Position einnehmen und die Stellung jeweils etwas länger halten. Allmählich können Sie die Übung mit nach hinten gestreckten Armen ausführen.

Nutzen: Alle Varianten der Bein-Hebeübung (Urdhva Prasarita Padasana) stärken den Unterleib und Rücken.

11.6 Bein-Hebeübung – Beine in der
90-Grad-Position
11.7 Bein-Hebeübung – Beine in der
60-Grad-Position
11.8 Bein-Hebeübung – Beine in der
30-Grad-Position

Yoga-Sit-ups

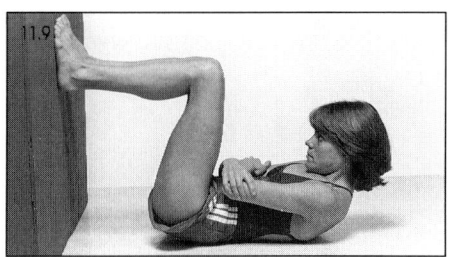

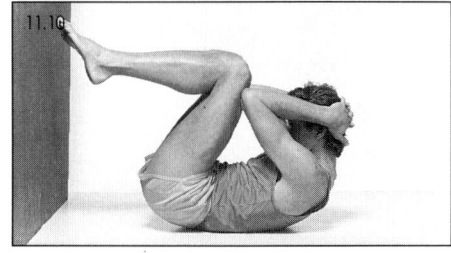

1 – Ausgangsposition. Sie liegen auf dem Rücken, die Knie angewinkelt, die Füße parallel zueinander gegen die Wand. Sie sollten weit genug von der Wand entfernt sein, damit Schienbein- und Oberschenkelknochen einen rechten Winkel bilden. Kreuzen Sie die Arme über der Brust, so daß Sie Ihre Ellenbogen mit den Händen umfassen können.

2 – Stellung. Beim Ausatmen ziehen Sie das Kinn an die Brust heran. Spannen Sie die Bauchmuskulatur an, um Ihren Kopf und den oberen Rücken Wirbel für Wirbel vom Boden zu heben. Die Schultern bleiben gerade. Atmen Sie gleichmäßig, während Sie Kopf und Rücken kontrolliert heben und wieder zum Boden senken. Wie beim Stretching sollten Sie ruckartige Bewegungen vermeiden.

11.9   Yoga-Sit-ups – mit über der Brust gefalteten Armen
11.10 Yoga-Sit-ups – die Ellenbogen berühren die Knie

3 – Variante. Sie nehmen die Ausgangsposition ein, verschränken aber die Finger hinter Ihrem Kopf. Dann atmen Sie aus, und während Sie die Bauchmuskulatur kontrahieren, rollen Sie Ihren Kopf und oberen Rücken wie unter Punkt 2 beschrieben nach oben. Dann beugen Sie die Hüften, nehmen die Füße von der Wand und berühren die Oberschenkel mit Ihren Ellenbogen. Legen Sie dann die Zehenspitzen wieder an die Wand und senken den oberen Rücken, ohne mit dem Kopf den Boden zu berühren. Spannen Sie wieder die Bauchmuskulatur an und wiederholen Sie die Übung. Zu Beginn können Sie die Übung zwei- oder dreimal ausführen und allmählich auf zehn Wiederholungen hinarbeiten.

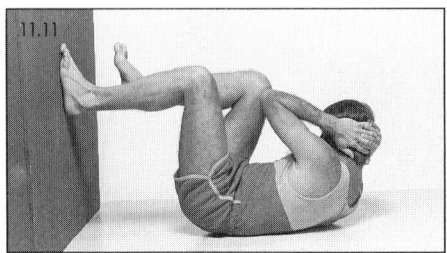

11.11 Yoga-Sit-ups – der linke Ellenbogen berührt das rechte Knie

4 – Variante. Um die schräge Bauchmuskulatur zu stärken, beginnen Sie wie unter Punkt 3 beschrieben mit den Füßen gegen die Wand. Beugen Sie ebenfalls die Hüften, aber bringen Sie den rechten Ellenbogen an das linke Knie und dann den linken Ellenbogen an das rechte Knie. Die Stellung wird aufgelöst, indem Sie die Zehen wieder gegen die Wand legen und mit angehobenem Kopf den oberen Rücken senken. Wiederholen Sie die Übung ohne Anstrengung soft wie möglich und denken daran, die Ellenbogen und nicht die Knie zur Seite zu führen.

Nutzen: Yoga-Sit-Ups stärken Nacken und Bauch und schützen den Rücken. Die regelmäßige Ausführung dieser Übungen ist für Personen mit einem Hohlkreuz besonders hilfreich.

Navasana
Boot-Stellung

1 – Ausgangsposition. Sie sitzen mit angewinkelten Knien in der Stab-Stellung. Beim Ausatmen heben Sie die Füße etwas vom Boden und legen die Arme um die Schienbeine. Balancieren Sie mit geradem Rücken auf Ihren Gesäßknochen.
2 – Stellung. Beim Ausatmen strecken Sie beide Beine nach oben durch die Fersen. Dabei bleiben Füße und Knie geschlossen. Vergessen Sie nicht zu atmen! Strecken Sie die Arme parallel zum Boden nach vorne, die Handflächen nach innen gekehrt. Öffnen Sie den Brustbereich, indem Sie die Schultern ausweiten und das Sternum (Brustbein) anheben. Balancieren Sie vorne auf den Gesäßknochen und nicht hinten auf dem Kreuzbein oder dem unteren Rücken. Halten Sie die Stellung einige Atemzüge, winkeln Sie dann die Beine an und stellen die Füße auf den Boden. Die Stellung wird aufgelöst, indem Sie in die Stab-Stellung zurückkehren.

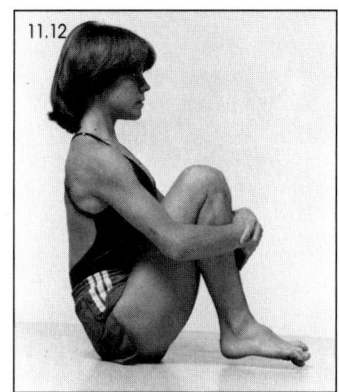

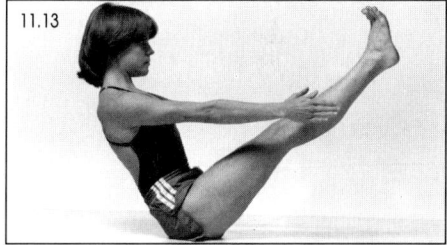

11.12 Boot-Stellung – Ausgangsposition
11.13 Boot-Stellung

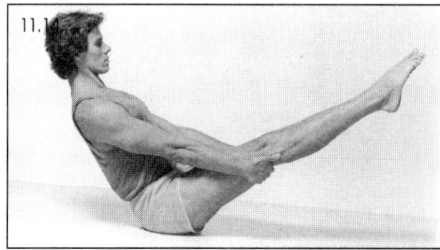

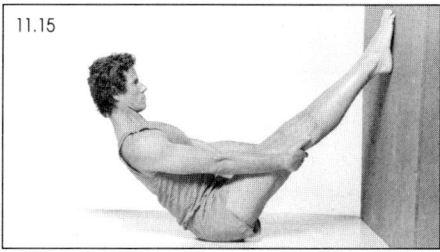

11.14 Boot-Stellung – Hände stützen
die Beine
11.15 Boot-Stellung –Füße gegen eine
Wand

3 – Variante. Nehmen Sie die Ausgangsposition ein. Beim Ausatmen strecken Sie die Beine wie unter Punkt 2 beschrieben, stützen aber die Beine mit beiden Händen unter den Knien ab. Nutzen Sie die Arme als Hebel, um den Brustbereich zu öffnen und die Wirbelsäule zu verlängern. Balancieren Sie auf den Gesäßknochen und nicht auf dem Kreuzbein oder dem unteren Rücken.

4 – Hilfsmittel. Sie sitzen in der Stab-Stellung einer Wand gegenüber auf einer Matte. Legen Sie die Füße an die Wand, so daß sich Ihre Fersen auf Augenhöhe befinden. Legen Sie die Hände hinter die Knie und lehnen Sie sich zurück, bis Oberkörper und Beine einen rechten Winkel bilden. Wenn Sie das Gleichgewicht halten können, lassen Sie Ihre Beine los und bringen die Arme in die unter Punkt 2 beschriebene Position.

Achtung: Sie sollten die Boot-Stellung nicht üben, wenn Ihr unterer Rückenbereich schwach ist.

Nutzen: Die Boot-Stellung (Navasana) stärkt den Rücken, den Unterleib und die Beine.

12

Erleichterung

Dehnübungen für
den Rücken

Es gibt insbesondere zwei Körperbereiche, die Läufer und andere Athleten dehnen sollten: die Beine, was selbstverständlich erscheinen mag, und den allzu häufig vernachlässigten Rücken.

Wir wollen uns nun mit anatomischen Gesichtspunkten befassen, die für den Rücken und das Laufen wichtig sind. Zwischen den Knochen der Wirbelsäule befinden sich Bandscheiben als hydraulische «Stoßdämpfer», die Bewegung und Kompression zulassen. Sie bestimmen die Form des Rückens und machen ein Viertel seiner Länge aus. Etwa mit dem 25. Lebensjahr eines Menschen hören die Arterien und Venen auf, den Bandscheiben Nährstoffe zuzuführen. Diese erhalten Nährstoffe dann von den Rückenwirbeln bzw. durch ihre Fähigkeit, diese Stoffe direkt vom umliegenden Gewebe aufzunehmen.

Häufige Bewegung des Rückens verbessert die Fähigkeit der Bandscheiben zur Aufnahme von Nährstoffen ebenso, wie die Bewahrung ihrer hydraulischen, elastischen und stoßdämpferischen Eigenschaften gefördert wird.

Um die Vorder- und Rückseite der Wirbelsäule verlaufen von oben nach unten zwei lange Bänder, die die Wirbelsäule stützen. Diese Bänder sorgen für die korrekte Ausrichtung der Bandscheiben und Knochen, indem sie übermäßige Bewegungen verhindern. Bänder, wie anderes verbindendes Gewebe auch, enthalten Mikroorganismen, die kontrahieren, sich aber nicht dehnen. Wenn diese Bänder nicht gestreckt werden, bleiben sie kontrahiert.

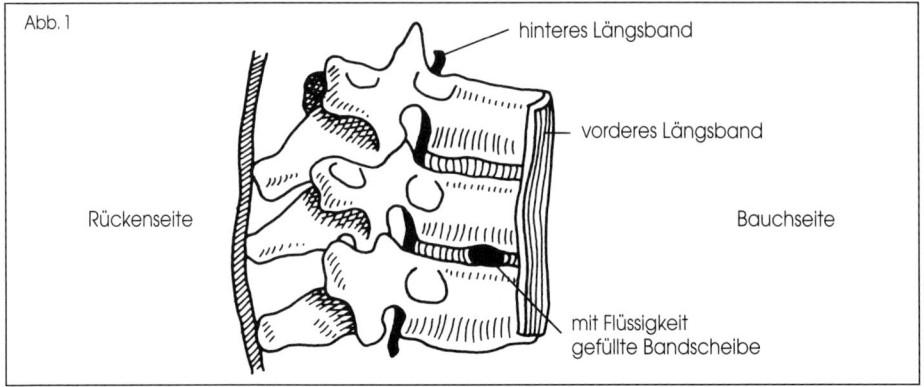

Abb. 1 — hinteres Längsband — vorderes Längsband — Rückenseite — Bauchseite — mit Flüssigkeit gefüllte Bandscheibe

Abb. 1 Querschnitt von der Seite: Bandscheiben

Beim Laufen wird senkrecht von einem Fuß auf den anderen gesprungen, und durch die Schwerkraft geht der gesamte Schwung nach unten. Der Rücken und besonders die Bandscheiben stehen dadurch unter Kompression. Dehnübungen sind also äußerst wichtig, um die die Bandscheiben umgebenden Bänder zu verlängern, was den Bandscheiben ihrerseits ermöglicht, ihre volle Form wieder anzunehmen. Außerdem wird durch Dehnübungen mehr Raum zwischen den Rückenwirbeln geschaffen, wodurch die Kompression der Bandscheiben verhindert wird.

Den Rücken strecken

Voraussetzung für die sichere Dehnung des Rückens ist seine korrekte Haltung, bei der die vier natürlichen Kurven bewahrt bleiben. Die folgende Übung kann Ihnen helfen, dies besser nachzuvollziehen. Sie legen ein Buch auf einen Tisch und stellen sich etwa 60 Zentimeter davor auf, die Füße parallel und um Hüftbreite auseinander. Beugen Sie sich aus den Hüften heraus nach vorne und legen Ihre Hände seitlich neben das Buch. Aktivieren Sie Ihre Oberschenkel und verlängern die Vorderseite des Oberkörpers, indem Sie das Schambein von der Brust weg bewegen. Bewegen Sie auch Kopf und Schultern voneinander weg. Legen Sie nun die Fingerspitzen einer Hand auf die Rückseite Ihrer Taille. Die Streckung des Rückens ist korrekt, wenn sich die Wirbelsäule sanft nach innen wölbt.

Sollten die Rückenwirbel hervorstehen, bewegen Sie das Schambein weiter nach hinten und heben dadurch Steißbein und Gesäß weiter nach oben. Wenn Ihre hinteren Oberschenkelmuskeln verspannt sind, ist dies eventuell nicht möglich. In dem Fall heben Sie den Oberkörper weiter nach oben, bis die Rückenwirbel korrekt ausgerichtet sind. Sie fühlen dann dort, wo die Wirbelsäule verläuft, eine Furche. Um sich wieder aufzurichten, stellen Sie sich Ihre Wirbelsäule als eine durchgehende Einheit oder als geraden Stock vor und bewegen das Becken nach vorne und die Brust nach oben. Auf diese Weise vermeiden Sie unnötigen Druck auf den unteren Rückenbereich.

Achtung: Die ersten vier Übungen in diesem Kapitel verlängern die Wirbelsäule und können von allen Übenden ausgeführt werden. Die nächsten drei Übungen strecken und entspannen eine verspannte Rückenmuskulatur. Die letzten beiden Übungen bewirken eine Kompression der Wirbelsäule, besonders wenn der Rücken extrem verspannt ist. Personen mit einer Bandscheibenhernie sollten die ersten vier Übungen ausführen und sich bei der fünften (Knie-an-Brust-Stellung) nur auf Punkt 2 beschränken. Probieren Sie keine Rückenrollen, bevor Ihre Symptome nicht verschwunden sind.

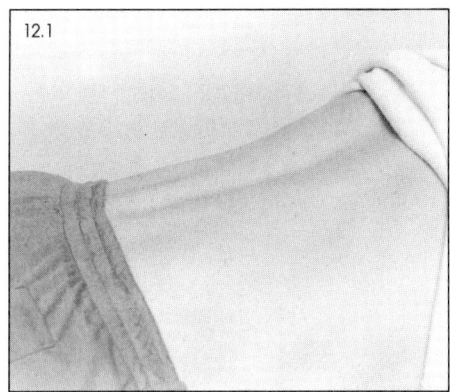

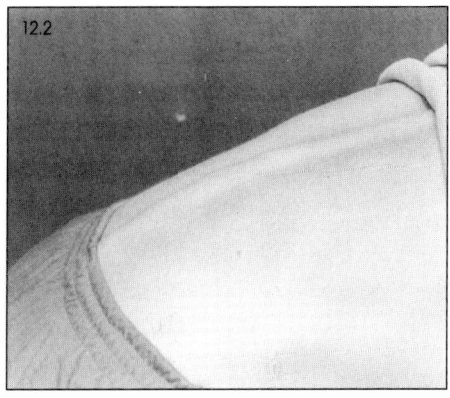

12.1 Rückendehnung – korrekte Haltung
12.2 Rückendehnung – falsche Haltung:
      Rückenwirbel stehen vor

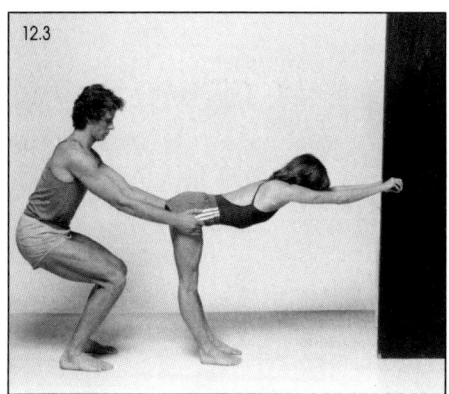

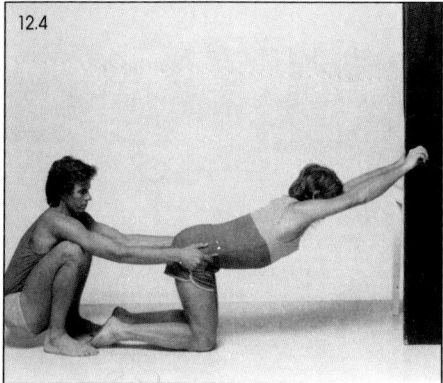

12.3 Türgriff-Dehnübung I – in stehender Position
12.4 Türgriff-Dehnübung I – in kniender Position

Türgriff-Dehnübung I

1 – Ausgangsposition. Sie stehen in der Berg-Stellung. Umfassen Sie mit den Händen beide Griffe einer geöffneten Tür (oder den Rand einer Spüle) und gehen so weit zurück, daß Ihr Oberkörper parallel zum Boden steht. Die Arme bleiben gestreckt, Hals und Unterleib entspannt. Der Kopf bildet eine natürliche Verlängerung der Wirbelsäule. Legen Sie eine Hand auf den Rücken, um zu überprüfen, ob die Wirbel an der Rückseite der Taille hervorstehen. Ist das der Fall, führen Sie die Übung wie unter Punkt 3 beschrieben aus.

2 – Stellung. Ein Partner legt seine Hände auf Ihre Hüften und zieht sie sanft nach hinten. Der Partner schützt den eigenen Rücken, indem er den Rücken streckt und die Knie beugt. Die Hebelkraft wird erhöht, wenn der Partner einen weichen Gürtel, einen Schlips oder ein Handtuch um Ihre Hüften legt.

3 – Variante. Wenn Sie die korrekte Rückenhaltung nicht erreichen können, weil Ihre hinteren Oberschenkelmuskeln zu verspannt sind, gehen Sie in die Knie. Der Partner hockt oder sitzt in der Diamanten-Stellung (Kapitel 8), umfaßt Ihre Hüften mit den Händen oder mit einem Gürtel und lehnt sich zurück.

Nutzen. Diese Übung dehnt den Rücken und die hinteren Oberschenkelmuskeln und öffnet die Brust und die Schultern.

Türgriff-Dehnübung II

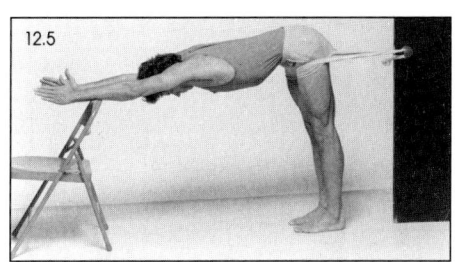

12.5 Türgriff-Dehnübung II

1 – Ausgangsposition. Für diese Version der Türgriff-Dehnübung brauchen Sie außerdem noch einen Stoffgürtel bzw. eine Krawatte sowie einen Stuhl. Sie binden die Enden des Gürtels zusammen und wickeln ihn um die Griffe einer geöffneten Tür. Der Stuhl steht vor Ihnen. Stellen Sie sich innerhalb des Gürtels mit dem Rücken zur Tür, so daß der Gürtel straff um Ihre Hüften liegt. Die Füße plazieren Sie parallel und um Hüftbreite auseinander, die Kniescheiben sind angehoben.

2 – Stellung. Beim Einatmen strecken Sie die Arme nach oben. Beim Ausatmen beugen Sie sich aus der Hüfte heraus nach vorne und legen die Unterarme auf die Stuhllehne. Mit einer Hand berühren Sie die Rückseite Ihrer Taille, um sicherzustellen, daß die Wirbel nicht hervorstehen. Ist dies der Fall, sollten Sie Ihre Knie beugen und die Gesäßknochen heben oder, wie unter Punkt 3 beschrieben, die Hände auf eine höhere Stütze legen. Strecken Sie sich vom Steißbein bis in die Fingerspitzen und halten Sie die Stellung 20 bis 30 Sekunden, bei gleichmäßiger Atmung. Verlängern Sie allmählich diese Zeit auf ein bis zwei Minuten. Sobald die hinteren Oberschenkelmuskeln elastischer werden, können Sie die Arme auf den Stuhlsitz legen.

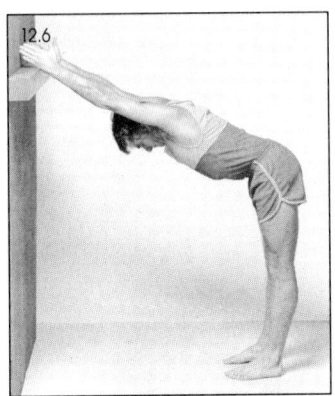

12.6 Türgriff-Dehnübung II –
mit einer Stange

3 – Variante. Stellen Sie sich eine Armlänge entfernt vor einer Stange auf. Legen Sie die Handgelenke auf die Stange
und gehen dann so weit mit den Füßen
nach hinten, daß Sie aus den Hüften heraus gebeugt sind und Ihre Beine direkt
unter den Hüften stehen. Ihre Füße sind
parallel und Ihre Beine aktiviert. Beim
Ausatmen strecken Sie die Fingerspitzen
nach außen, bewegen das Schambein
nach unten und heben die Gesäßknochen. Beim Einatmen machen Sie eine
Pause und beim nächsten Ausatmen erhöhen Sie die Dehnung. Wiederholen Sie
die Übung fünf- oder sechsmal. Um die
Stellung aufzulösen, richten Sie sich auf,
gehen zurück an die Stange und senken
die Arme.
Nutzen: Die Türgriff-Dehnübung II verlängert die Wirbelsäule, belebt die Bandscheiben und dehnt Brust und Schultern.
Zudem ist dies eine hervorragende
Übung, um das korrekte Vorbeugen zu
lernen.

Volle-Körperdehnung

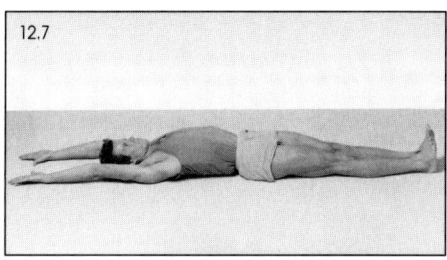

12.7 Volle Körperdehnung

1 – Ausgangsposition. Sie liegen auf dem Rücken in der Berg-Stellung. Ist Ihr Kinn höher als Ihre Stirn, legen Sie ein gefaltetes Handtuch unter Ihren Kopf. Beim Einatmen strecken Sie die Arme nach hinten auf den Boden. Weiten Sie die Schultern.

2 – Stellung. Gesicht, Nacken und Hals bleiben entspannt, während Sie sich von den Fersen bis zu den Fingerspitzen strecken. Beim Einatmen machen Sie eine Pause und strecken beim Ausatmen. Wiederholen Sie die Übung fünf- oder sechsmal. Um die Stellung aufzulösen, führen Sie die Arme an die Seiten, winkeln die Knie an und stellen die Füße auf den Boden.

3 – Variante. Dehnen Sie jeweils eine Seite. Beim Ausatmen strecken Sie sich von der rechten Ferse bis zur rechten Hand, dann atmen Sie ein und machen eine Pause. Beim nächsten Ausatmen strecken Sie sich von der linken Ferse bis zur linken Hand. Wiederholen Sie die Übung drei- oder viermal auf jeder Seite.

Nutzen. Diese Übung streckt den gesamten Körper und fördert die korrekte Haltung der Wirbelsäule. Während Sie andere Übungen im Liegen ausführen, können Sie zwischendurch diese Stellung einnehmen, um wieder eine korrekte Körperhaltung zu erlangen. Diese Dehnübung eignet sich auch hervorragend vor oder nach der Toten-Stellung (Kapitel 20).

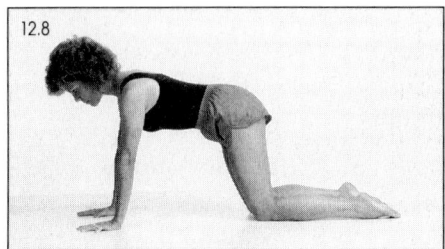

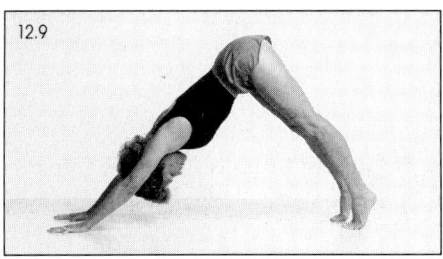

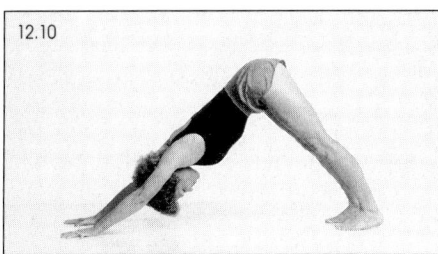

12.8 Nach-unten-blickende-Hunde-
stellung – Ausgangsposition
12.9 Nach-unten-blickende-Hunde-
Stellung – Vorbereitung
auf Zehenspitzen
12.10 Nach-unten-blickende-Hunde-
Stellung – Stellung

Adho Mukha Svanasana
Nach-unten-blickende-Hunde-Stellung

1 – Ausgangsposition. Sie nehmen den Vierfüßlerstand ein. Dabei stehen die Hände und Knie direkt voreinander, wobei die Hände eine Schulterbreite auseinanderliegen und die Knie sich direkt unter den Hüften befinden. Gehen Sie auf die Zehenspitzen. Um eine ungleichmäßige Dehnung der Füße zu vermeiden, sollten die Fersen nicht zur Seite fallen, sondern direkt über den Zehen bleiben. Entspannen Sie Hals und Unterleib und weiten die Schultern.

2 – Stellung. Beim Ausatmen heben Sie die Gesäßknochen zur Decke und strecken dabei die Beine. Bleiben Sie auf den Zehenspitzen. Drücken Sie die Hände auf den Boden, indem Sie sich durch die Mittelfinger strecken, während die Gesäßknochen weiter vom Brustbein weg bewegt werden. Die Kniescheiben bleiben angezogen, Hals und Unterleib weiterhin entspannt. Diese Körperhaltung wird beibehalten, während Sie nun die Fersen auf den Boden senken. Halten Sie die Stellung 10 bis 15 Sekunden, bei gleichmäßiger Atmung. Erhöhen Sie allmählich diese Zeit auf zwei Minuten. Um die Stellung aufzulösen, kehren Sie in den Vierfüßlerstand zurück. Setzen Sie sich behutsam auf Ihre Fersen zurück und senken Oberkörper und Kopf mit gestreckten Armen auf den Boden. (Sie können auch ein Handtuch unter Ihre Stirn legen.) Ruhen Sie in dieser Position einige Atemzüge lang aus. Kehren Sie dann in eine sitzende Position zurück.

3 – Hilfsmittel. Sie knien eine Armlänge vor einem Stuhl, der an einer Wand steht. Dann legen Sie die Hände auf die Sitzfläche und stellen die Zehen auf. Drücken Sie die Hände auf die Sitzfläche, während Sie die Gesäßknochen heben und die Beine strecken. Bleiben Sie wie unter Punkt 2 beschrieben auf den Zehenspitzen. Verlängern Sie Ihre Wirbelsäule, entspannen Sie den Hals und weiten den Unterleib. Mit gestreckter Wirbelsäule senken Sie langsam die Fersen zum Boden hin. Halten Sie die Stellung 15 Sekunden, bei gleichmäßiger Atmung. Allmählich können Sie diese Zeit erhöhen. Um die Stellung aufzulösen, kehren Sie in die kniende Position zurück. Dann beugen Sie die Arme und legen sie auf die Sitzfläche. Setzen Sie sich auf Ihre Fersen zurück und lassen den Kopf einige Atemzüge lang auf den Armen ruhen. Wenn Sie soweit sind, setzen Sie sich aufrecht hin.

4 – Hilfsmittel. Sie knien auf allen vieren und stemmen die Hände gegen eine Wand oder Stufe. Befolgen Sie nun die unter Punkt 1 und 2 beschriebenen Anleitungen und drücken dabei gleichmäßig auf die Innen- und Außenkanten beider Hände.

Nutzen: Diese Stellung (Adho Mukha Svanasana) eignet sich besonders für Läufer, sowohl vor als auch nach dem Laufen. Sie streckt die gesamte Rückseite des Körpers, vor allem die hinteren Oberschenkelmuskeln, die Waden und Achillessehnen. Zudem wird der Oberkörper verlängert, die Brust geweitet und die Atmung verbessert.

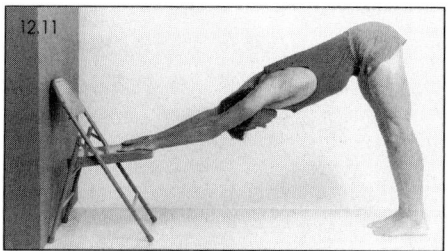

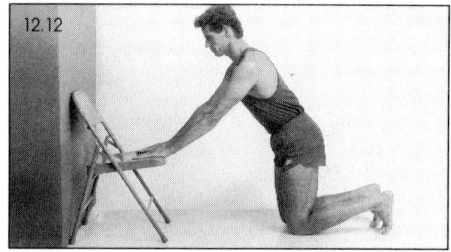

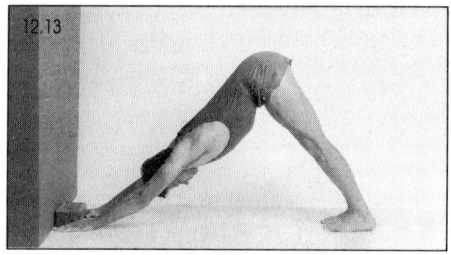

12.11 Nach-unten-blickende-Hunde-Stellung – Ausgangsposition mit Stuhl
12.12 Nach-unten-blickende-Hunde-Stellung – Hände auf einem Stuhl
12.13 Nach-unten-blickende-Hunde-Stellung – gegen eine Wand

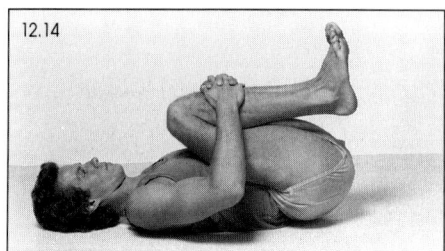

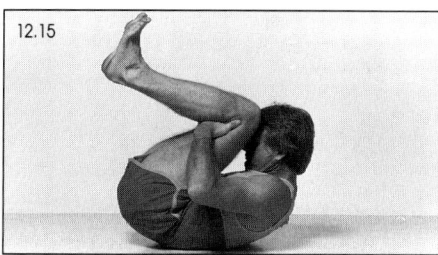

12.14 Knie-an-Brust-Stellung – Hände auf
den Schienbeinen
12.15 Knie-an-Brust-Stellung – Hände hinter
den Knien

Apanasana
Knie-an-Brust-Stellung

1 – Ausgangsposition. Sie liegen auf dem Rücken in der Berg-Stellung. Ist Ihr Kinn höher als Ihre Stirn, legen Sie ein gefaltetes Handtuch unter Ihren Kopf. Winkeln Sie die Beine an und bringen die Fersen nah an die Gesäßknochen. Beim Ausatmen ziehen Sie die Knie zur Brust hin und verschränken die Finger unterhalb der Knie.

2 – Stellung. Beim Ausatmen strecken Sie durch die Fersen. Entspannen Sie Unterleib und Hals, während Sie die Knie näher an Ihre Brust heranziehen. Halten Sie die Stellung 10 bis 20 Sekunden, bei gleichmäßiger Atmung. Um die Stellung aufzulösen, senken Sie die Füße auf den Boden und strecken die Beine langsam in die Berg-Stellung zurück.

3 – Variante. Um die Dehnung zu verringern oder wenn Sie unter einer Knieverletzung leiden, können Sie die Hände hinter die Knie legen. Die Beine werden an die Brust herangezogen. Beim Ausatmen heben Sie die Stirn zu den Knien hin an. Nach 10 bis 15 Sekunden wird die Stellung aufgelöst. Diese Übung eignet sich hervorragend im Anschluß an den Schulterstand (Kapitel 16). Sie wirkt gegen Spannungen im unteren Rückenbereich und im Hals.

4 – Variante. Sie können die Dehnung erhöhen, indem Sie die Finger unter den Fußballen verschränken. Beim Ausatmen heben Sie den Kopf zu den Knien hin. Beim Einatmen lösen Sie die Stellung auf.

Achtung: Personen mit einer Bandscheibenhernie sollten die unter Punkt 3 und 4 beschriebenen Übungen nicht ausführen. Halten Sie sich statt dessen an die unter Punkt 2 beschriebene Übung, wobei Sie die Knie sanft zur Brust und das Schambein nach unten strecken.

Nutzen: Die Knie-an-Brust-Stellung (Apanasana) streckt den gesamten Rükken, insbesondere den unteren Rückenbereich.

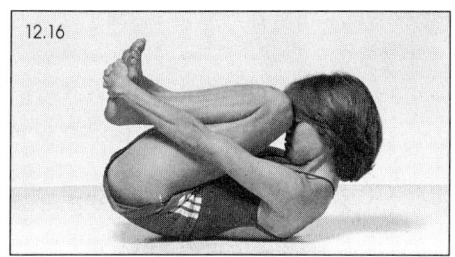

12.16 Knie-an-Brust-Stellung – Hände umfassen die Füße

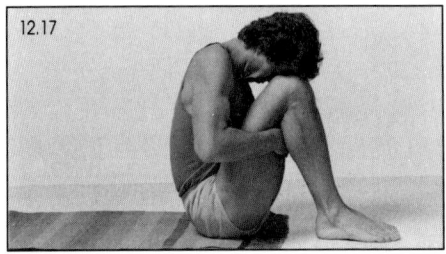

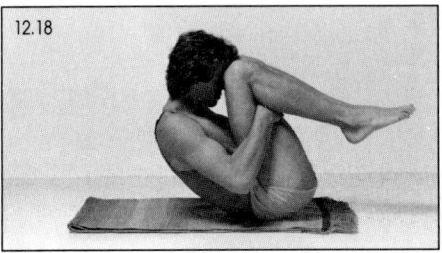

Rückenrolle

1 – Ausgangsposition. Sie sitzen auf einer dicken Matte, winkeln die Knie an und stellen die Füße auf den Boden. Dann verschränken Sie die Finger hinter den Knien und legen Ihre Stirn auf die Knie bzw. so nah wie möglich an die Knie heran.

2 – Stellung. In dieser Körperstellung lehnen Sie sich beim Ausatmen langsam zurück. Rollen Sie den Körper zwischen Gesäß und Schultern sanft hin und her. Lassen Sie die Beine eine Schaukelbewegung zustande bringen.

12.17 Rückenrolle – Ausgangsposition
12.18 Rückenrolle – nach hinten rollen

3 – Variante. Nachdem Sie zehnmal oder häufiger hin und her geschaukelt sind, bleiben Sie auf den Schultern und auf dem oberen Rückenbereich liegen und atmen Sie gleichmäßig. In dieser Position liegen die Knie auf der Stirn. Beim Ausatmen rollen Sie in die Sitzposition zurück.

4 – Variante. Wenn Ihr Rücken elastischer geworden ist, halten Sie die unter Punkt 3 beschriebene Stellung. Beim Ausatmen strecken Sie dann ein Bein nach dem anderen und halten die Stellung 10 Sekunden, während Sie gleichmäßig atmen. Beim Ausatmen strecken Sie beide Beine weiter, so daß die Zehenspitzen den Boden hinter Ihrem Kopf berühren. Halten Sie die Stellung 10 Sekunden, bei gleichmäßiger Atmung. Beugen Sie die Knie an die Stirn zurück und rollen Sie dann langsam wieder nach vorne.

Achtung: Diese Stellung ist nicht zu empfehlen für Menschen mit einer Bandscheibenhernie.

Nutzen: Die Rückenrolle ist ein sanftes Warm-up für Rücken und Beine. Zudem wirkt sie gegen Verspannungen im Rükken.

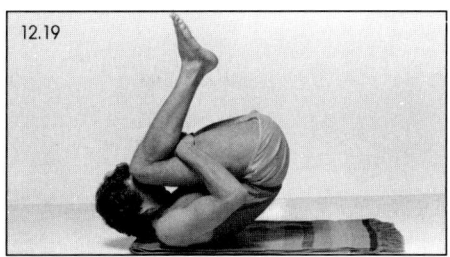

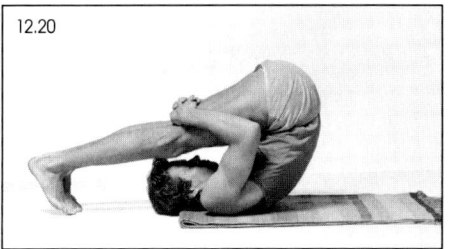

12.19 Rückenrolle – auf den Schultern ruhen
12.20 Rückenrolle – die Beine strecken

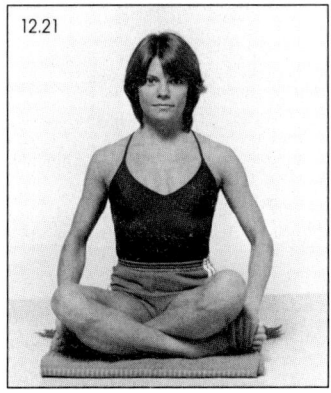

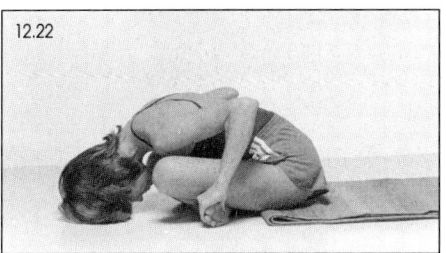

12.21 Rückenrolle-mit-gekreuzten-Beinen –
Ausgangsposition
12.22 Rückenrolle-mit-gekreuzten-Beinen –
Stirn zum Boden

Rückenrolle-mit-gekreuzten-Beinen

1 – Ausgangsposition. Sie sitzen mit gekreuzten Beinen auf einer dicken Matte. Mit der rechten Hand umfassen Sie die Oberseite des linken Fußes und mit der linken Hand die Oberseite des rechten Fußes. (Die Beine sind gekreuzt, nicht aber die Arme.)

2 – Stellung. Beim Einatmen setzen Sie sich aufrecht hin. Beim Ausatmen wölben Sie den Rücken und führen die Stirn zum Boden oder so nah wie möglich an den Boden. Behalten Sie diese Körperstellung bei, während Sie einatmen und rückwärts auf die Schultern rollen. Beim Ausatmen rollen Sie in die sitzende Position zurück. Dann wiederholen Sie: einatmen und aufrechtsitzen, ausatmen und die Stirn auf den Boden legen, usw.

3 – Variante. Wiederholen Sie die unter Punkt 2 beschriebene Übung sechs- bis zehnmal, bis der Rücken aufgewärmt ist. Wenn Sie dann auf die Schultern rollen, strecken Sie die Beine möglichst weit aus und legen die Zehen auf den Boden. Bevor Sie in die sitzende Position zurückrollen, beugen Sie die Knie und umfassen die Füße wie unter Punkt 1 beschrieben. Wiederholen Sie dann die gesamte Übungsreihe mit umgekehrt gekreuzten Beinen.

Achtung: Diese Stellung ist nicht zu empfehlen für Menschen mit einer Bandscheibenhernie.

Nutzen: Die Rückenrolle mit gekreuzten Beinen fördert die Körper-Koordination und das Gleichgewicht. Sie ist sowohl ein Warm-up als auch eine Dehnübung für den Rücken.

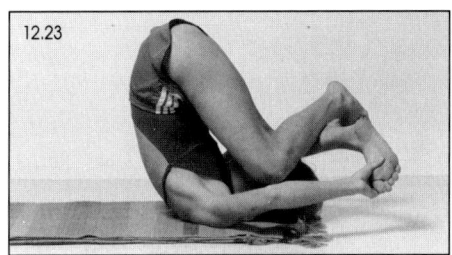

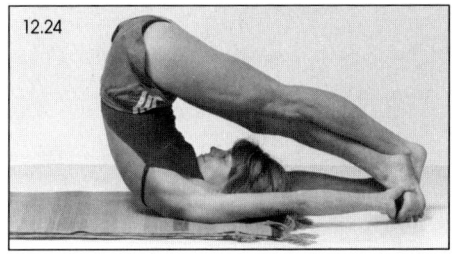

12.23 Rückenrolle-mit-gekreuzten-Beinen – auf die Schultern rollen

12.24 Rückenrolle-mit-gekreuzten-Beinen – die Beine strecken

13

Sich «hängen»-lassen

Vorwärtsbeugen aus dem Stand

Das Antippen der Zehen mit den Händen ist eine der verbreitetsten Dehnübungen. Leider wird sie häufig falsch ausgeführt. Anstatt sich aus den Hüften zu beugen, bewegen sich die meisten Menschen aus der Taille heraus nach vorne, was zu einer Kompression der Wirbelsäule führt. Wenn man das häufig tut, kann diese Bewegung gefährlich sein. Vorwärtsbeugen aus dem Stand werden hauptsächlich ausgeführt, um die Rückseite der Beine bzw. die hinteren Oberschenkelmuskeln zu strecken. Diese Muskeln verlaufen von den Gesäßknochen über die Rückseite der Oberschenkel und Knie und knüpfen an die unteren Beinknochen an. Bei den Vorwärtsbeugen aus dem Stand können diese Muskeln nur voll gestreckt werden, wenn sich die Gesäßknochen in entgegengesetzter Richtung, also vom Knie weg, bewegen.

Dazu sollten Sie mit gestreckten Beinen stehen und sich aus den Hüften herausbeugen, so als ob der Oberkörper an den Gesäßknochen hinge. Die meisten Menschen neigen dazu, den oberen Rückenbereich zu wölben und sich aus der Taille herauszubeugen. Versuchen Sie den Unterschied selbst zu spüren, indem Sie die Berg-Stellung einnehmen und beide Möglichkeiten ausprobieren.

Viele alltägliche Handlungen wie Zeitung lesen, Briefe schreiben, Radfahren usw. tragen zu der Körperhaltung bei, die sich durch hochgezogene Schultern und gewölbten oberen Rückenbereich kennzeichnet. Ständiges Dehnen mit gewölbtem Rücken verstärkt diese Fehlhaltung.

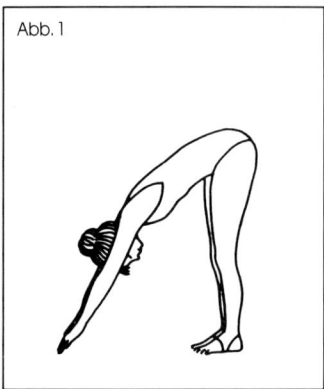

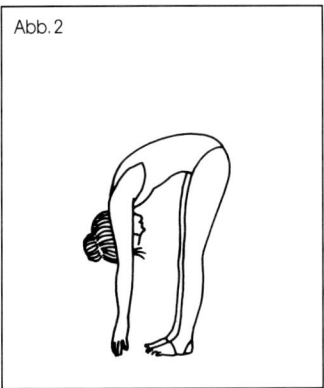

Abb. 1 Korrekte Vorwärtsbeuge
Abb. 2 Falsche Vorwärtsbeuge

Die Wirbelsäule wird von oben bis unten durch zwei lange Bänder unterstützt. Ein Band unterstützt die Rückseite der Wirbelsäule und das andere die Vorder- bzw. Bauchseite. Wenn Sie den Rücken wölben, um Ihre Zehen zu berühren, dehnt sich das hintere Band, aber das vordere zieht sich zusammen. Wird nichts dagegen unternommen, können die Bänder unterschiedlich lang werden, so daß sich der Rücken noch stärker nach vorne wölbt und an Kraft verliert.

Zudem sind die hinteren Oberschenkelmuskeln meistens kräftiger als der Rücken. Werden beide gleichzeitig beansprucht, besteht eine höhere Verletzungsgefahr für den Rücken. Falsch ausgeführte Beugeübungen aus dem Stand lösen einen enormen Druck auf die Bandscheiben aus, weil die Vorderseiten der Wirbel zusammengepreßt werden, was den Nukleus der Bandscheiben nach hinten ins Rückenmark zwingt.

All dies läßt sich durch die richtige Ausführung von Vorwärtsbeugen aus dem Stand vermeiden. Die wichtigste Regel dafür lautet: Wenn Sie sich im Sitzen oder Stehen nach vorne beugen, stellen Sie sich den Oberkörper als starre Einheit vor und beugen sich aus den Hüften heraus. Dafür strecken Sie Schambein und Brust auseinander sowie das Gesäß weg von den Knien. So können Sie den Rücken stärken und schützen. Wenn das Becken nach vorne bewegt wird, muß die Vorderseite des Oberkörpers gestreckt werden, um die Wölbung des Rückens zu vermeiden.

Bildet der Rücken eine Einheit, muß keine Kurve des Rückens ihre natürliche Form verändern, und Bandscheiben und Wirbel werden nicht aus ihrer korrekten Position gezwungen.

Bevor Sie mit diesen Übungen beginnen, lesen Sie bitte die Anleitungen zur Streckung des Rückens am Anfang des zwölften Kapitels. Für alle Vorwärtsbeugen im Stehen können Sie den dort beschriebenen Test für die horizontale Position anwenden, um sicherzustellen, daß die Wirbelsäule gestreckt ist. Wenn Sie sich nach vorne beugen, um den Bauch auf die Oberschenkel zu legen, werden Ihre Rückenwirbel wahrscheinlich hervorstehen. Wichtig ist, daß sie sanft und gleichmäßig hervorstehen. Wenn nicht, heben Sie den Oberkörper, bis diese Gleichmäßigkeit zustande kommt.

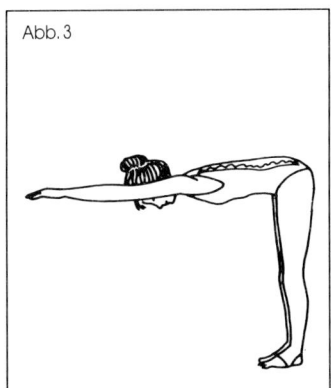

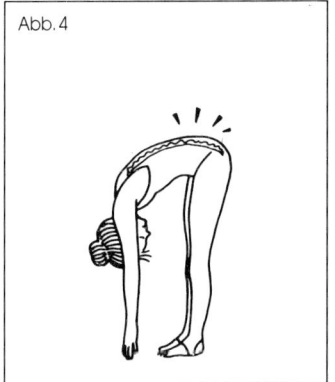

Abb. 3 Voll gestreckte Wirbelsäule
Abb. 4 Druck im unteren Rückenbereich

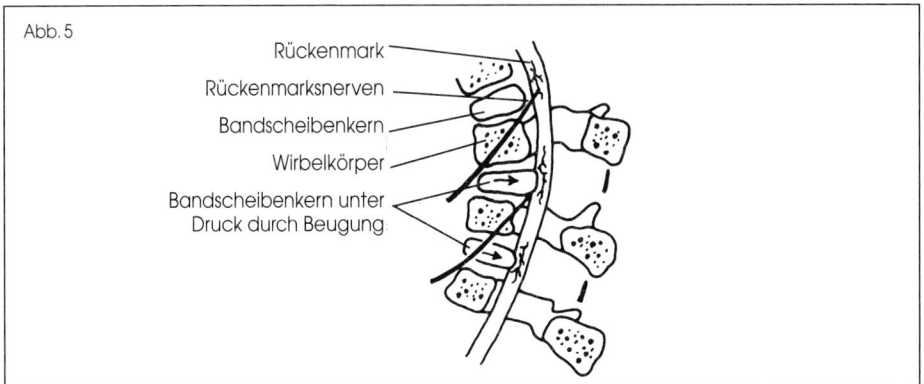

Abb. 5 Druck auf die Bandscheiben, ausgelöst durch falsches Beugen

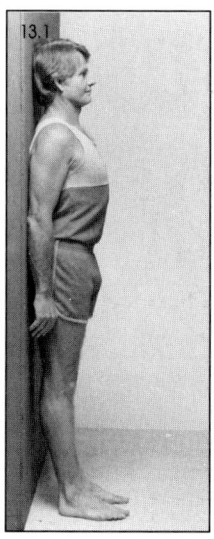

Uttanasana-Variante
Wand-Beuge

1 – Ausgangsposition. Sie stehen in der Berg-Stellung, den Rücken gegen eine Wand, die Füße um Hüftbreite auseinander und etwa 20 Zentimeter von der Wand entfernt. Die Kniescheiben sind angezogen. Legen Sie die Hände an die vordere Leistengegend. Die Beugung nach vorne erfolgt aus diesem Bereich heraus.

2 – Vorbereitung. Beim Ausatmen beginnen Sie, den Oberkörper nach vorne zu beugen. Stellen Sie sich dabei die Wirbelsäule als durchgehende Einheit vor. Lassen Sie das Gesäß an der Wand hochgleiten. Strecken Sie die Vorderseite des Oberkörpers. Mit einer Hand berühren Sie die Rückseite der Taille. Wenn die Wirbel über den Muskeln hervorstehen, heben Sie den gesamten Oberkörper noch höher, damit die natürlichen Kurven der Wirbelsäule bewahrt bleiben.

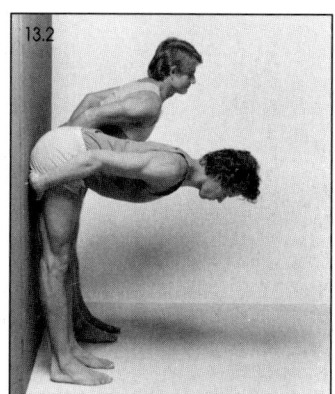

13.1 Wand-Beuge –
    Ausgangsposition
13.2 Wand-Beuge –
    vorbereitende Bewegung

3 – Stellung. Wölben Sie nun den Rükken sehr sanft nach unten, indem Sie den Kopf in Richtung Boden und nicht zu den Knien hin senken. Lassen Sie Ihre Arme und den Kopf locker hängen. Falls Ihre Hände den Boden berühren, umfassen Sie Ihre Ellenbogen mit den Händen. Spüren Sie, wie Sie allein durch die Schwerkraft nach unten gezogen werden. Entspannen Sie den Unterleib und lassen Sie die Dehnung Ihrer Rückenmuskeln und Bänder zu. Halten Sie die Stellung 15 Sekunden, bei gleichmäßiger Atmung. Allmählich können Sie diese Zeit auf eine Minute erhöhen. Um sich wieder aufzurichten, legen Sie die Hände auf Ihre Oberschenkel und bringen den Oberkörper in die unter Punkt 2 beschriebene Stellung zurück. Dann heben Sie ihn an die Wand zurück, indem Sie die Wirbelsäule als durchgehende Einheit bewegen.

4 – Variante. Nehmen Sie die unter Punkt 3 beschriebene Stellung ein, so daß Sie die Ellenbogen mit den Händen umgreifen. Heben Sie dann Ihre Ellenbogen in den Raum hinein. Mit jedem Atemzug strecken Sie die Achselhöhlen zum Boden hin. Das hilft Ihnen, die Wirbelsäule zu verlängern. Um sich wieder aufzurichten, lassen Sie die Arme locker hängen und heben den Oberkörper an die Wand zurück.

Nutzen: Die Wand-Beuge (Uttanasana, Variante) ist eine hervorragende Übung, um das korrekte Vorwärtsbeugen zu erlernen, weil Sie dabei spüren können, wie Ihr Gesäß an der Wand hochgleitet. Dies ist außerdem eine schöne Dehnübung für die Rückseite der Beine.

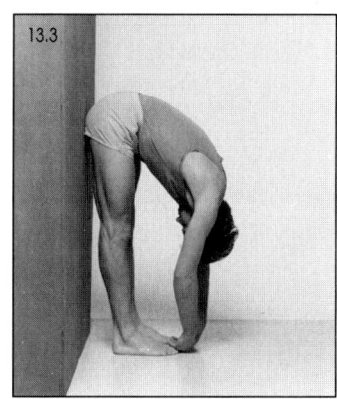

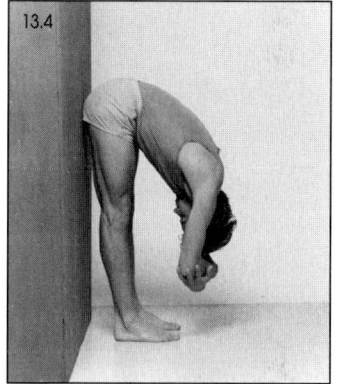

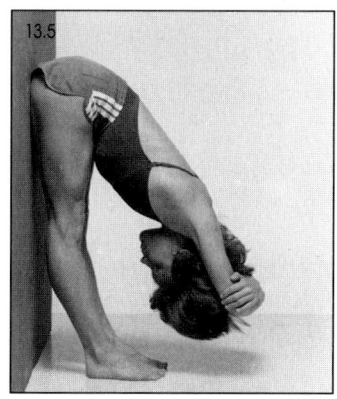

13.3 Wand-Beuge
13.4 Wand-Beuge – Hände umfassen
die Ellenbogen
13.5 Wand-Beuge – die Ellenbogen
werden gehoben

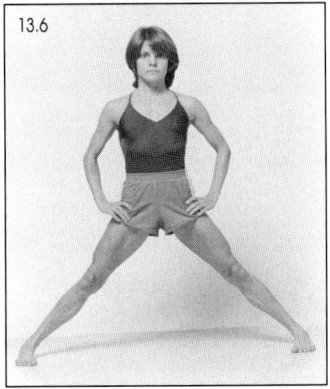

13.6

Prasarita Padottanasana
Vorwärtsbeuge-mit-gespreizten-Beinen

1 – Ausgangsposition. Sie stehen in der Berg-Stellung. Beim Ausatmen springen Sie in die Spreizstellung, so daß Ihre Füße ca. 1,5 m auseinander sind. Die Füße sind parallel und die Oberschenkel aktiv gedehnt. Legen Sie Ihre Hände an die vordere Leistengegend.

2 – Stellung. Beim Ausatmen beugen Sie sich aus den Hüften heraus nach vorne und bewegen dabei den Oberkörper wie eine durchgehende Einheit. Atmen Sie aus und legen die Hände eine Schulterbreite auseinander und in einer Linie mit den Füßen auf den Boden. Atmen Sie ein und heben den Kopf, während Sie gleichzeitig das Gesäß heben, um den Rücken zu strecken. Entspannen Sie den Unterleib. Atmen Sie aus, beugen die Ellenbogen nach hinten, bis diese sich zwischen den Knien befinden, und gehen mit der Kopfmitte zum Boden. In dieser Position bilden die Knochen des Unterarms und die des Oberarms einen rechten Winkel.

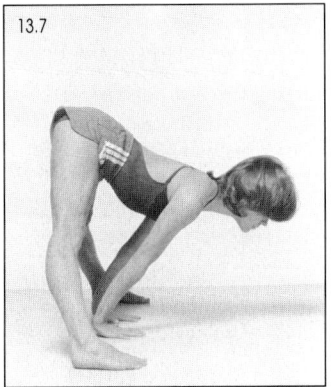

13.7

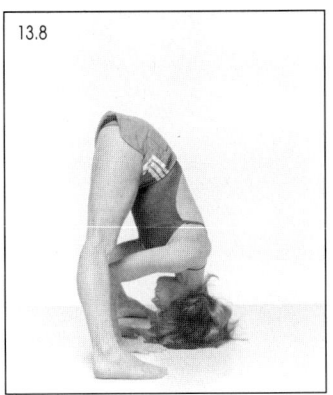

13.8

13.6 Vorwärtsbeuge-mit-gespreizten-
    Beinen – Ausgangsposition
13.7 Vorwärtsbeuge-mit-gespreizten-
    Beinen – Hände auf dem Boden
13.8 Vorwärtsbeuge-mit-gespreizten-
    Beinen

Halten Sie die Stellung 10 bis 20 Sekunden, bei gleichmäßiger Atmung. Um die Stellung aufzulösen, wird der Bewegungsablauf umgekehrt: zunächst strecken Sie die Arme, dann heben Sie den Oberkörper als durchgehende Einheit. Springen Sie dann in die Berg-Stellung zurück.

3 – Variante. Führen Sie die Arme hinter den Rücken und verschränken Sie die Finger. Die Vorderseite der Wirbelsäule bleibt gestreckt und die Brust geweitet. Atmen Sie aus, beugen Sie sich aus den Hüften heraus und bringen den Oberkörper möglichst weit nach vorne. Dabei bleibt die Wirbelsäule gestreckt. Heben Sie die Arme vom Gesäß weg. Atmen Sie aus, wölben leicht den Rücken und strecken mit der Kopfmitte zum Boden hin, während Sie die Arme möglichst weit über den Kopf führen. Halten Sie die Stellung 15 bis 20 Sekunden, bei gleichmäßiger Atmung. Wenn Sie Ihre Finger nicht hinter Ihrem Rücken verschränken können, nehmen Sie hilfsweise ein Tuch oder einen Stock zwischen beide Hände. Regelmäßiges Üben hilft auch hier weiter.

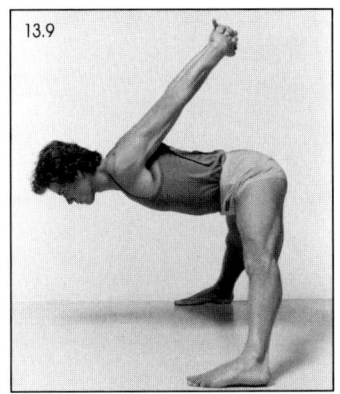

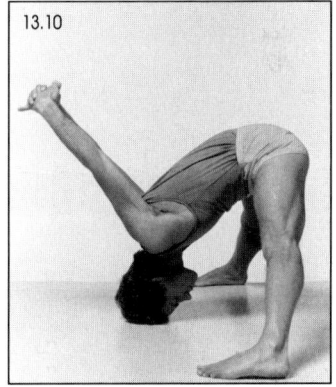

13.9 Vorwärtsbeuge-mit-gespreizten-Beinen – mit nach hinten gestreckten Armen

13.10 Vorwärtsbeuge-mit-gespreizten-Beinen – Kopf auf dem Boden

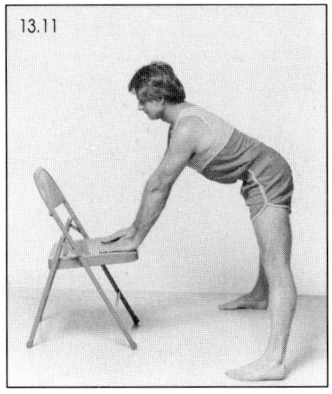

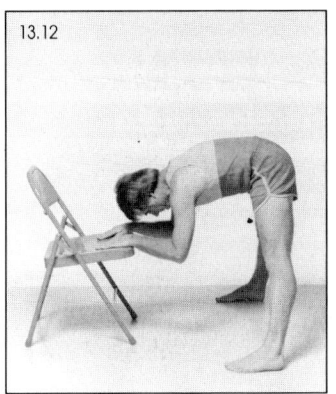

4 – Hilfsmittel. Sie stehen 60 bis 70 cm vor einem Stuhl. Dann befolgen Sie die unter Punkt 2 beschriebenen Anleitungen, legen aber die Hände auf die Sitzfläche statt auf den Boden. Wenn Sie Ihre Wirbelsäule nicht voll strecken können, legen Sie Ihre Hände auf die Stuhllehne. Um die Stellung aufzulösen, beugen Sie die Knie, legen die Hände auf die Oberschenkel und heben den Oberkörper, bis er parallel zum Boden steht. Verlängern Sie die Wirbelsäule und richten Sie sich auf, indem Sie den Oberkörper als durchgehende Einheit heben.

Nutzen: Durch die Vorwärtsbeuge-mit-gespreizten-Beinen (Prasarita Padottanasana) werden die hinteren Oberschenkelmuskeln und die Innenseiten der Oberschenkel gestreckt. Zudem werden Beine und Fußgelenke gestärkt und Verspannungen im oberen Körperbereich gelindert.

13.11 Vorwärtsbeuge-mit-
gespreizten-Beinen – Hände auf
einem Stuhl – Ausgangsposition
13.12 Vorwärtsbeuge-mit-
gespreizten-Beinen –
Hände auf einem Stuhl

Padangusthasana
Stehende
Hand-an-Zeh-Position

1 – Ausgangsposition. Sie stehen in der Berg-Stellung und spreizen die Beine, so daß Ihre Füße etwa 30 Zentimeter auseinander sind. Die Kniescheiben bleiben angezogen und die Oberschenkel aktiv gespannt.

2 – Stellung. Beim Ausatmen beugen Sie sich aus den Hüften heraus nach vorne und umfassen Ihre großen Zehen mit Daumen, Zeige- und Mittelfinger jeder Hand so, daß Ihre Handflächen nach innen zeigen. Dann strecken Sie die Arme, heben den Kopf und strecken das Gesäß nach oben. Weiten Sie die Schultern und entspannen Sie den Unterleib. Atmen Sie aus, beugen Sie die Ellenbogen zur Seite und verlängern die Wirbelsäule zum Boden hin, bis der Kopf an den Schienbeinen ruht. Halten Sie die Stellung 10 Sekunden, bei gleichmäßiger Atmung. Lösen Sie die Stellung auf, indem Sie die Arme strecken, dann richten Sie sich beim Einatmen wieder auf. Kehren Sie nun in die Berg-Stellung zurück.

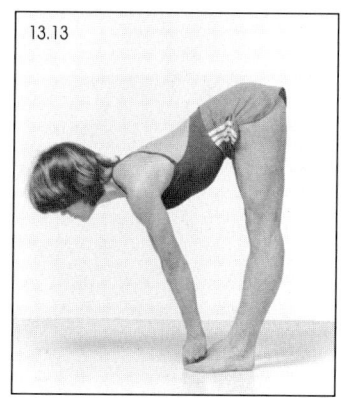

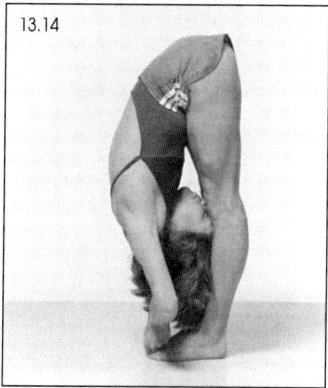

13.13 Stehende Hand-an-Zeh-Position – mit gehobenem Kopf und gestrecktem Rücken
13.14 Stehende Hand-an-Zeh-Position – Kopf an den Schienbeinen

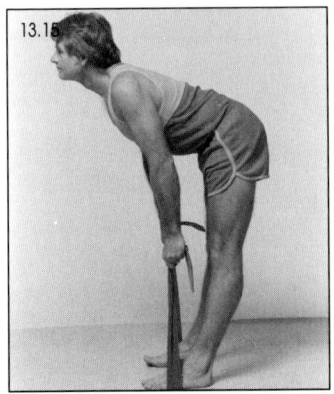

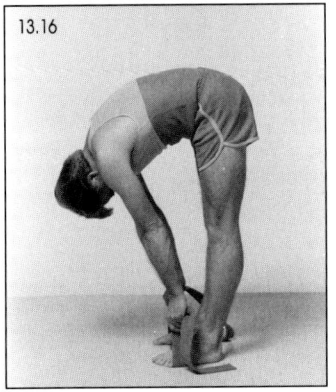

13.15 Stehende Hand-an-Zeh-Position – gestreckter Rücken mit Gürtel

13.16 Stehende Hand-an-Zeh-Position – Vorwärtsbeuge mit Gürtel

3 – Hilfsmittel. Legen Sie einen Gürtel oder ein Tuch unter die Fußgewölbe. Dann atmen Sie aus, beugen sich nach vorne und nehmen den Gürtel in beide Hände. Strecken Sie Beine und Arme und dehnen das Gesäß nach oben. Heben Sie den Kopf und dann den Oberkörper, so daß die Wirbel nach innen gezogen werden. Verlängern Sie weiterhin die Wirbelsäule. Dann atmen Sie aus, beugen die Ellenbogen zur Seite und führen den Kopf zum Boden hin. Halten Sie die Stellung zwei volle Atemzüge lang. Dann lassen Sie den Gürtel los, beugen die Knie, legen die Hände an die Oberschenkel und strecken die Wirbelsäule, indem Sie den Oberkörper heben und das Schambein nach unten bewegen. Sobald die Wirbelsäule gestreckt ist, richten Sie sich mit gebeugten Knien auf, indem Sie die Wirbelsäule als durchgehende Einheit heben.

Nutzen: Die stehende Hand-an-Zeh-Position (Padangusthasana) streckt die Beine und die Wirbelsäule.

Uttanasana
Stehende
Vorwärtsbeuge

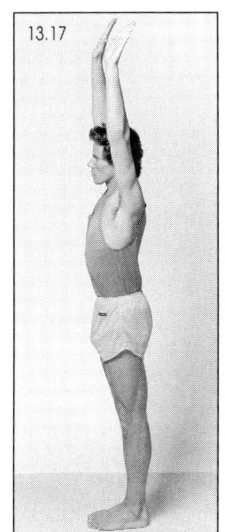
13.17

1 – Ausgangsposition. Sie stehen in der Berg-Stellung.
2 – Stellung. Beim Einatmen führen Sie die Arme über Ihren Kopf, die Handflächen weisen nach vorne. Achten Sie darauf, daß die Schultern während der ganzen Übung gesenkt bleiben. Beim Ausatmen beugen Sie sich aus den Hüften heraus nach vorne und legen die Hände neben den Füßen auf den Boden. Heben Sie Ihr Gesäß. Wenn das Körpergewicht zu sehr auf den Fersen ruht, verlagern Sie es zunächst auf die Fußballen und verteilen es dann gleichmäßig auf beide Füße. Beim Ausatmen bringen Sie den Kopf an die Schienbeine heran. Der Unterleib bleibt entspannt und der Hals weich. Halten Sie die Stellung zwei volle Atemzüge lang. Versuchen Sie, diese Zeit allmählich auf eine Minute zu erhöhen. Um sich wieder aufzurichten, heben Sie zunächst den Kopf und danach den Oberkörper als durchgehende Einheit.

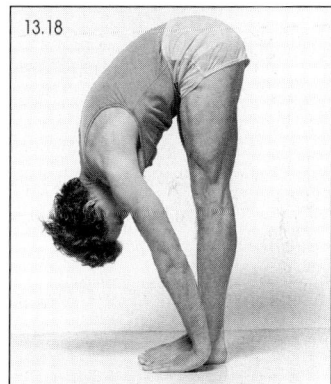
13.18

13.17 Stehende Vorwärtsbeuge –
Ausgangsposition mit
nach oben gestreckten Armen
13.18 Stehende Vorwärtsbeuge –
Hände neben den Füßen

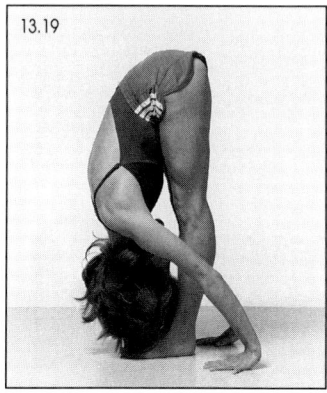

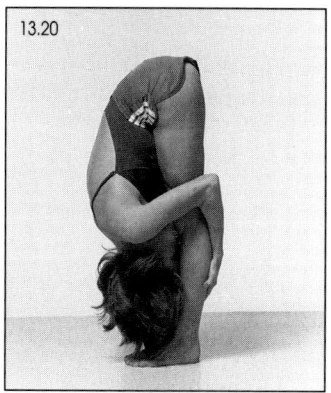

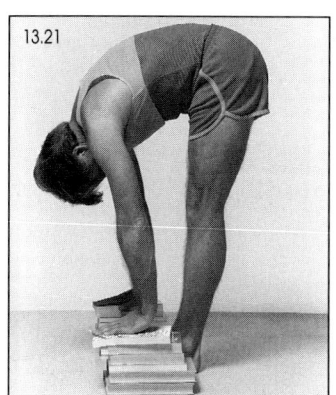

3 – Variante. Um die Dehnung zu erhöhen, beginnen Sie die Übung wie unter Punkt 2 beschrieben, legen aber dann die Hände weiter nach hinten. Ihre Fingerspitzen sollten sich in einer geraden Linie befinden und nach vorne zeigen. Bei optimaler Ausführung sind die Hüften direkt über den Füßen. Heben Sie das Gesäß und dehnen Sie die Rückseite der Beine. Die Arme bleiben gerade und aktiv gedehnt. Entspannen Sie Hals und Unterleib. Mit zunehmender Beweglichkeit können Sie die Handflächen auf den Boden legen.

4 – Variante. Um die Dehnung weiter zu erhöhen, legen Sie den rechten Unterarm auf die rechte Wade und den linken Unterarm auf die linke Wade. Entspannen Sie Hals und Unterleib. Bewegen Sie die Schultern von den Ohren weg. Beim Ausatmen ziehen Sie den Oberkörper an die Beine heran. Halten Sie die Stellung 5 Sekunden, bei gleichmäßiger Atmung. Allmählich können Sie diese Zeit auf 30 Sekunden erhöhen.

5 – Hilfsmittel. Wenn Sie mit den Händen nicht den Boden erreichen können, legen Sie Bücher neben die Füße. Beugen Sie sich nach vorne und positionieren Sie Ihre Hände auf den Büchern, die Finger zeigen nach vorne. Fahren Sie dann wie unter Punkt 2 beschrieben fort. Achten Sie darauf, daß die Beine aktiv gedehnt bleiben und Sie das Gesäß heben.

Nutzen: Die Stehende Vorwärtsbeuge (Uttanasana) streckt die gesamte Rückseite des Körpers.

13.19 Stehende Vorwärtsbeuge –
Hände hinter den Füßen
13.20 Stehende Vorwärtsbeuge –
Unterarme auf den Waden
13.21 Stehende Vorwärtsbeuge –
Hände auf Büchern

14

Sei unbefangen

Übungen für
Schultern, Arme und den oberen
Rückenbereich

Läufer konzentrieren sich manchmal derart auf den unteren Körperbereich, daß Brust, Schultern und Arme unterentwickelt bleiben. Der untere Körperbereich wird übermäßig beansprucht, da er die Schwächen im oberen kompensieren muß. Mögliche Folgen einer solchen unausgewogenen körperlichen Entwicklung sind ein steifer Schultergürtel, ein verspannter Hals, eine eingefallene Brust und schwache Arme. Es kann also sehr nützlich sein, sich bei den Yoga-Übungen intensiv dem oberen Rückenbereich, den Schultern und den Armen zu widmen. In diesem Kapitel finden Sie Übungen für diese Körperzonen. Bei den Push-ups (Liegestützen) muß allerdings zu besonderer Vorsicht geraten werden. Sie fördern zwar die Entwicklung der Arme und stärken den Unterleib, dennoch empfiehlt es sich für manche Athleten, sich nur mäßig mit diesen Übungen zu be-

schäftigen und mehr auf die Streckung des Beckenbereichs zu achten. Ein übermäßig verspannter Unterleib wirkt wie ein Hebel und zieht den Brustkorb nach unten. Die Brust wird flach und leblos, die Lungenkapazität eingeschränkt. Meistens streckt dann auch der Kopf nach vorn. Ist die Brust eingefallen, verlieren die Rückenmuskeln durch die permanente Dehnung an Tonus. Das Gleichgewicht des gesamten Körpers wird gestört. Prüfen Sie Ihre Haltung im Spiegel. Neigen Sie zu dieser Körperhaltung, sollten Sie auf Übungen umsteigen, die wahres Gleichgewicht und Fitness und nicht nur harte Muskeln fördern. Verringern Sie die Push-ups, Beinhebe-Übungen und Sit-ups (Bauchaufzüge) und konzentrieren Sie sich eher auf Übungen, die den Rücken nach hinten strecken.

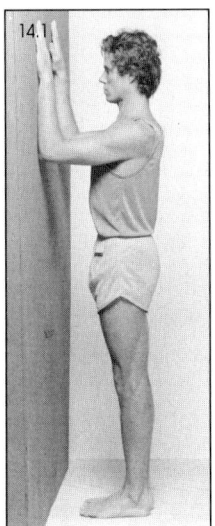

Achten Sie bei der Ausführung der folgenden Übungen darauf, daß Gesicht, Hals und Arme weich und entspannt bleiben. Durch die Stärkung und Erhöhung der Elastizität von Schultern, Armen und dem oberen Rückenbereich öffnet sich die Brust. Das Ergebnis ist eine tiefere, freiere Atmung, die es Ihnen ermöglichen wird, länger und kraftvoller zu laufen und anspruchsvollere Trainings-Übungen durchzuführen.

Brust-Öffner

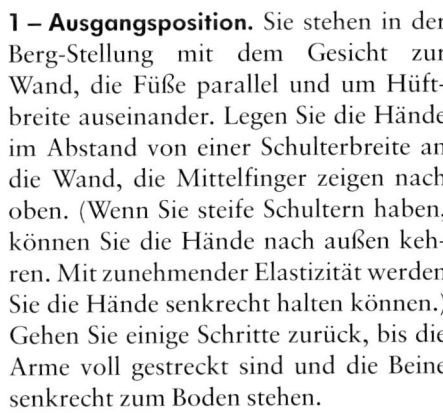

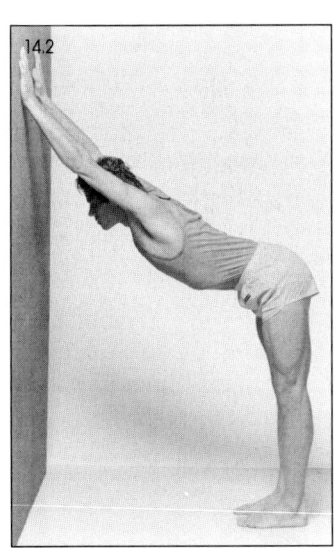

1 – Ausgangsposition. Sie stehen in der Berg-Stellung mit dem Gesicht zur Wand, die Füße parallel und um Hüftbreite auseinander. Legen Sie die Hände im Abstand von einer Schulterbreite an die Wand, die Mittelfinger zeigen nach oben. (Wenn Sie steife Schultern haben, können Sie die Hände nach außen kehren. Mit zunehmender Elastizität werden Sie die Hände senkrecht halten können.) Gehen Sie einige Schritte zurück, bis die Arme voll gestreckt sind und die Beine senkrecht zum Boden stehen.

2 – Stellung. Atmen Sie aus. Mit gestreckten Armen und ohne die Hände zu bewegen, drehen Sie die Innenseiten der Ellenbogen nach oben. Heben Sie die Gesäßknochen und strecken die Vorderseite des Oberkörpers. Die Beine bleiben während der ganzen Übung senkrecht zum Oberkörper. Die Kniescheiben sind angezogen, die Arme bleiben gestreckt.

14.1 Brust-Öffner –
    Ausgangsposition
14.2 Brust-Öffner

Halten Sie die Stellung einige Atemzüge lang. Um die Position aufzulösen, gehen Sie einen Schritt zur Wand hin und kehren in die Berg-Stellung zurück.

3 – Hilfsmittel. Wenn Sie aufgrund verspannter hinterer Oberschenkelmuskeln die Stellung nicht mit gestreckten Beinen ausführen können, setzen Sie sich auf einen Stuhl und fahren dann wie unter Punkt 2 beschrieben fort.

Nutzen: Der Brust-Öffner weitet die Schultern und streckt die Beine. Zudem stärkt diese Übung die Arme, den oberen Rückenbereich und die Brust.

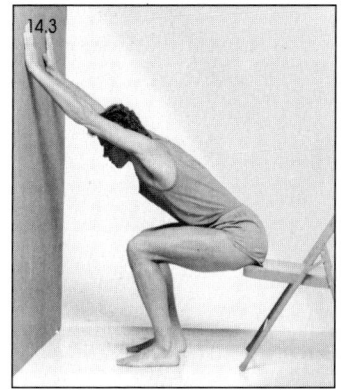

14.3 Brust-Öffner – mit einem Stuhl

Schulterdehnung-mit-verschränkten-Händen

1 – Ausgangsposition. Sie stehen in der Berg-Stellung und verschränken die Finger hinter Ihrem Rücken.

2 – Stellung. Bewegen Sie beide Hände nach links und legen den rechten Handrücken gegen die linke Seite des Brustkorbs. Beim Ausatmen werden die Schultern gesenkt und die Schulterblätter zusammen und nach unten gezogen. Der linke Ellenbogen bewegt sich dadurch auf die Wirbelsäule zu und ebenfalls nach unten. Atmen Sie tief ein und heben mit jeder Einatmung die Wirbelsäule. Halten Sie die Stellung 15 bis 20 Sekunden, bei gleichmäßiger Atmung. Wiederholen Sie die Übung zur rechten Seite und kehren dann in die Berg-Stellung zurück.

Nutzen: Diese Übung streckt die Brust, stärkt den oberen Rückenbereich und macht den Schultergürtel beweglicher.

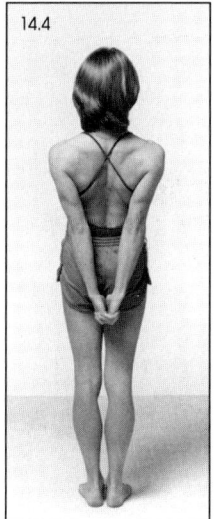 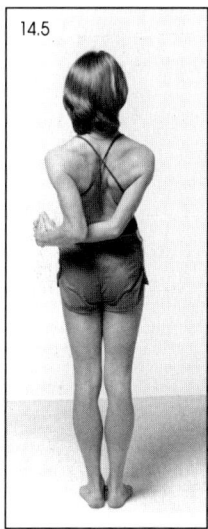

14.4 Schulterdehnung-mit-verschränkten-Händen – Ausgangsposition

14.5 Schulterdehnung-mit-verschränkten-Händen

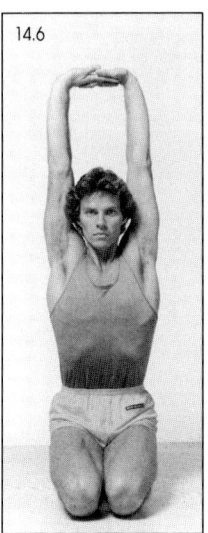
14.6

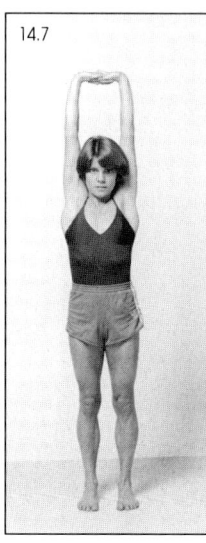
14.7

14.6 Armdehnung
14.7 Armdehnung – in stehender Position

Parvatasana

Armdehnung

1 – Ausgangsposition. Sie sitzen auf Ihren Fersen (Diamanten-Stellung, Kapitel 8). Wenn Ihnen das Schwierigkeiten bereiten sollte, können Sie auf einer fest gefalteten Decke sitzen oder stehen, die Füße parallel und hüftbreit auseinander. Verschränken Sie die Finger mit dem rechten Daumen nach oben.

2 – Stellung. Atmen Sie aus und strecken die Arme mit verschränkten Fingern nach oben, so daß Ihre Handflächen zur Decke zeigen. Gesicht und Hals bleiben weich, während Sie mit beiden Körperseiten gleichmäßig nach oben strecken. Halten Sie die Stellung 10 Sekunden, bei gleichmäßiger Atmung. Entspannen Sie die Arme und verschränken nun die Finger so, daß der linke Daumen oben liegt. Wiederholen Sie die Übung.

3 – Variante. Wenn Sie diese Übung in stehender Position ausführen, denken Sie bitte daran, daß der Körper in der Berg-Stellung bleibt, auch wenn die Füße auseinander sind. Strecken Sie die Arme und achten darauf, daß Gesicht und Hals weich bleiben.

4 – Hilfsmittel. In stehender Position halten Sie ein Band mit beiden Händen. Atmen Sie aus und strecken die Arme nach oben. Mit den Fäusten strecken Sie zur Decke hin. Dehnen Sie die Innenseite der Ellenbogen, ohne die Spannung des Bandes zu verringern. Wenn Ihre Schultern verspannt sind, können Sie eventuell die Arme nicht senkrecht halten. Mit zunehmender Elastizität bewegen Sie dann die Hände immer mehr zur Mitte hin.

Nutzen: Die Armdehnung (Parvatasana) stärkt die Oberarme und streckt die Schultern.

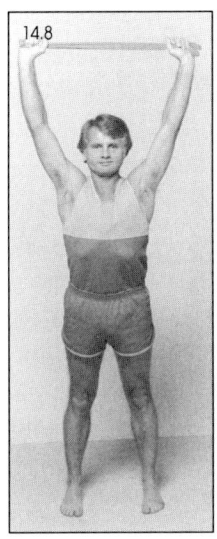

14.8 Armdehnung – mit einem Band

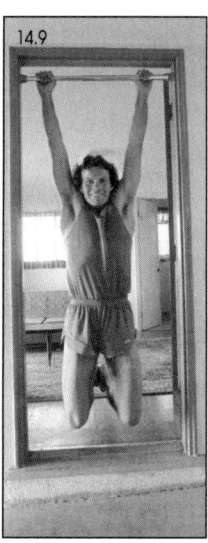

14.9

14.9 Hängeübung

Hängeübung

1 – Ausgangsposition. Mit den Händen umfassen Sie eine Stange, die oben in einem Türrahmen befestigt ist.

2 – Stellung. Atmen Sie aus, entspannen die Knie, und lassen Sie Ihr Körpergewicht mit gestreckten Armen von den Händen herunterhängen. Atmen Sie gleichmäßig und strecken den Rücken. Wenn Sie geübter werden, können Sie die Knie beugen, um die Füße vom Boden zu heben.

3 – Variante. Sie umfassen die Stange so, daß Ihre Handflächen nach hinten weisen. Während Sie von den Händen hängen, weiten Sie die Schulterblätter aus. Atmen Sie gleichmäßig und lassen Schultern und Rücken durch das Körpergewicht strecken.

Nutzen: Dies ist eine ausgezeichnete Dehnübung für Rücken, Schultern und Arme. Sie eignet sich besonders für Baseball-, Tennis-Spieler und alle Athleten, die ständig den oberen Körperbereich anspannen.

Dehnübung für die Handgelenke

1 – Ausgangsposition. Sie stehen in der Berg-Stellung vor einer Wand. Beugen Sie die Arme und legen die Handflächen so an die Wand, daß die Fingerspitzen zum Boden zeigen. Lassen Sie sich nicht entmutigen, wenn Ihnen dies zunächst Schwierigkeiten bereitet. Je verspannter die Handgelenke sind, desto niedriger werden die Hände an die Wand gelegt.

2 – Stellung. Bei jeder Ausatmung lehnen Sie sich sanft gegen die Hände und versuchen, die gesamte Handfläche an der Wand auszubreiten. Mit wachsender Elastizität werden die Hände höher an der Wand plaziert.

Nutzen: Diese Übung erhöht die Elastizität der Handgelenke.

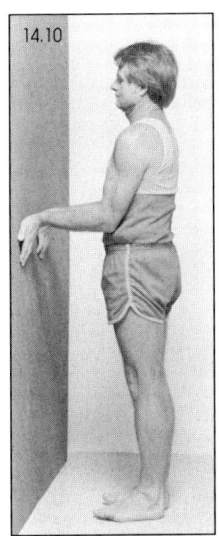

14.10
Dehnübung für die Handgelenke – Ausgangsposition

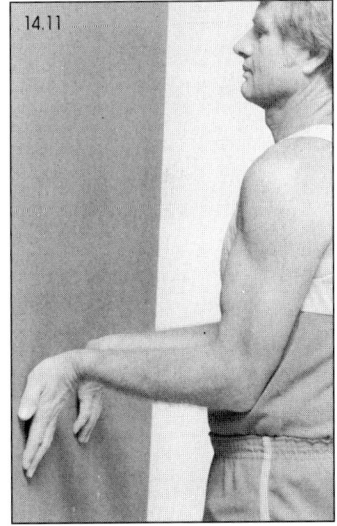

14.11 Dehnübung für die Handgelenke

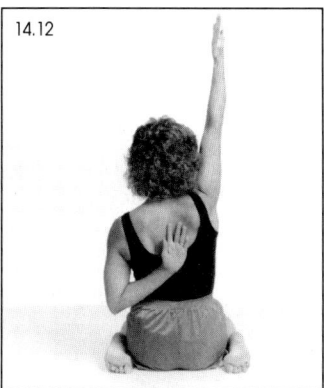

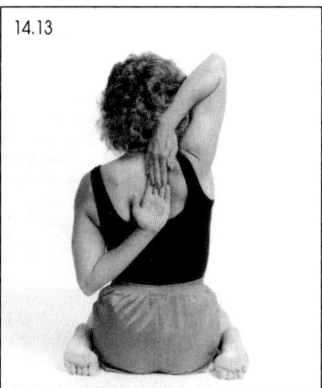

14.12 Kuhgesicht-Stellung –
    Ausgangsposition
14.13 Kuhgesicht-Stellung

Gomukhasana
Kuhgesicht-Stellung

1 – Ausgangsposition. Sie sitzen in der Helden-Stellung (Kapitel 8). Verteilen Sie Ihr Gewicht gleichmäßig auf beide Gesäßhälften.

2 – Stellung. Strecken Sie beide Arme nach unten, die Handflächen nach außen gekehrt, die Schulterblätter bewegen sich nach unten. Atmen Sie aus, beugen den linken Arm und legen die linke Hand an den Rücken, die Handfläche nach außen. Die linke Schulter bleibt niedrig und leicht nach hinten gedreht, die Finger werden nach oben gestreckt. Atmen Sie aus und strecken den rechten Arm nach oben, Handfläche nach innen. Die Dehnung des rechten Arms wird beibehalten, während Sie ihn nach hinten beugen und die rechte Hand auf die linke legen. Halten Sie die Wirbelsäule gestreckt, die Schultern gerade und das Schlüsselbein geweitet. Ihr Hals ist entspannt und Ihr Blick weich. Halten Sie die Stellung 10 bis 15 Sekunden, bei gleichmäßiger Atmung. Lassen Sie die Hände zur Seite fallen und wiederholen die Übung mit der anderen Seite.

3 – Variante. Sie führen die Übung aus, während Sie auf den Fersen sitzen (Diamanten-Stellung, Kapitel 8). Wenn Ihre Knie verspannt sind oder sich Ihre Wirbelsäule krümmt, können Sie ein Kissen zwischen Fersen und Gesäß legen. Kümmern Sie sich nicht darum, ob sich Ihre Hände berühren. Wichtig ist vor allem die korrekte Haltung der Beine und des Oberkörpers. Während Sie die Arme beugen, konzentrieren Sie sich auf Füße, Hüften, Schultern, Hals und Gesicht. Wenn Sie Schmerzen in den Knien spüren, üben Sie wie unter Punkt 4 beschrieben.

4 – Hilfsmittel. Sie können diese Übung auch stehend ausführen. Nehmen Sie ein Handtuch oder einen Gürtel in die rechte Hand, und fassen Sie sie mit der linken, so daß sie als Verbindung zwischen beiden Händen dienen.

Nutzen: Die Kuhgesicht-Stellung (Gomukhasana) ist eine ausgezeichnete Übung für Personen mit runden Schultern, einer eingefallenen Brust oder verspannten Armen.

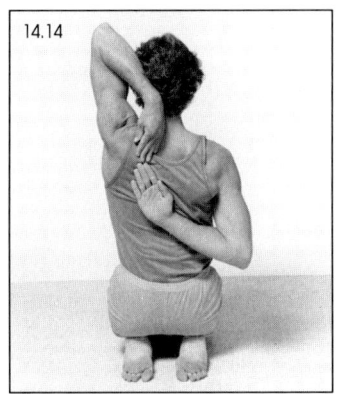

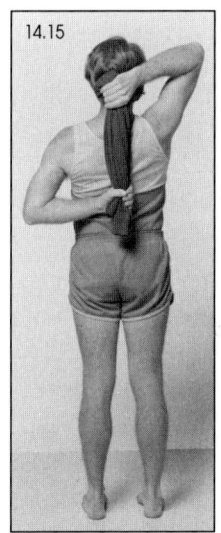

14.14 Kuhgesicht-Stellung –
auf den Fersen sitzend
14.15 Kuhgesicht-Stellung –
mit Handtuch

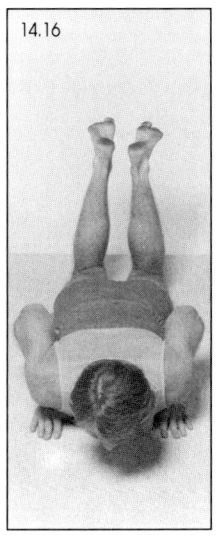

Chaturanga Dandasana
Yoga-Push-ups
(Liegestütze)

1 – Ausgangsposition. Legen Sie sich bäuchlings auf den Boden, die Füße etwa 30 cm auseinander. Dann legen Sie die Hände unter die Schultern, die Finger gespreizt, die Mittelfinger parallel zueinander. Während der gesamten Übung bleiben die Ellenbogen dicht am Körper und die Arme parallel. Winkeln Sie die Knie an und bewegen die Fersen in Richtung Gesäß.

2 – Stellung. Heben Sie den Oberkörper vom Boden. Halten Sie die Wirbelsäule gestreckt. Atmen Sie ein, drücken Sie gleichmäßig auf Innen- und Außenseiten der Handflächen und strecken die Arme. Atmen Sie aus, beugen die Ellenbogen und senken den Körper so, daß nur die Brust den Boden berührt. Wiederholen Sie die Übung, solange Sie dabei gleichmäßig atmen können und Gesicht und Hals weich bleiben. Versuchen Sie allmählich, auf zehn Wiederholungen zu kommen.

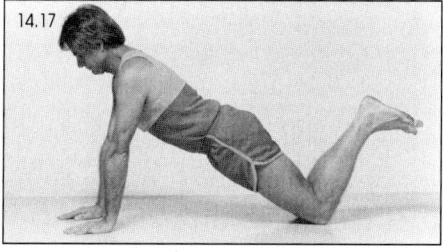

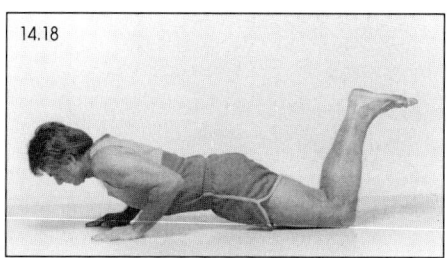

14.16 Yoga-Push-ups – Ausgangsposition mit gebeugten Knien
14.17 Yoga-Push-ups – den Oberkörper heben
14.18 Yoga-Push-ups – den Oberkörper senken

3 – Variante. Wenn Ihnen kein Yoga-Push-up gelingt, können Sie durch das Üben von Yoga-Push-downs Kraft entwickeln. Gehen Sie in den Vierfüßlerstand. Heben Sie die Fersen zum Gesäß. Atmen Sie aus, beugen die Ellenbogen und senken den Körper. Rollen Sie mit dem Körper auf eine Seite herüber, ziehen Sie die Knie an die Brust, gehen Sie wieder in den Vierfüßlerstand und beginnen erneut.

4 – Variante. Wenn Sie genügend Kraft entwickelt haben, strecken Sie die Beine, stellen die Zehen auf den Boden und führen volle Push-ups aus, indem Sie sowohl die Beine als auch den Oberkörper vom Boden heben. Halten Sie die Ellenbogen dicht am Körper und lassen Sie die Hände flach am Boden, damit in beiden Armen gleichmäßig Kraft entwickelt wird. Verlängern Sie die Wirbelsäule, indem Sie durch die Fersen und die Kopfmitte dehnen. Die Oberschenkel bleiben aktiv gedehnt.

Nutzen: Yoga-Push-ups (Chaturanga Dandasana und auch Yoga-Push-downs) kräftigen Arme sowie Unterleib und fördern die Beweglichkeit der Handgelenke.

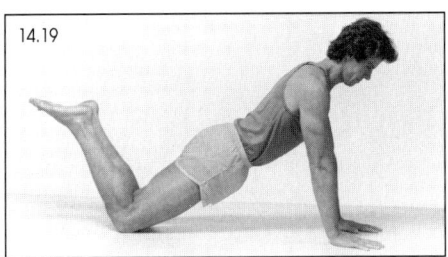

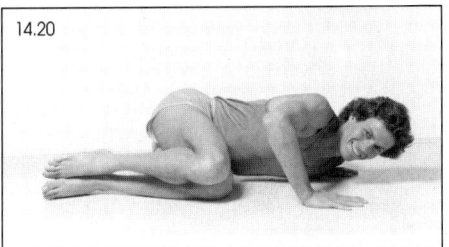

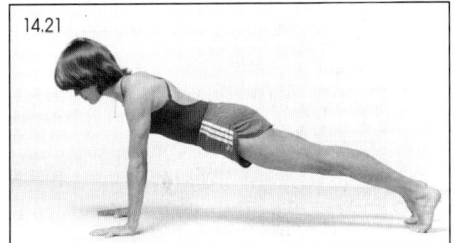

14.19 Yoga-Push-ups – Variante für schwache Arme

14.20 Yoga-Push-ups – sich wieder aufrichten

14.21 Yoga-Push-ups – mit gestreckten Beinen

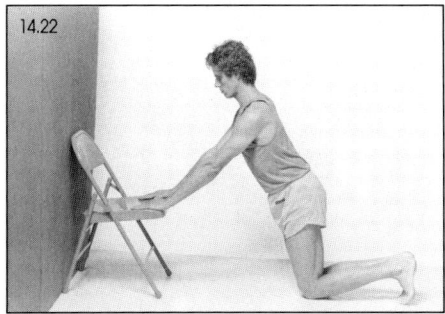

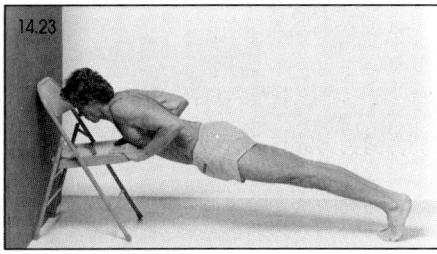

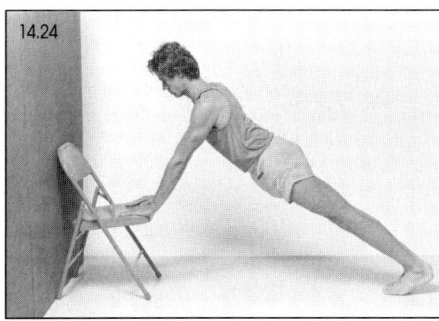

14.22 Push-ups am Stuhl – Ausgangsposition
14.23 Push-ups am Stuhl – Ausgangsposition mit gestreckten Beinen
14.24 Push-ups am Stuhl

Chaturanga Dandasana-Variante
Push-ups am Stuhl

1 – Ausgangsposition. Stellen Sie einen Stuhl mit der Lehne gegen eine Wand. Knien Sie eine Armlänge vor dem Stuhl, die Knie eine Hüftbreite auseinander. Legen Sie die Hände so auf die Sitzfläche, daß sich die unteren Handballen am Rand des Sitzes befinden. Beugen Sie die Arme und senken die Brust zum Stuhl hin. Strecken Sie die Beine aus, so daß Sie sich mit den Zehen und Händen abstützen.

2 – Stellung. Atmen Sie aus, halten Sie die Ellenbogen nah am Körper, und strecken Sie die Arme. Die Schultern bleiben unten und die Brust geöffnet. Der Kopf sollte eine Linie mit dem Körper bilden. Viele Menschen neigen dazu, den Kopf nach vorne zu strecken, wodurch die korrekte Haltung der Wirbelsäule gestört wird. Atmen Sie ein und senken den Körper so, daß die Brust, nicht die Nase, den Stuhl berührt. Wiederholen Sie die Übung so häufig wie möglich mit korrekter Körperhaltung und bei gleichmäßiger Atmung.

Nutzen: Push-ups am Stuhl (Chaturanga Dandasana-Variante) stärken Arme, Handgelenke, Schultern und Unterleib.

Purvottanasana
Intensive Dehnübung für die vordere Körperseite

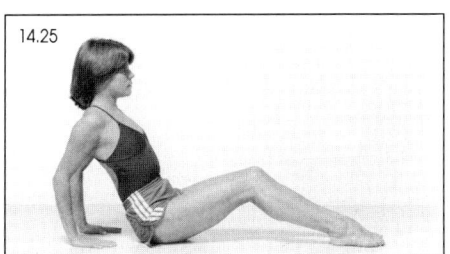

14.25

1 – **Ausgangsposition.** Sie beginnen in der Stab-Stellung (Kapitel 17). Winkeln Sie die Knie so weit an, daß die Füße flach auf dem Boden stehen können. Die Füße stehen parallel zueinander, die Knie sind in einer Linie mit den Füßen und nicht zur Seite gedreht.

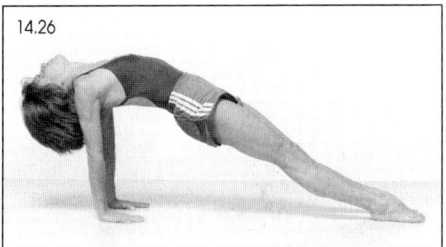

14.26

2 – **Stellung.** Atmen Sie aus, strecken Arme und Beine und heben Sie das Becken zur Decke hin. Strecken Sie die Rückseite der Beine vom Gesäß bis zu den Fersen. Drücken Sie die Fußsohlen auf den Boden, ohne die Zehenspitzen nach innen zu drehen. Weiten Sie die Brust, ziehen Sie sanft den Hals nach innen und strekken die untere Seite des Schädels von den Schultern weg. Dann neigen Sie den Kopf nach hinten. Der Hals bleibt weich. Halten Sie die Stellung einige Atemzüge lang. Erhöhen Sie allmählich die Zeit. Kehren Sie in die Stab-Stellung zurück.

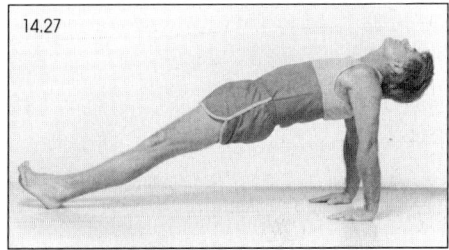

14.27

3 – **Variante.** Sie führen die Übung wie unter Punkt 2 beschrieben aus, balancieren aber nicht auf den Fußsohlen, sondern für einige Sekunden auf den Fersen. Dann atmen Sie aus und strecken die Fußsohlen zum Boden hin.

14.25 Intensive Dehnübung für die vordere Körperseite – Ausgangsposition
14.26 Intensive Dehnübung für die vordere Körperseite
14.27 Intensive Dehnübung für die vordere Körperseite – auf den Fersen

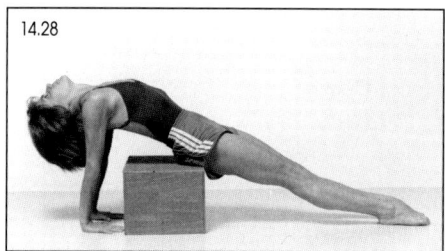

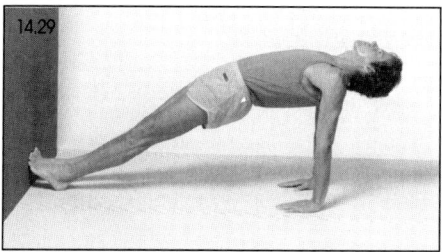

14.28 Intensive Dehnübung für die vordere
  Körperseite – Gesäß gestützt
14.29 Intensive Dehnübung für die vordere
  Körperseite – Zehen gegen
  eine Wand

4 – Hilfsmittel. Sind Ihre Arme und Schultern zu schwach, um das Körpergewicht zu tragen, legen Sie ein Kissen oder einen Schemel als Stütze unter das Gesäß.

5 – Hilfsmittel. Gelegentlich können Sie bei dieser Übung mit den Zehen gegen eine Wand drücken, um so die Beine gerade zu halten. Drücken Sie fest auf die Gelenke unter den großen Zehen, um die Innenseite der Fußgelenke zu strecken.

Achtung: Führen Sie diese Übung nicht aus, wenn Sie Probleme mit Ihrem Nakken haben. Ist der Nacken zu schwach, kann es durch die Kopfneigung nach hinten zu einer Kompression der Halswirbelsäule kommen. Um den Nacken zu stärken, lernen Sie das Strecken der Halswirbelsäule mittels Stehübungen, insbesondere durch die Dreieck-Stellung (Trikonasana).

Nutzen: Die intensive Dehnübung für die vordere Körperseite (Purvottanasana) dehnt die Füße, Fußgelenke und Brust. Zudem stärkt sie Füße, Beine, Schultern und Arme.

15

Verjüngungskur

Rückwärtsbeugen

Auch wenn wir uns dessen nicht bewußt sind, unser Rücken sehnt sich förmlich danach, nach oben und nach hinten gedehnt zu werden. Diese Dehnübungen müssen nicht dem Anspruch versierter Gymnasten genügen; sogar die einfachste Rückwärtsbeugung wirkt gegen Verspannungen, stärkt die Wirbelsäule und fördert eine korrekte Körperhaltung. Beim Autofahren, am Schreibtisch oder beim Fernsehen neigen wir fast alle dazu, den Rücken zu krümmen, so daß die Rückenwirbel nach hinten gedrückt werden. Dadurch werden die Bandscheiben in das Rückenmark gedrängt, die Muskeln an der Vorderseite der Wirbelsäule gekürzt und die Muskeln an der Rückseite der Wirbelsäule gespannt, was wiederum eine stärkere Wölbung des Rückens bewirkt. Dieser Teufelskreis kann die verschiedensten Rückenprobleme auslösen.

Wir sollten Übungen und Bewegungen ausführen, die den Rücken verlängern und die Rückenmuskulatur stärken, so daß die Rückenwirbel gleichmäßig übereinander eine lange S-Kurve bilden. Jeder von uns kann kurzfristig eine Haltung einnehmen, in der die Wirbelsäule gestreckt wird. Sobald wir nicht mehr bewußt darauf achten, löst sich allerdings diese Haltung meistens auf. Durch Yoga-Übungen wird die natürliche Kraft aktiviert, die die korrekte Haltung der Wirbelsäule bewahrt.

Zunächst jedoch einige grundsätzliche Regeln für die korrekte Rückwärtsbeugung:

1. Vor und während dieser Übungen sollten Sie die Wirbelsäule strecken. Gehen Sie von der Körperstelle ca. 5 cm unterhalb des Nabels aus. Von dort aus strecken Sie sanft das Schambein nach unten und die Wirbelsäule nach oben und spüren gleichzeitig mit der Kopfmitte zur Decke hin. Denken Sie bitte daran, daß es sich um die Streckung der Wirbelsäule handelt, heben Sie nicht nur die Brust, da dies zur Kompression des Rückens führt. (Denn jede Bewegung bewirkt eine entgegengesetzte Reaktion.)

2. Die Beine müssen aktiv gedehnt sein, d. h. die vorderen und insbesondere die hinteren Oberschenkelmuskeln müssen kontrahiert sein.

3. Die Vorderseite des Oberkörpers bleibt weich. Dazu gehören die Leisten, der Unterleib und die Vorderseite des Halses. Stellen Sie sich vor, wie die gesamte Vorderseite des Oberkörpers bis zur Vorderseite der Wirbelsäule weich wird.

4. Versuchen Sie nicht, den Nacken vorzeitig nach hinten zu neigen. Üben Sie einige Monate lang, indem Sie einfach über die Kopfmitte nach oben strecken. Ziehen Sie sanft den Hals in den Nacken hinein und strecken den Kopf von den Schultern weg. Auf diese Weise unterstützt die Vorderseite des Halses die streckende Bewegung der Wirbelsäule. Sie sollten dies sehr genau üben, bevor Sie den Kopf nach hinten neigen.

5. Wie bei allen Yoga-Übungen sollten Sie sich in der Stellung wohlfühlen. Unabhängig davon, ob Sie mit oder ohne Lehrer üben, letztendlich sind Sie selbst für sich verantwortlich.

6. Nach dem Rückwärtsbeugen dehnen Sie sanft die hinteren Oberschenkelmuskeln und die untere Rückenmuskulatur, indem Sie die Knie-an-Brust-Übung (Kapitel 12) und/oder die Kinder-Stellung (Kapitel 20) ausführen. Sanfte Dreh-Übungen, wie die Krokodil-Drehübung oder die Einfache-Drehübung (beide in Kapitel 18), tragen ebenfalls dazu bei, den Rücken nach intensiven Rückwärtsbeugen zu entspannen.

Achtung: Wenn Sie während der Rückwärtsbeugen Krämpfe in der Rückenmuskulatur bekommen, ist das ein Zeichen dafür, daß diese Muskeln unter großem Druck stehen. Kehren Sie dann zum Becken-Kippen (Kapitel 6), zu den Rückenstreckungen, leichten Drehübungen und Stehübungen zurück. Allmählich werden Sie mit den Rückwärtsbeugen fortfahren können, aber zunächst bedarf es weiterer Vorbereitung. Genießen Sie einfach das Gefühl der Dehnung, unabhängig davon, welche Übung Sie ausführen. Es klingt etwas widersprüchlich, aber wenn es Ihnen gelingt, jede Dehnung einfach zu genießen, stellen sich Erfolge um so schneller ein. Wenn Sie zu schnell voranpreschen und beständig einen Blick auf die nächste Übung werfen, lassen Fortschritte immer länger auf sich warten. Vertrauen Sie mir!

Liegende Rückendehnung

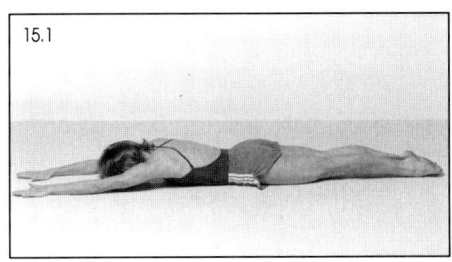

15.1

15.1 Liegende-Rückendehnung

1 – Ausgangsposition. Sie liegen bäuchlings auf einer Matte oder Decke. Strekken Sie die Arme nach vorne und legen die Handflächen auf den Boden. Die Zehenspitzen bleiben gestreckt und die Beine geschlossen.

2 – Stellung. Strecken Sie sich von den Fingerspitzen bis in die Zehen.

Nutzen: Durch diese Übung wird der gesamte Körper gedehnt.

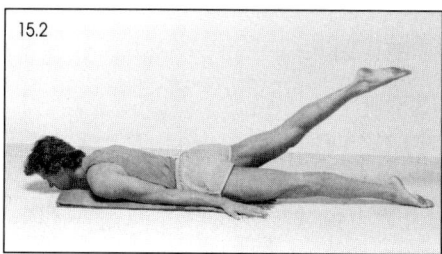

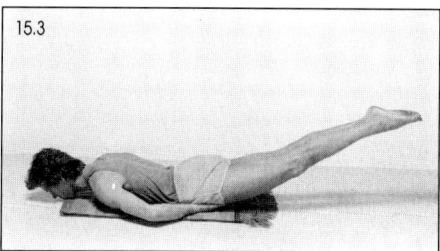

15.2 Heuschrecken-Stellung – ein Bein
angehoben
15.3 Heuschrecken-Stellung – beide Beine
angehoben

Achtung: Personen mit Bandscheiben-Problemen sollten diese Übung nicht ausführen. Üben Sie statt dessen die ersten vier Stellungen aus Kapitel 12, «Erleichterung: Dehnübungen für den Rükken».
Nutzen: Die Heuschrecken-Stellung (Salabhasana) stärkt die Muskulatur des unteren Rückens.

Salabhasana

Heuschrecken-Stellung

1 – Ausgangsposition. Sie liegen bäuchlings auf einer Matte oder Decke. Legen Sie das Kinn auf die Matte und strecken die Zehen. Die Innenseiten der Fußgelenke und Knie sollten sich berühren. Legen Sie die Arme seitlich an den Körper, die Handflächen auf den Boden.
2 – Stellung. Beide Hüften bleiben auf der Matte. Beim Ausatmen strecken Sie das rechte Bein und heben es einige Zentimeter vom Boden. Der Hals bleibt weich, während Sie sich durch die Kopfmitte strecken. Halten Sie die Stellung, drei gleichmäßige Atemzüge lang. Beim letzten Ausatmen entspannen Sie und machen eine kurze Pause. Nehmen Sie wieder die Ausgangsposition ein und wiederholen Sie die Übung mit dem linken Bein. Mit zunehmender Kraft können Sie die Stellung jeweils etwas länger halten.
3 – Stellung. Üben Sie nun mit beiden Beinen gleichzeitig. Legen Sie zunächst die Hände so unter den Körper, daß die Knöchel unter den Leisten liegen. Dann atmen Sie aus, strecken und heben beide Beine. Dabei bleiben die Füße zusammen und die Knie gerade. Halten Sie die Stellung drei gleichmäßige Atemzüge lang. Mit zunehmender Kraft verharren Sie etwas länger so. Personen mit einem schwachen unteren Rücken sollten mindestens einen Monat lang mit einem Bein üben, bevor sie zu dieser Übung übergehen.

Bhujangasana

Vorbereitung auf die Kobra-Stellung

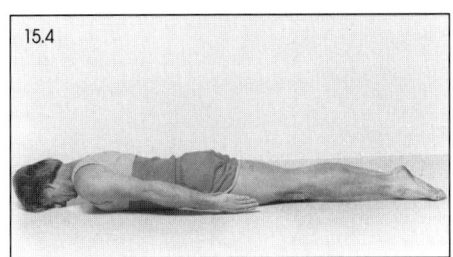

15.4

1 – Ausgangsposition. Sie liegen bäuchlings auf einer Matte oder Decke, die Stirn nach unten. Legen Sie die Arme seitlich an den Körper, die Handflächen zum Körper hin. Beine und Füße bleiben zusammen, die Zehen sind gestreckt.

2 – Stellung. Strecken Sie die Füße und Beine, atmen Sie ein und heben Kopf und oberen Schulterbereich an. Während Sie den Rücken wölben, vergessen Sie bitte nicht, die Vorderseite Ihrer Wirbelsäule zu strecken. Heben Sie die Arme und strecken sie mit den Händen nach hinten. Strecken Sie über die Kopfmitte und schauen Sie nach vorn. Dabei bleibt der Hals weich. Halten Sie die Stellung drei gleichmäßige Atemzüge lang. Um die Stellung aufzulösen, senken Sie langsam den Oberkörper und legen die Stirn auf die Matte. Allmählich erhöhen Sie die Zeit in der Stellung.

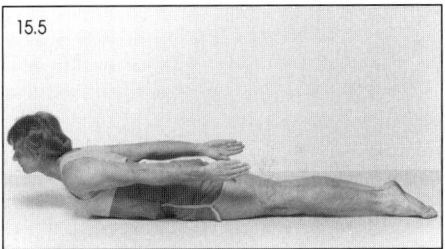

15.5

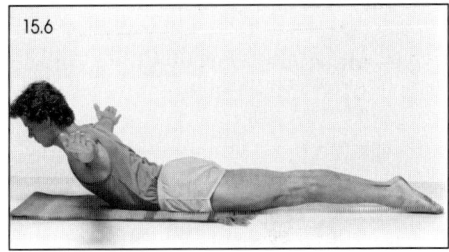

15.6

15.4 Vorbereitung auf die Kobra-Stellung – Ausgangsposition
15.5 Vorbereitung auf die Kobra-Stellung – mit nach hinten gestreckten Armen
15.6 Vorbereitung auf die Kobra-Stellung – mit seitlich ausgestreckten Armen

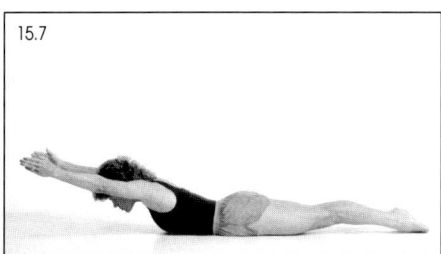

15.7

15.7 Vorbereitung auf die Kobra-Stellung –
mit vorwärts ausgestreckten Armen

3 – Variante. Sie üben wie unter Punkt 2 beschrieben, variieren aber die Armposition. Wenn Sie die Stellung eingenommen haben, strecken Sie die Arme seitlich aus den Schultern heraus. Sie können auch die Arme nach vorne strecken, bevor Sie Kopf und Brust anheben. Bei allen drei Varianten ist es wichtig, daß der Atem gleichmäßig strömt und weder gezwungen noch angehalten wird. Den Atem anzuhalten kann Ihnen zwar helfen, den Kopf etwas höher anzuheben, raubt Ihnen aber zuviel Energie.

Achtung: Personen mit Bandscheibenproblemen sollten diese Übungen nicht ausführen. Üben Sie statt dessen die ersten vier Stellungen aus Kapitel 12, «Erleichterung: Dehnübungen für den Rükken».

Nutzen: Die Vorbereitung auf die Kobra-Stellung (Bhujangasana) stärkt die obere Rückenmuskulatur. Jeder, der zu «runden» Schultern neigt, sollte diese Übung regelmäßig machen – mindestens zwei- bis dreimal wöchentlich.

Brust-Öffner-mit-Stütze

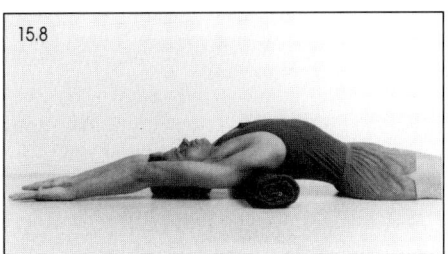

15.8 Brust-Öffner-mit-Stütze

1 – Ausgangsposition. Als Stütze nehmen Sie eine aufgerollte Decke. Fangen Sie klein an; Sie können die Stütze mit der Zeit erhöhen. Legen Sie sich so auf die aufgerollte Decke, daß diese unter dem Sternum (Brustbein) liegt. Bringen Sie die Ellenbogen nach hinten zum Boden und ziehen Sie das Kinn ein, während Sie den Rücken strecken und den Kopf auf den Boden legen. Strecken Sie die Beine aus und die Arme nach hinten. Wenn Ihre Schultern verspannt sind und Ihre Arme den Boden nicht berühren, können Sie Unterarme oder Hände mit einer zweiten aufgerollten Decke stützen.

2 – Stellung. Ziehen Sie die Schulterblätter nach unten und die Schultern von den Ohren weg. Strecken Sie durch die Fersen und Fingerspitzen. Dabei bleibt der Hals weich. Halten Sie die Stellung zunächst eine Minute und erhöhen Sie allmählich diese Zeit auf drei bis vier Minuten.

3 – Variante. Wenn Sie ein leichtes Unbehagen im Nacken verspüren oder wenn Sie die Nackendehnung als zu stark empfinden, können Sie ein schmal zusammengelegtes Handtuch unter den Kopf legen.

4 – Variante. Nach der aktiven Dehnung können Sie in dieser Stellung entspannen und die sanfte Dehnung genießen, die durch die entspannte Lage entsteht. Verweilen Sie bis zu 5 Minuten in dieser Position. Gehen Sie behutsam mit sich um.

Achtung: Wenn Sie ein leichtes Unbehagen im unteren Rückenbereich spüren, winkeln Sie die Knie an und stellen die Füße auf den Boden. Wenn Sie Schmerzen im Nacken spüren, fahren Sie mit dieser Übung erst fort, nachdem Sie einen qualifizierten Lehrer konsultiert haben.

Nutzen: Der Brust-Öffner-mit-Stütze weitet die Brust und verlängert die Wirbelsäule.

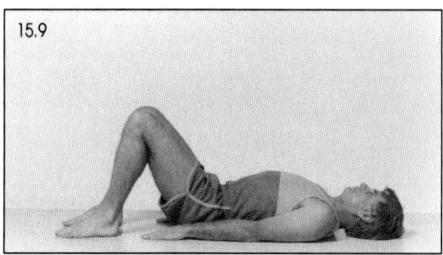

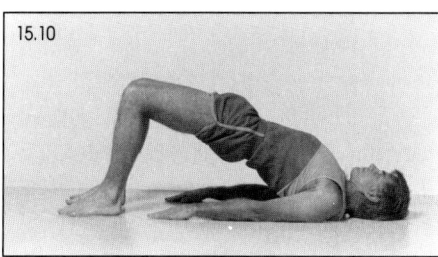

15.9 Brücken-Stellung –
    Ausgangsposition
15.10 Brücken-Stellung

Setu Bandhasana

Brücken-Stellung

1 – Ausgangsposition. Sie sitzen mit angewinkelten Knien und aufgestellten Füßen auf dem Boden. Lehnen Sie sich auf die Ellenbogen zurück. Während Sie den Oberkörper senken, strecken Sie jeden Rückenwirbel einzeln von dem jeweils unteren weg. Legen Sie Schultern und Oberarme auf eine fest gefaltete Decke. Rollen Sie dann die Schultern unten hinter sich und legen die Arme seitlich an den Körper, die Handflächen auch nach unten gekehrt. Heben Sie den Kopf und strecken den Nacken weg von den Schultern, während Sie den Kopf wieder auf den Boden legen. Der Hals bleibt weich und das Gesicht parallel zur Decke ausgerichtet. Die Füße stehen parallel zueinander und in einer Linie mit den Außenseiten der Hüften.

2 – Stellung. Atmen Sie aus und drücken die Füße fest gegen den Boden, während Sie das Becken heben. Strecken Sie die Außenseiten der Oberschenkel in Richtung Knie und die Innenseiten der Oberschenkel zum Oberkörper hin. Von der Stelle ca. 5 cm unterhalb des Nabels aus bewegen Sie das Schambein nach unten und verlängern die Wirbelsäule zum Kopf hin. Der Hals liegt im Nacken, und der Hinterkopf dehnt sich weg von den Schultern. Um die Stellung aufzulösen, rollen Sie sanft zuerst den oberen Rücken, die Lenden und dann das Becken auf den Boden. Während Sie den Rücken senken, stellen Sie sich vor, wie zwischen den Wirbeln Raum geschaffen wird.

3 – Variante. Sie nehmen die Ausgangsposition ein und umfassen Ihre Fußgelenke mit den Händen. (Falls Sie die Fußgelenke nicht erreichen können, legen Sie ein Tuch um die Fußgelenke und halten es mit ausgestreckten Armen fest.) Fahren Sie wie unter Punkt 2 beschrieben fort und rollen die Schultern nach unten, um die Brust zu öffnen. Entspannen Sie Gesicht und Hals und strecken den Hinterkopf von den Schultern weg.

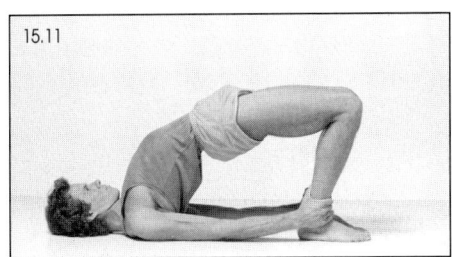

15.11 Brücken-Stellung – mit umfaßten Fußgelenken

Nutzen: Neben den positiven Effekten der Rückwärtsbeugen werden durch die Brücken-Stellung (Setu Bandhasana) die Knie gestärkt. Diese Übung ist außerdem eine hervorragende Vorbereitung für den Schulterstand (Kapitel 16).

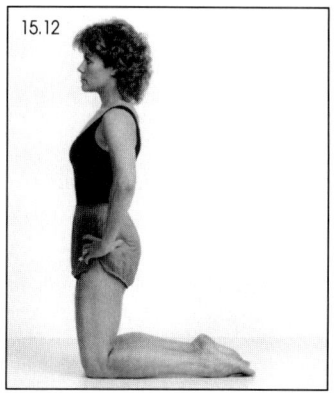

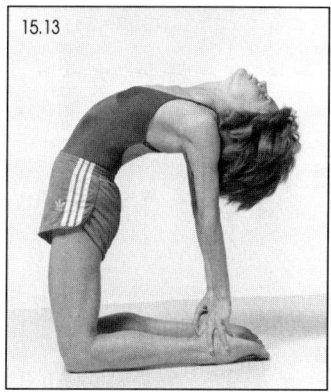

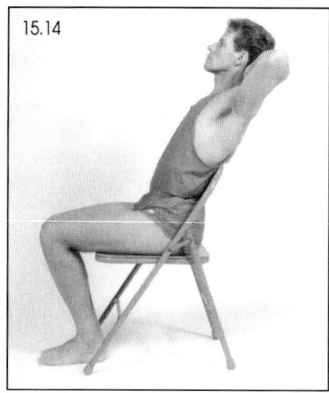

15.12 Kamel-Stellung –
   Ausgangsposition
15.13 Kamel-Stellung
15.14 Kamel-Stellung –
   in sitzender Position

Ustrasana
Kamel-Stellung

1 – Ausgangsposition. Sie knien auf dem Boden, die Beine eine Hüftbreite auseinander, und legen die Hände auf die Hüften. Von der Stelle 5 cm unterhalb des Nabels strecken Sie das Schambein sanft nach unten. In dieser aufrechten Position sollte das Sternum (Brustbein) sich in einer Linie mit dem Nabel befinden. Rollen Sie die Schultern nach hinten und nach unten, und strecken Sie über die Kopfmitte nach oben.

2 – Stellung. Spannen Sie den Oberschenkel an und bewegen das Becken aus der Hüftgelenkpfanne, während Sie den Rücken nach hinten beugen und eine Hand nach der anderen an die Fersen bzw. Fußsohlen legen. Strecken Sie die Vorderseite der Wirbelsäule, während Sie sich nach hinten beugen. Ziehen Sie das Kinn ein und lassen den Kopf nach hinten sinken. Die Vorderseite des Körpers sollte weich bleiben. Drücken Sie die Vorderseiten der Fußgelenke sanft gegen den Boden, da Sie so die Oberschenkel aktiv dehnen, wodurch wiederum das Becken gestützt wird. Genießen Sie die Dehnung. Um die Stellung aufzulösen, richten Sie sich auf, indem Sie das Becken aus der Hüftgelenkpfanne bewegen. Dabei bleibt die Vorderseite der Leisten weich. Sie können auch das Kinn an die Brust heranziehen, bevor Sie die Stellung auflösen. Experimentieren Sie, um zu sehen, welche Methode Ihnen zusagt.

3 – Hilfsmittel. Diese Übung kann Ihnen helfen, den Kopf richtig zu neigen. Sie sitzen auf einem Stuhl, die Gesäßknochen möglichst weit hinten. Lehnen Sie sich

leicht nach vorne, strecken die Wirbel-
säule und lehnen sich dann an die Stuhl-
lehne zurück. Bewegen Sie die Schulter-
blätter nach unten und den Hinterkopf
nach oben, und verschränken Sie die
Hände hinter dem Kopf. Dann beugen
Sie sich langsam nach hinten. Lassen Sie
Ihre Hände den Kopf stützen und leiten.
Kehren Sie dann wieder in die aufrechte
Position zurück, wobei die Hände den
Kopf weiterhin stützen.

4 – Hilfsmittel. Legen Sie zwei Klötze
(oder zwei gleichgroße Bücher) neben die
Fußgelenke und stützen sich darauf mit
den Händen ab. Üben Sie wie unter
Punkt 2 beschrieben. Achten Sie sehr genau darauf, daß die Oberschenkel aktiv
gedehnt bleiben. Je mehr Sie mit den Fußgelenken nach unten drücken, desto
mehr kann sich die Wirbelsäule strecken.
(Wie gesagt – bei jeder Bewegung entsteht eine entgegengesetzte Reaktion.)

5 – Hilfsmittel. Sie knien mit dem Rükken gegen einen Stuhl und legen die
Handflächen auf die Sitzfläche. Die Ellenbogen sind nach hinten und unten gezogen. Üben Sie wie unter Punkt 2 beschrieben. Achten Sie sehr genau darauf,
daß die Oberschenkel aktiv gedehnt bleiben. Je mehr Sie die Fußgelenke sanft gegen den Boden und die Handflächen gegen den Stuhl drücken, desto mehr kann
sich die Wirbelsäule strecken.

Achtung: Personen mit Nackenproble-
men sollten sich mit einem qualifizierten
Yoga-Lehrer beraten, bevor sie diese
Stellung üben.

Nutzen: Die Kamel-Stellung (Ustrasana)
ist sehr hilfreich für Personen mit runden
Schultern und sollte häufig geübt werden. Sie öffnet die Brust und fördert die
Beweglichkeit der Wirbelsäule.

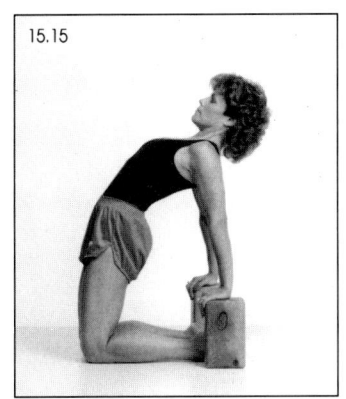

15.15

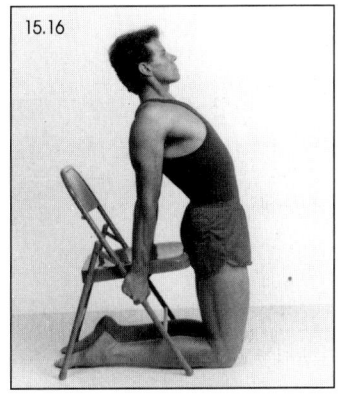

15.16

15.15 Kamel-Stellung –
       mit Blöcken
15.16 Kamel-Stellung –
       mit den Händen am Stuhl

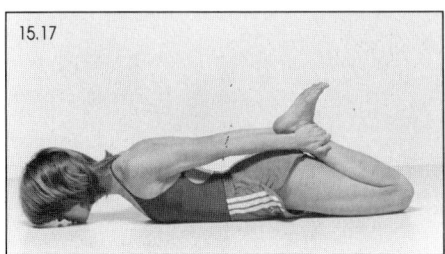

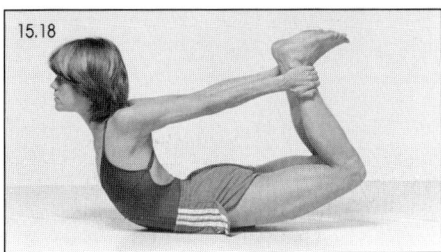

15.17 Bogen-Stellung – Ausgangsposition
15.18 Bogen-Stellung

Dhanurasana

Bogen-Stellung

1 – Ausgangsposition. Sie liegen bäuchlings auf einer Matte oder Decke. Mit geschlossenen Beinen und Füßen strecken Sie die Vorderseite Ihres Körpers. Atmen Sie aus und heben die Fersen an das Gesäß heran. Dabei können sich die Knie öffnen, aber die Oberschenkelknochen sollten parallel zueinander bleiben. Führen Sie die Arme nach hinten und umfassen die Fußgelenke mit den Händen.

2 – Stellung. Atmen Sie aus und heben den Oberkörper und die Beine. Ziehen Sie die Beine vom Kopf weg, als ob Sie mit den Füßen zur Decke strecken. Die Arme bleiben gestreckt, der Hals bleibt entspannt und der Blick weich. Spannen Sie das Gesäß an und strecken Sie von den Leisten bis zu den Knien. Die Oberschenkel bleiben parallel. Halten Sie die Stellung 15 Sekunden, bei gleichmäßiger Atmung. Um die Stellung aufzulösen, senken Sie den Oberkörper und die Oberschenkel, entspannen die Füße und senken dann die Beine und die Stirn. Machen Sie eine Pause, bis Sie wieder ruhig atmen.

3 – Variante. Atmen Sie ein und lassen Sie die Oberschenkel auf dem Boden, während Sie die Füße vom Kopf wegziehen. Heben Sie den Kopf und die Brust hoch an. Die Schultern bleiben niedrig. Entspannen Sie Unterleib, Nacken und Hals. Entspannen Sie Bauch und Nacken und blicken geradeaus. Halten Sie die Stellung zwei Atemzüge lang. Erhöhen Sie diese Zeit allmählich.

4 – Hilfsmittel. Wenn Sie Ihre Fußgelenke nicht umfassen können oder wenn Sie in dieser Stellung Unbehagen im unteren Rückenbereich spüren, legen Sie ein Tuch um die Fußgelenke. Das gleiche gilt, wenn Sie Schmerzen in den Knien empfinden. Halten Sie die Enden des Tuches mit beiden Händen und fahren Sie wie unter Punkt 2 beschrieben fort. Achten Sie darauf, daß Sie das Gesäß anspannen und von den Leisten bis zu den Knien strecken. Stellen Sie sich vor, daß Sie während der Dehnung mehr Raum schaffen.

Nutzen: Die Bogen-Stellung (Dhanurasana) fördert die Elastizität und Kraft der Wirbelsäule und streckt die Leistengegend.

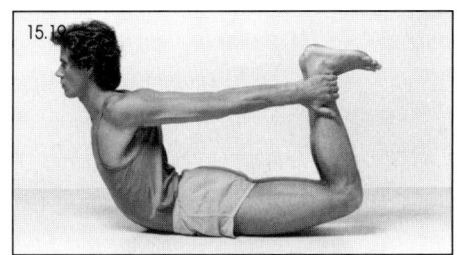

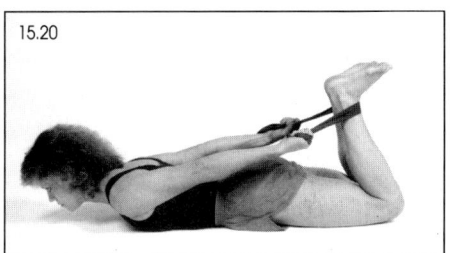

15.19 Bogen-Stellung – mit den Oberschenkeln auf dem Boden
15.20 Bogen-Stellung – mit einem Tuch um die Fußgelenke

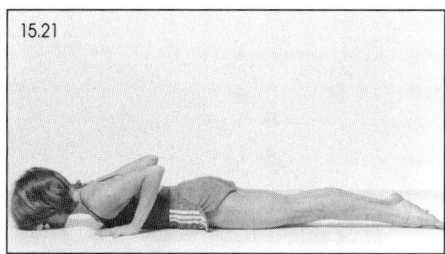

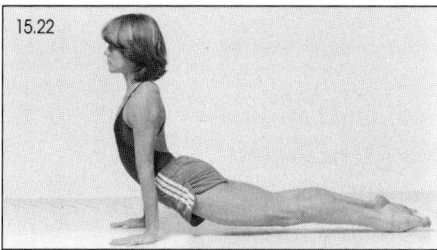

15.21 Nach-Oben-Blickende-
Hunde-Stellung – Ausgangsposition
15.22 Nach-Oben-Blickende-
Hunde-Stellung – auf den
Vorderseiten der Füße

Urdhva Mukha Svanasana

Nach-Oben-Blickende-Hunde-Stellung

1 – Ausgangsposition. Sie liegen bäuchlings auf einer Matte oder Decke. Legen Sie die Hände neben die Brust, die Handflächen nach unten gekehrt. Die Ellenbogen bleiben nah am Körper und zeigen zur Decke. Die Füße sind eine Hüftbreite auseinander. Sie ruhen auf den Oberseiten der Füße. Ziehen Sie die Kniescheiben hoch, um die Beine zu strecken.

2 – Stellung. Atmen Sie ein, strecken Sie die Arme und heben den Körper, so daß Sie sich lediglich mit den Händen und Oberseiten der Füße vom Boden abstützen. Beim Ausatmen drücken Sie mit den Händen und Füßen nach unten, ziehen Sie die Schulterblätter nach unten und strecken sich durch die Kopfmitte. Schauen Sie nach vorne. Dabei bleibt Ihr Blick weich und der Hals entspannt. Machen Sie die Vorderseite Ihres Körpers weich und stellen Sie sich die Dehnung Ihrer Wirbelsäule vor. Halten Sie die Stellung zwei Atemzüge lang. Erhöhen Sie diese Zeit allmählich auf 10 bis 15 Sekunden, bei gleichmäßiger Atmung. Um die Stellung aufzulösen, senken Sie sanft den Körper, führen die Hände seitlich an den Körper und ruhen mit dem Kopf auf dem Boden.

3 – Variante. Anfänger sollten wie unter Punkt 2 beschrieben üben, mit dem Unterschied, daß Sie sich auf den Zehen und nicht auf den Vorderseiten der Füße abstützen. Weiten Sie das Schlüsselbein aus und senken die Schultern. Sie sollten behutsam, aber neugierig vorgehen. Auch wenn die Übung die Arme stärkt, sollte auch die Wirbelsäule gestreckt werden. Lassen Sie zu, daß sich Ihre Wirbelsäule nach hinten dehnt, und nutzen Sie die Arme als Stütze. Erzwingen Sie nichts.

Nutzen: Die Nach-Oben-Blickende-Hunde-Stellung (Urdhva Mukha Svanasana) fördert die Elastizität der Wirbelsäule und die Durchblutung der Beckengegend.

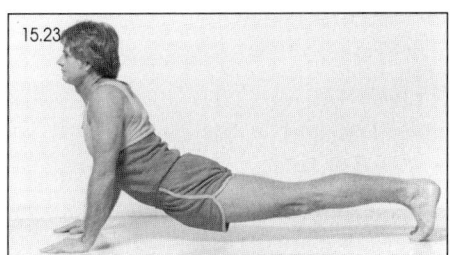

15.23 Nach-Oben-Blickende-
Hunde-Stellung – auf den Zehen

16

Auf den Kopf
gestellt

Schulterstand
und ähnliche Übungen

Da die Schwerkraft nicht sichtbar ist, sind wir uns ihrer Auswirkungen kaum bewußt. Wir brauchen aber nur auf die Straße zu gehen und die Menschen um uns zu beobachten, um ihre Wirkung zu erkennen. In den Gesichtern und in der schlaffen Körperhaltung vieler Menschen spiegelt sich diese Kraft wider. Allein die Anstrengung, sich aufrecht zu halten, führt oft zu Fehlhaltungen und in der Folge zu eventueller Knochenmißbildung. Yogis haben sich seit Jahrhunderten mit den Auswirkungen der Schwerkraft beschäftigt. Sie haben einen positiven Nutzen aus ihr gezogen, indem sie den Körper einfach jeden Tag für eine gewisse Zeit «auf den Kopf stellen». Wird der Körper derartig «umgedreht», lastet das Gewicht der Organe in der Bauchhöhle nicht nur auf dem Becken. Der Fluß der Körpersäfte wird angeregt und der gesamte Kreislauf stimuliert. Der Austausch von Flüssigkeiten in jeder Zelle wird erhöht, Nährstoffe werden effi-

zienter aufgenommen und Abfälle effektiver beseitigt. Mit Hilfe der Schwerkraft wird das Gehirn mit Blut und lebensspendendem Sauerstoff durchflutet. Die Hirnanhangdrüse sowie die Schilddrüsen erhalten Nährstoffe. Das venöse Blut im unteren Körperbereich kann freier zum Herzen fließen.
Nach anstrengender körperlicher Betätigung ist es äußerst wichtig, die Beine nach oben zu strecken. Die meisten Athleten konzentrieren sich jedoch eher auf die Blutzirkulation in den unteren Extremitäten. Findet aber kein Ausgleich statt, fühlen sich die Beine häufig schwer an, und das Gehirn wird träge. Der Schulterstand (Salamba Sarvangasana) sowie alle Abwandlungen dieser Stellung können diese Auswirkungen innerhalb von Minuten beseitigen. Er ist besonders hilfreich für Personen, die morgens trainieren und dann überwiegend sitzen oder stehen.

Wenn Sie länger als eine halbe Stunde gelaufen sind, warten Sie mindestens die Laufzeit ab, bis Sie die Beine nach oben strecken. Ansonsten könnte zuviel Blut ins Herz fluten.

Was Sie wissen sollten, bevor Sie den Schulterstand üben

Der Schulterstand stärkt die Arm-, Schulter- und Nackenmuskulatur. Durch das Balancieren in dieser Stellung wird zusätzlich der Muskeltonus im unteren Rückenbereich, im Unterleib und in den Beinen verbessert. In dieser Stellung herrscht ein absolutes Gleichgewicht. Um sie richtig auszuführen, ist die Koordination des gesamten Körpers erforderlich, dies gilt allerdings für alle Stellungen.

Die Nackenwirbel sind wesentlich kleiner als die restlichen Rückenwirbel und sind nicht dafür vorgesehen, viel Gewicht zu tragen. Um Verletzungen zu vermeiden, sollten Sie die Hinterseite des Nackens nicht gegen den Boden drücken. Der Nacken wölbt sich nach innen, und um diese Kurve zu bewahren, ist es meistens erforderlich, die Schultern etwas höher zu lagern als den Hinterkopf. Legen Sie also zwei (oder mehr) gefaltete Decken unter die Schultern und Arme. Der Hinterkopf ruht dann auf dem Boden, und die natürliche Kurve des Nakkens wird bewahrt.

Beim Schulterstand wird die Rückseite des Nackens gestreckt, also werden Sie eine Dehnung spüren. Um den Nacken zu schützen, drehen Sie während des Schulterstands (oder der Pflug-Stellung) niemals den Kopf zur Seite. Wenn Sie Schmerzen im Nacken oder eine Kompression im Hals verspüren, heben Sie sehr sanft das Kinn 1 oder 2 Zentimeter an und entspannen Nacken, Hals und Gesicht. Sie könnten auch die Schultern mit zusätzlichen Decken noch höher stützen. Wenn Sie allerdings eine Verspannung im Nacken bemerken, sollten Sie die Stellung auflösen. Üben Sie dann eine vereinfachte Variante, beispielsweise mit Hilfe eines Stuhls oder einer Wand. Wenn Sie dennoch Probleme haben, sollten Sie sich mit einem qualifizierten Yoga-Lehrer beraten.

Anfänger empfinden manchmal nach der Ausführung des Schulterstandes ein leichtes Unbehagen im Nacken oder im unteren Rückenbereich. Zur Linderung eignet sich die unter Punkt 3 beschriebene Variante der Knie-an-Brust-Stellung (Kapitel 12). Führen Sie den Kopf drei- oder viermal an die Knie bzw. so oft, bis das Unbehagen verschwindet.

So unbegreiflich es zuerst klingen mag, der Schulterstand hat eine beruhigende Wirkung auf die Nerven und fördert die Entspannung. Wenn Sie abends trainieren oder laufen und dadurch so angeregt werden, daß Sie unter Schlaflosigkeit leiden, können Ihnen fünf bis zehn Minuten in der Schulterstandstellung helfen. Wichtiger als der Zeitpunkt der Übung ist es allerdings, sie überhaupt zu praktizieren. Bald wird Ihnen keiner mehr den Nutzen dieser Körperstellung darlegen müssen, weil Sie diesen selbst nachhaltig spüren werden.

Achtung: Personen mit hohem Blutdruck, einer Netzhautablösung oder grünem Star sollten diese Übung nur unter Anleitung eines qualifizierten Lehrers ausführen.

Für Frauen: Während der Phase der Menstruation, in der die Blutung am stärksten ist, sollten umgekehrte Körperstellungen vermieden werden.

Nackendehnung

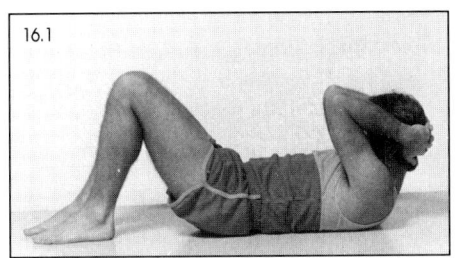

16.1

1 – Ausgangsposition. Sie liegen auf dem Rücken in der Berg-Stellung. Winkeln Sie die Knie an und stellen die Füße nah am Gesäß auf den Boden. Verschränken Sie die Finger hinter dem Kopf.

16.1 Nackendehnung – der Kopf bleibt passiv

2 – Stellung. Atmen Sie aus, lassen Sie Nacken und Kopf völlig passiv und heben den Kopf mit den Händen. Bringen Sie den Kopf ohne Anspannung möglichst weit nach vorne. Die Schultern bleiben dabei niedrig.

Nutzen: Die Nackendehnung streckt den Nacken und den oberen Schulterbereich und lindert Spannungen in diesen Zonen. Sie ist außerdem eine gute Vorbereitung für den Schulterstand und für die Pflug-Stellung.

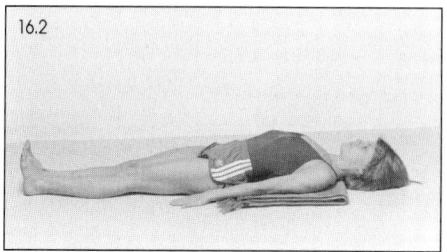

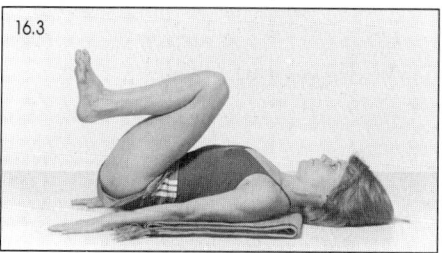

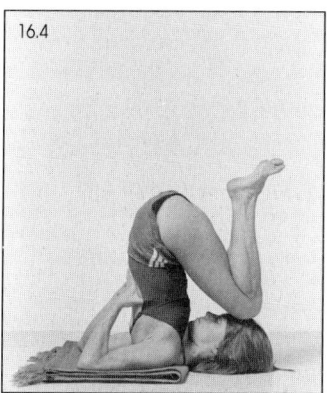

Salamba Sarvangasana

Schulterstand

1 – Ausgangsposition. Sie liegen in der Berg-Stellung, den Rücken und die Schultern auf zwei oder mehr gefalteten Decken. Rollen Sie die Schultern zum Boden, um die Brust zu öffnen. Die Hände ruhen auf der Erde, die Handflächen nach unten gekehrt. Beim Ausatmen winkeln Sie die Knie an und heben die Beine über die Brust.

2 – Stellung. Atmen Sie aus, drücken Sie die Hände gegen den Boden, spannen den Unterleib an und heben das Gesäß zur Decke. Dann beugen Sie die Arme und legen Ihre Handflächen möglichst weit unten an den Rücken. Die Knie sind über dem Kopf, die Finger zeigen möglichst zur Decke.

16.2 Schulterstand – Ausgangsposition auf einer Decke

16.3 Schulterstand – mit Knien über der Brust

16.4 Schulterstand – auf den Schultern mit den Knien am Kopf

Atmen Sie aus und heben Sie die Knie zur Decke hin. Strecken Sie dann beide Beine nach oben. Die Oberschenkel bleiben während der gesamten Übung aktiv gedehnt. Die Innenseiten der Füße und Beine sollten sich berühren. Atmen Sie aus, strecken von den Schultern zu den Ellenbogen, und drücken Sie mit den Oberarmen gegen den Boden, um den ganzen Körper zu heben. Mit den Fußballen strecken Sie zur Decke, lassen aber die Leisten weich. Nacken, Gesicht und Hals bleiben entspannt. Halten Sie die Stellung 20 bis 30 Sekunden, bei gleichmäßiger Atmung. Erhöhen Sie diese Zeit allmählich auf fünf Minuten, aber räumen Sie sich dafür genügend Zeit und Training ein. Um die Stellung aufzulösen, winkeln Sie die Beine an und bringen die Knie an den Kopf und die Hände zum Boden. Rollen Sie dann langsam den Rücken und die Beine auf den Boden, wobei der Kopf ständig auf dem Boden bleibt.

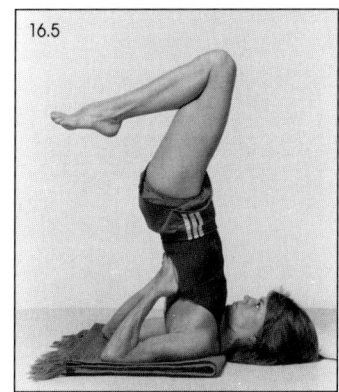

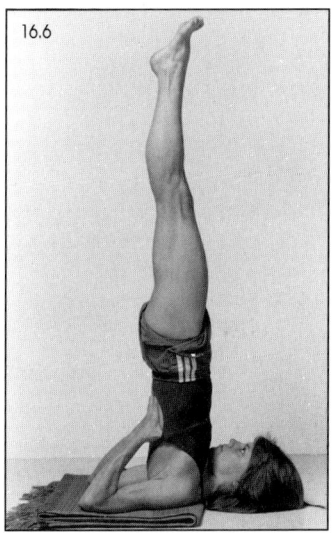

16.5 Schulterstand – mit angehobenen Knien
16.6 Schulterstand

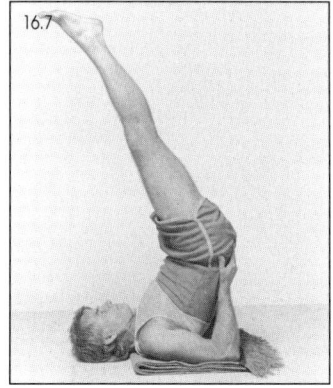

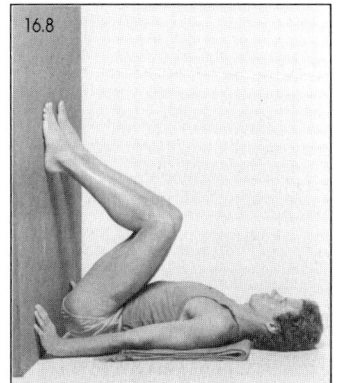

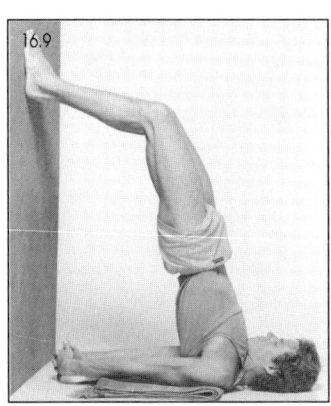

3 – Variante. Zu Beginn könnte es schwierig sein, sich nur auf die Oberseiten der Schultern zu stützen und den Körper ganz nach oben zu heben. In diesem Fall legen Sie die Hände näher am Gesäß an den Rücken. Die Beine sind dann nicht senkrecht, sondern werden leicht vorwärts über den Kopf gestreckt. Mit zunehmender Elastizität und Kraft üben Sie, den Körper in die senkrechte Position zu bringen.

4 – Hilfsmittel. Sie liegen mit dem Gesäß an einer Wand auf dem Boden. Strecken Sie die Beine gegen die Wand nach oben (siehe Stab-Stellung, Kapitel 17). Winkeln Sie dann die Beine an und legen Sie die Füße an die Wand. Atmen Sie aus und drücken die Füße gegen die Wand. Beim nächsten Ausatmen heben Sie das Becken, bis Sie sich auf die Oberseiten der Schultern stützen.

Verschränken Sie die Finger und strecken Sie die Hände zur Wand und nach unten.

16.7 Halber Schulterstand
16.8 Schulterstand gegen
	eine Wand – Ausgangsposition
16.9 Schulterstand gegen
	eine Wand – mit gehobenem
	Oberkörper

Die Ellenbogen bleiben dicht aneinander, während Sie nun die Hände entschränken und so dicht wie möglich zum Boden an den Rücken legen. Üben Sie diese Variante des Schulterstands eine Woche lang täglich. Danach trainieren Sie, indem Sie einen Fuß nach dem anderen von der Wand nehmen und dann wieder gegen die Wand legen. Führen Sie diese Übung ebenfalls eine Woche lang täglich aus. Diese Übungen sollten Sie darauf vorbereiten, beide Füße gleichzeitig von der Wand zu nehmen. (Wenn Sie sich allerdings nicht dazu bereit fühlen, sollten Sie so lange wie oben angeführt üben, bis Sie den vollen Schulterstand sicher und zuversichtlich angehen können.) Nehmen Sie dann nacheinander die Beine von der Wand und strecken Sie beide Beine nach oben. Halten Sie die Stellung 15 bis 20 Sekunden, bei gleichmäßiger Atmung. Um die Stellung auszulösen, bringen Sie einen Fuß nach dem anderen an die Wand zurück und rollen den Körper langsam nach unten.

Nutzen: Der Schulterstand (Salamba Sarvangasana) hilft gegen Müdigkeit, beruhigt und erfrischt den Körper, stärkt den Oberkörper und streckt den Nakken.

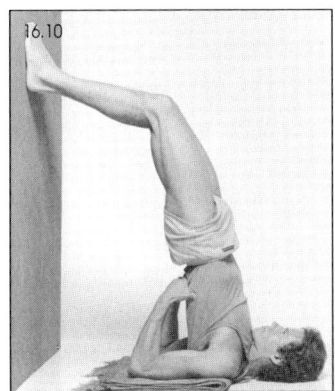

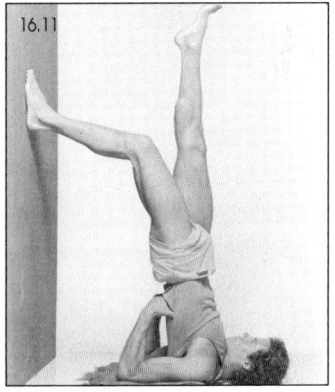

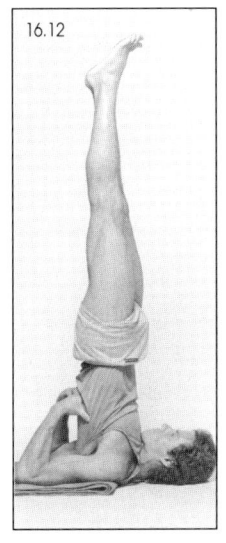

16.10 Schulterstand gegen eine Wand –
      mit den Händen am Rücken
16.11 Schulterstand gegen eine Wand –
      ein Bein nach oben gestreckt
16.12 Schulterstand gegen eine Wand –
      vollständige Stellung

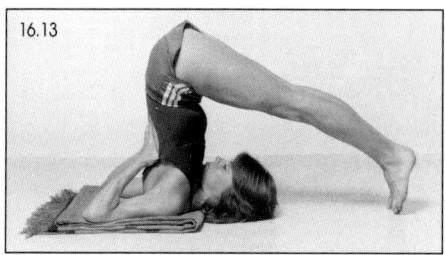

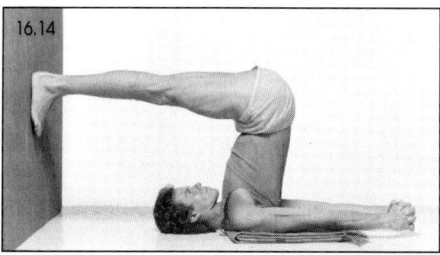

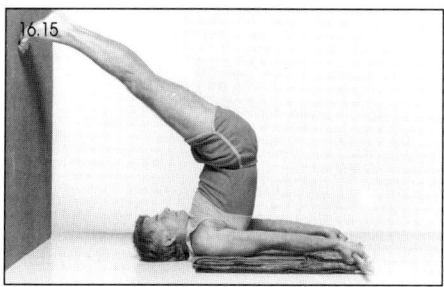

16.13 Pflug-Stellung
16.14 Pflug-Stellung – mit verschränkten
       Fingern
16.15 Pflug-Stellung – mit einem Stab

Halasana
Pflug-Stellung

1 – Ausgangsposition. Sie nehmen zunächst den Schulterstand ein.
2 – Stellung. Sie atmen aus, heben die Gesäßknochen und führen die Beine über den Kopf, bis die Zehenspitzen den Boden berühren. Die Füße stehen senkrecht zum Boden. Strecken Sie das Schambein vom Brustbein weg, um die Dehnung der Wirbelsäule zu fördern. Die Oberschenkel bleiben aktiv gedehnt. Gesicht, Nakken und Unterleib sind entspannt. Halten Sie die Stellung 10 bis 15 Sekunden. Erhöhen Sie diese Zeit allmählich auf 1 bis 2 Minuten. Um die Stellung aufzulösen, legen Sie die Hände auf den Boden. Dann rollen Sie den Rücken so, daß ein Rückenwirbel nach dem anderen den Boden berührt. Die Pflug-Stellung wird traditionsgemäß ausgeführt, bevor der Schulterstand aufgelöst wird, und wird nur halb so lange wie dieser gehalten. Die Stellung kann auch, wie unter Punkt 6 beschrieben, zu therapeutischen Zwecken eingesetzt werden, um das Nervensystem zu beruhigen.
3 – Variante. Nehmen Sie die Pflug-Stellung ein. Legen Sie die Arme gerade auf den Boden, verschränken Sie die Finger und strecken die Arme vom Körper weg. Dies öffnet die Brust und streckt Schultern und Arme.
4 – Hilfsmittel. Wenn Arme, Schultern oder Brust verspannt sind, könnte es schwierig sein, die Finger hinter dem Körper zu verschränken. Nehmen Sie einen Stab oder ein Handtuch in die Hände, und strecken Sie die Arme am Boden. Mit zunehmender Elastizität bringen

Sie die Hände näher aneinander, bis es Ihnen gelingt, die Hände zu verschränken.

5 – Hilfsmittel. Sie liegen rücklings so auf einer Decke, daß die Kopfmitte zu einer Wand zeigt. Strecken Sie die Arme über den Kopf und legen Sie sich so hin, daß die ausgestreckten Finger 3 bis 5 cm von der Wand entfernt sind. Legen Sie dann die Arme seitlich an den Körper. Nehmen Sie den Schulterstand ein und legen die Hände auf den Rücken. Um die Pflug-Stellung einzunehmen, atmen Sie aus und senken beide Beine über den Kopf, bis die Füße an der Wand ruhen. Sind Ihre hinteren Oberschenkelmuskeln verspannt, werden Ihre Füße höher an der Wand ruhen. Wenn Ihre hinteren Oberschenkelmuskeln gut gedehnt sind, können Sie die Beine in eine waagerechte Position oder noch näher zum Boden bringen. Unabhängig davon, in welcher Position sich Ihre Füße befinden, bleiben Ihre Oberschenkel aktiv gedehnt und Ihr Gesäß angehoben. Entspannen Sie Gesicht, Nacken und Unterleib.

6 – Hilfsmittel. Führen Sie die Pflug-Stellung mit Hilfe eines Stuhls aus, wird sie zu einer hervorragenden Ruhestellung, beruhigt das Nervensystem und lindert Kopfschmerzen. Stellen Sie einen Klappstuhl mit der Rückenlehne gegen eine Wand. Legen Sie sich in der Berg-Stellung auf eine oder mehrere Decken, die Kopfmitte zeigt zum Stuhl. Gehen Sie dann mit angewinkelten Beinen in den Schulterstand, fassen Sie mit den Händen nach hinten, und ziehen Sie den Stuhl näher an Ihren Kopf heran. Senken Sie die Knie auf die Sitzfläche und lassen die Unterschenkel an der Stuhllehne ruhen. Die Arme liegen auf dem Boden, entweder hinter dem Rücken oder über dem Kopf.

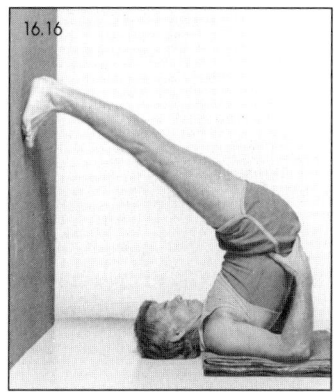

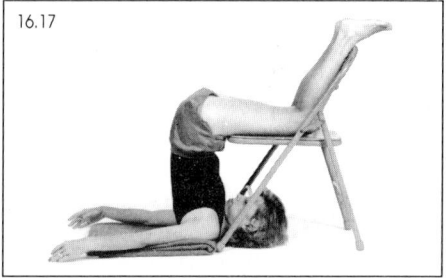

16.16 Pflug-Stellung – mit den Füßen an einer Wand
16.17 Pflug-Stellung – mit den Knien auf einem Stuhl

Sobald Sie mit dieser Variante vertraut sind, können Sie in dieser Position bis zu zehn Minuten verharren. Um die Stellung aufzulösen, schieben Sie zunächst den Stuhl zurück an die Wand. Mit gebeugten Knien und den Händen auf dem Boden senken Sie langsam Oberkörper und Beine auf die Erde zurück.

Nutzen: Die Pflug-Stellung (Halasana) hat den gleichen Nutzen wie der Schulterstand. Zudem werden die Beine gestreckt und der Rücken gestärkt.

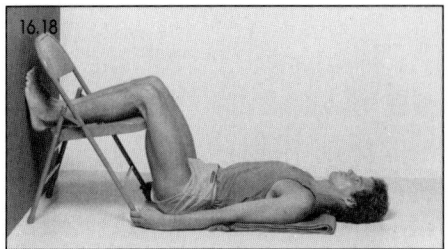

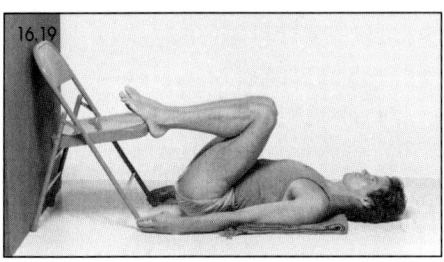

Salamba Sarvangasana und Halasana
Schulterstand und Pflug-Stellung mit Stühlen

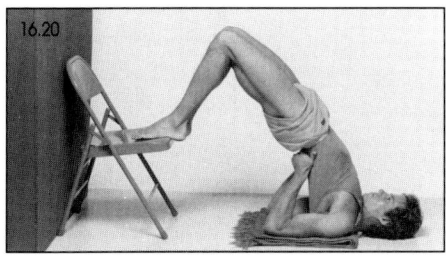

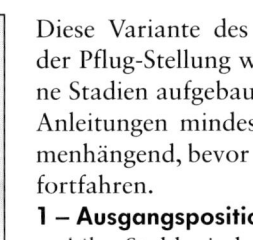

Diese Variante des Schulterstands und der Pflug-Stellung wird über verschiedene Stadien aufgebaut. Lesen Sie also alle Anleitungen mindestens einmal zusammenhängend, bevor Sie mit den Übungen fortfahren.

1 – Ausgangsposition. Stellen Sie einen stabilen Stuhl mit der Rückenlehne gegen eine Wand. Legen Sie sich dann so auf eine gefaltete Decke, daß Rücken und Schultern auf der Decke liegen, das Gesäß sich direkt unter der äußeren Kante der Sitzfläche befindet und die Unterschenkel auf der Sitzfläche lagern. Stellen Sie einen zweiten Stuhl so hinter sich, daß die Füße darauf ruhen können, wenn Sie die Beine aus dem Schulterstand in die Pflug-Stellung senken. Denken Sie bitte daran: Wenn Sie den Schulterstand und die Pflug-Stellung einnehmen, bleibt der Kopf auf dem Boden und der Nacken wird gestreckt, ohne gegen die Matte oder den Boden zu drücken.

2 – Vorbereitung. Ziehen Sie die Beine an und stellen die Füße gegen die Kante der Sitzfläche. Atmen Sie aus, drücken die Füße gegen den Stuhl, und heben Sie den Oberkörper hoch an. Strecken Sie die Arme zur Wand hin und verschränken die Finger. Drücken Sie die Schulterblätter zusammen, so daß sich die Brust öffnen kann. Entspannen Sie Nacken, Hals und Gesicht. Legen Sie die Hände an den Rücken.

16.18 Schulterstand mit Stuhl – Ausgangsposition
16.19 Schulterstand mit Stuhl – die Füße an der Stuhlkante
16.20 Schulterstand mit Stuhl – der Oberkörper wird angehoben
16.21 Schulterstand mit Stuhl – vollständige Stellung

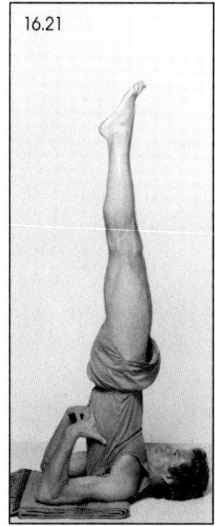

3 – Vorbereitung. Beim Ausatmen strecken Sie ein Bein zur Decke. Beim nächsten Ausatmen strecken Sie das andere Bein. Bleiben Sie einige Atemzüge lang im Schulterstand.

4 – Vorbereitung. Beim Ausatmen beugen Sie sich aus den Hüften und senken die Beine auf den Stuhl hinter Ihnen, um die Pflug-Stellung einzunehmen. Legen Sie die Arme zwischen die Vorderbeine des ersten Stuhles, umfassen Sie dessen hintere Beine und ziehen ihn so weit an Ihren Körper heran, daß er Ihren Rücken berührt.

5 – Stellung. Mit den Händen umfassen Sie die hinteren Beine des ersten Stuhls in Höhe der Sitzfläche, so daß sich die Achselhöhlen öffnen können. Ruhen Sie zunächst in der Pflug-Stellung. Atmen Sie aus und strecken Sie ein Bein nach dem anderen zur Decke. Der Stuhl soll den Rücken berühren, während Sie nun weiter über die Beine und Füße strecken. Schließlich kommen Sie auf die Schultern, so daß Ihr Körper die senkrechte Position erreicht. Um die Stellung aufzulösen, senken Sie beide Beine, um wieder in die Pflug-Stellung zu kommen. Schieben Sie den ersten Stuhl zur Seite und rollen Sie den Rücken Wirbel für Wirbel auf den Boden zurück. Dabei bleibt der Kopf auf dem Boden. Wenn die Beine auf der Erde liegen, beugen Sie die Knie zur Brust hin und stellen die Füße auf den Boden.

Nutzen: Diese Übung streckt Brust und Schultern. Sie trainiert die korrekte Körperhaltung beim Schulterstand und hilft Ihnen, eine längere Zeitspanne in einer «umgekehrten» Stellung zu verweilen.

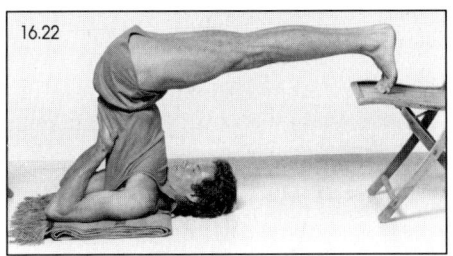

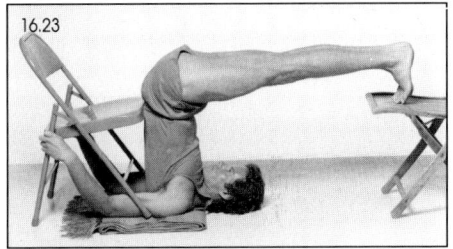

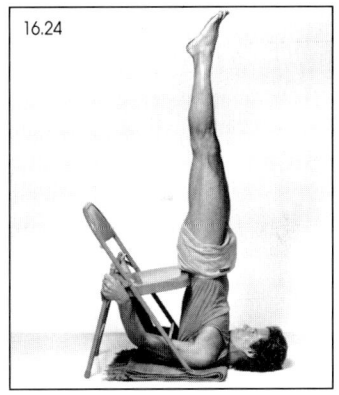

16.22 Pflug-Stellung mit einem Stuhl – die Füße ruhen auf einem Stuhl
16.23 Pflug-Stellung mit einem Stuhl – Stuhl als Rückenstütze heranziehen
16.24 Schulterstand mit Stuhl – Stuhl dient als Rückenstütze

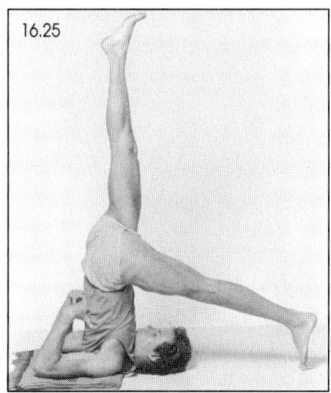

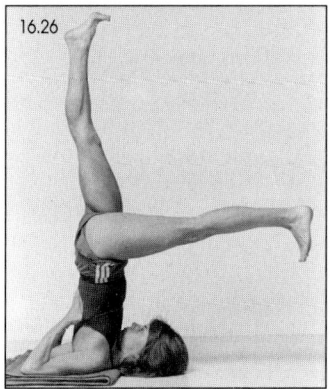

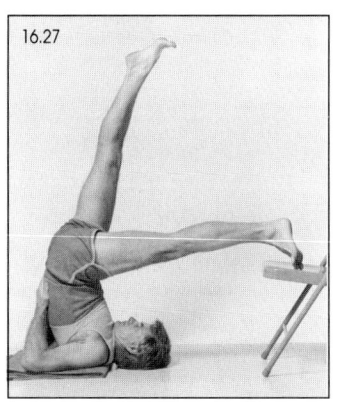

Eka Pada Sarvangasana

Einbeiniger Schulterstand

1 – Ausgangsposition. Sie nehmen den Schulterstand ein, die Hände liegen am Rücken.

2 – Stellung. Prägen Sie sich die Position des rechten Fußes zur Decke ein, um später die korrekte Körperstellung einnehmen zu können. Ohne das rechte Bein zu bewegen, führen Sie das linke Bein über den Kopf zum Boden. Beide Oberschenkel bleiben aktiv gedehnt. Drehen Sie den rechten Oberschenkel nach innen und heben die Außenseite der linken Hüfte. Entspannen Sie Gesicht, Nacken und Hals und halten die Stellung 5 bis 10 Sekunden. Atmen Sie aus und strecken das Bein wieder nach oben. Wiederholen Sie die Übung mit dem anderen Bein. Versuchen Sie, die Zeit allmählich auf 30 Sekunden zu erhöhen.

3 – Variante. Führen Sie die Übung wie unter Punkt 2 beschrieben aus, aber senken Sie das linke Bein nur so weit nach unten, bis es parallel zum Boden steht. Versuchen Sie, die Beckenknochen gerade zu halten, auch während Sie das Schambein zur Decke strecken.

4 – Hilfsmittel. Während der Ausführung der Variante lassen Sie den Fuß auf einem Stuhl ruhen.

Nutzen: Der einbeinige Schulterstand (Eka Pada Sarvangasana) stärkt und streckt Beine und Leisten. Zudem werden die Unterleibsorgane massiert.

16.25 Einbeiniger Schulterstand
16.26 Einbeiniger Schulterstand –
das Bein ist parallel zum Boden
16.27 Einbeiniger Schulterstand –
der Fuß ruht auf einem Stuhl

Supta Konasana
Schulterstand-mit-gespreizten-Beinen

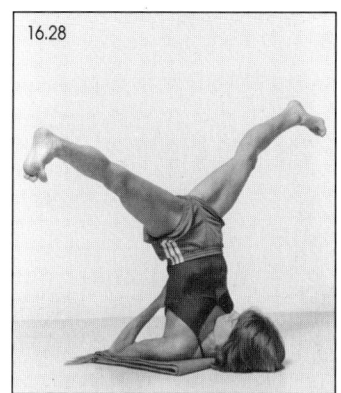

16.28

1 – Ausgangsposition. Sie nehmen den Schulterstand ein, die Hände liegen am Rücken.

2 – Stellung. Atmen Sie aus und spreizen die Beine seitlich auseinander. Die Füße bilden einen rechten Winkel mit den Beinen, die Kniescheiben sind angehoben. Führen Sie die Beine über den Kopf zum Boden, bis die Füße den Boden berühren. Dabei heben Sie die Gesäßknochen zur Decke hin.

3 – Variante. Als Ruheposition winkeln Sie die Beine so an, daß sich Ihre Fußsohlen berühren (siehe die Geschlossener-Winkel-Stellung, Kapitel 9). Die Fersen bleiben möglichst dicht an den Leisten.

Nutzen: Im Schulterstand mit gespreizten Beinen (Supta Konasana) können die Beine ruhen, während Sie die Zeit im Schulterstand erhöhen. Zudem werden die Innenseiten der Oberschenkel gestreckt und das Gleichgewicht gefördert.

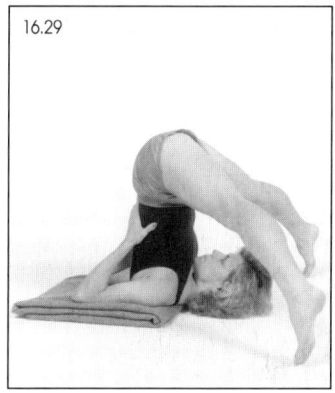

16.29

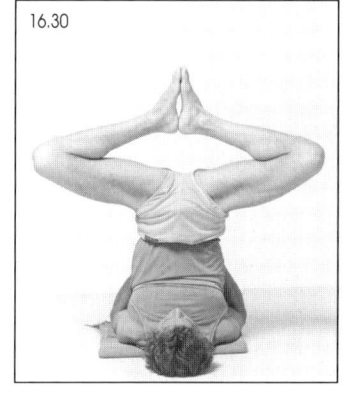

16.30

16.28 Schulterstand-mit-gespreizten-Beinen
– mit seitlich ausgestreckten Beinen
16.29 Schulterstand-mit-gespreizten-Beinen
– die Füße berühren den Boden
16.30 Geschlossener-Winkel-Schulterstand

17

Demut

Vorwärtsbeugen
im Sitzen

Bei den Vorwärtsbeugen kommen die wesentlichen Vorteile des Yoga zum Vorschein. Der Körper wird gestreckt und der Geist beruhigt. Für Athleten sind diese Übungen besonders hilfreich, da sie die gesamte Rückseite des Körpers strekken. Sie lehren uns Ausdauer, Geduld und Hingabe: Eigenschaften, die für die erfolgreiche Ausführung dieser Stellungen erforderlich sind. Während Sie die Stellungen halten, lernt der Geist, sich dem Unbehagen in den Beinen und im Rücken hinzugeben, und diese Hingabe kann ein Tor zur stillen Welt innerhalb des Körpers werden.

Für Anfänger mag diese Stille allerdings erst später eintreten, da in manchen Fällen die Beine zunächst regelrecht klagen werden. Das ist die Reaktion der kraftvollen hinteren Oberschenkelmuskeln. (Dehnübungen für diese Muskeln finden Sie in Kapitel 10, «Die Quälgeister: Dehnübungen für die hinteren Oberschenkelmuskeln».) Auch der Rücken wird intensiv gedehnt. Die korrekte Ausführung der Vorwärtsbeugen ist äußerst wichtig, um den Rücken zu schützen. Die Stab-Stellung (Dandasana) ist in dieses Kapitel aufgenommen worden, obwohl es sich hierbei nicht um eine Beugeübung handelt. Sie kann aber das Verständnis für korrektes und sicheres Beugen fördern.

Stellen Sie sich bei der Stab-Stellung den Körper als Taschenmesser mit einer rechtwinklig aufgeklappten Klinge vor. Der Oberkörper entspricht der Klinge, die Hüften bilden das Scharnier und die Beine die Messerhülle. Schließen Sie langsam die Klinge (den Oberkörper), indem Sie sie aus dem Scharnier (den Hüften) herausbewegen und glatt in die Hülle hineinführen. Der Oberkörper und die Beine sind dann parallel zueinander. Die Arme werden nach vorne genommen, und die Hände umfassen die Füße, um die Position zu halten.

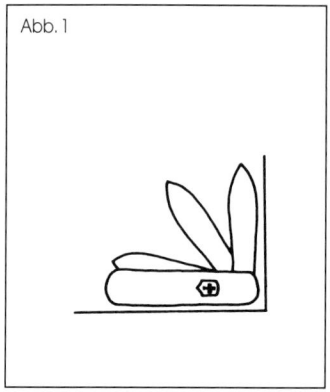

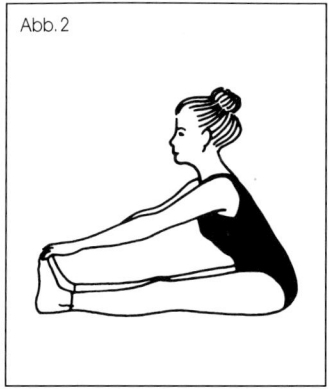

Schauen wir uns den entscheidenden Faktor bei dieser Klappbewegung bzw. den Ausgangspunkt der Beugebewegung etwas genauer an. Damit der Körper locker nach vorne gedehnt werden kann, müssen mehrere Voraussetzungen erfüllt sein. Die hinteren Oberschenkelmuskeln, die Wadenmuskulatur und die Muskeln im unteren Rückenbereich müssen gedehnt und das Becken nach vorne «gekippt» werden. Diese Beckenbewegung ist äußerst wichtig. Wenn Sie möglichst weit vorne auf den Gesäßknochen sitzen und diese Knochen noch weiter von den Knien wegbewegen, kann der Wirbelsäule nichts passieren. Der Rücken ist dann gestreckt wie die gerade Kante einer Messerklinge. Ist jedoch bei Beginn der Beugebewegung das Becken nach hinten «gekippt», wie in Abb. 4, dann sind die Beine nicht ausreichend gedehnt, während der Rücken extrem überdehnt wird. Durch diesen falschen Bewegungsablauf kann die Übung gefährlich werden.

Abb. 1 Das Prinzip der korrekten Beugebewegung vorwärts läßt sich mit dem «Zuklappen» eines Taschenmessers vergleichen.

Abb. 2 Der Oberkörper ist die Klinge, die Hüften entsprechen dem Scharnier, die Beine bilden die Hülle.

Während der Ausführung der Stab-Stellung und der Vorwärtsbeugen sollten die Füße aktiv gedehnt und parallel bleiben (d. h. die Innenseiten der Füße sind parallel zu den Außenseiten der Füße). Die korrekte Fußposition wird geübt, indem die Stab-Stellung mit den Füßen gegen eine Wand ausgeführt wird.

Sie brauchen Ausdauer, um diese Stellungen zu halten, und während Sie die Stellungen halten, wird Ihre Geduld geschult. Je länger sie in diesen Stellungen verweilen, desto stärker wird der Geist gegen das Unbehagen protestieren, aber schließlich lernt er, sich der Körperposition hinzugeben. Diese Hingabe kommt aber nur durch viele Stunden der Übung zustande. Verlieren Sie also nicht den Mut, wenn diese Übungen zu Beginn überwiegend Ungeduld auslösen.

Achtung: Versuchen Sie nicht von Anfang an, den Oberkörper ganz zu den Beinen zu führen. Bestimmen Sie die eigene äußerste Position, bei der die Wirbelsäule voll gestreckt bleibt.

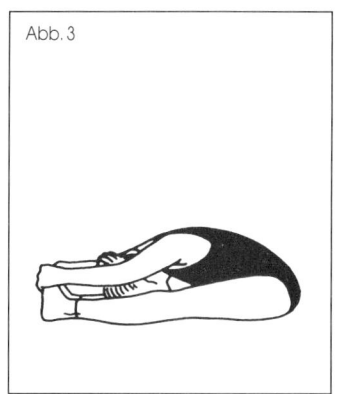

Abb. 3

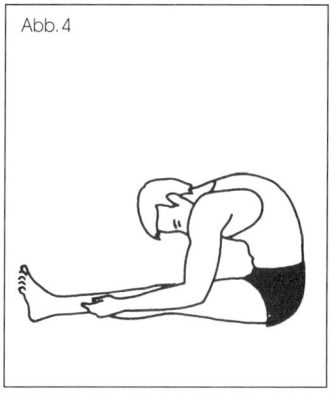

Abb. 4

Abb. 3 Beugen Sie den Körper immer aus den Hüften heraus!

Abb. 4 Bei der falschen Beugebewegung vorwärts wird das Becken nach hinten «gekippt», und der obere Rückenbereich ist gekrümmt.

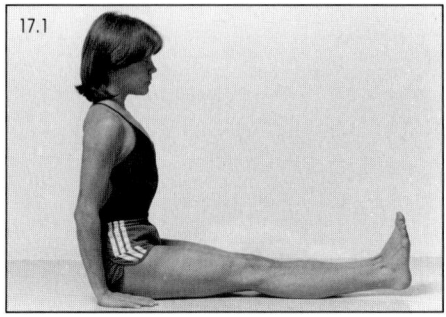

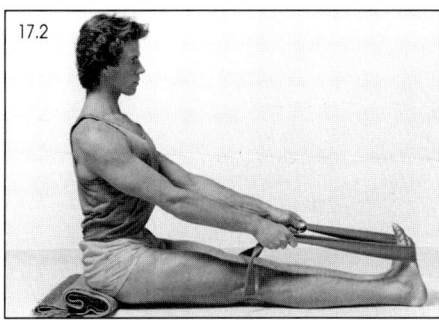

17.1 Stab-Stellung
17.2 Stab-Stellung – auf einer Decke
   mit einem Gürtel

Dandasana
Stab-Stellung

1 – Ausgangsposition. Sie sitzen auf den Gesäßknochen, die Beine vorwärtsgestreckt und in einer Linie mit den Hüften. Wenn nötig, setzen Sie sich auf eine oder mehrere gefaltete Decken. Die Füße, Hüften und Schultern bilden eine Linie.

2 – Stellung. Die Beine bleiben aktiv gedehnt und die Wirbelsäule ständig gestreckt. Je mehr Sie die Oberschenkelknochen gegen den Boden drücken, desto höher läßt sich die Wirbelsäule strecken. Die Kniescheiben sind angezogen. Legen Sie die Handflächen (oder Fingerspitzen) in einer Linie mit den Hüften auf den Boden. Drücken Sie mit den Händen nach unten, um die Dehnung des Oberkörpers zu unterstützen.

3 – Hilfsmittel. Wenn es Ihnen Schwierigkeiten bereitet, die Streckung der Wirbelsäule zu bewahren, setzen Sie sich auf den Rand einer gefalteten Decke und legen einen Gürtel oder ein Tuch um die Fußballen. Halten Sie die Enden des Gürtels mit ausgestreckten Armen in beiden Händen. Drücken Sie die Oberschenkelknochen nach unten und beobachten, wie die Dehnung der Wirbelsäule dadurch erhöht wird.

4 – Hilfsmittel. Üben Sie die Stab-Stellung mit an der Wand hochgestreckten Beinen. Sie liegen mit angewinkelten Knien auf der linken Körperseite, so daß Gesäß und Füße die Wand berühren. Nun rollen Sie auf den Rücken, die Knie immer noch angewinkelt. Beim Ausatmen strecken Sie die Beine an der Wand nach oben. Achten Sie darauf, daß Sie weit genug von der Wand entfernt liegen, so daß die Beine gerade sind und das Gesäß fest auf dem Boden ruht. (Beides ist sehr wichtig, damit die Beugung des Körpers von der Stelle zwischen Beinen und Oberkörper ausgeht. Ansonsten würde die Beugung aus der Wirbelsäule erfolgen, was wiederum den Rücken belastet.) Die Füße sind parallel zum Boden ausgerichtet, und das Schambein wird zur Wand hin gestreckt. Die Schultern bleiben niedrig, und die Handflächen ruhen auf dem Boden (oder gegen die Wand). Sie können in dieser Stellung beim Einatmen eine Pause machen und beim Ausatmen die Beine und das Schambein strecken. Sie können auch einfach in dieser Stellung ruhen, beim Einatmen darauf achten, welche Körperstellen verspannt sind, und diese beim Ausatmen entspannen. Um die Stellung aufzulösen, winkeln Sie die Knie an und legen die Füße flach gegen die Wand. Dann rollen Sie auf die Seite und setzen sich aufrecht hin.

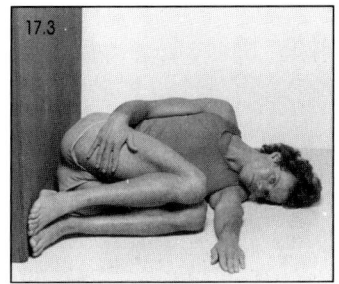

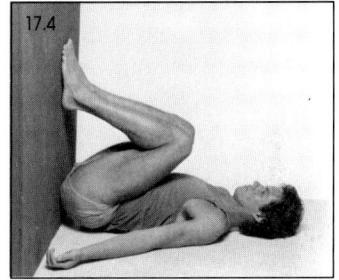

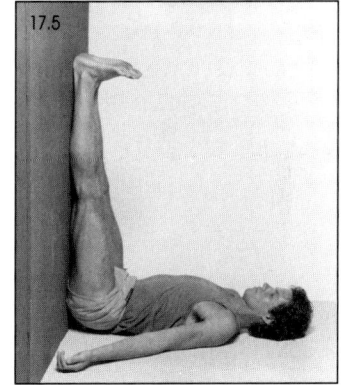

17.3 Stab-Stellung – mit dem Gesäß gegen eine Wand
17.4 Stab-Stellung gegen eine Wand – Sie rollen auf den Rücken
17.5 Stab-Stellung gegen eine Wand – mit ausgestreckten Beinen

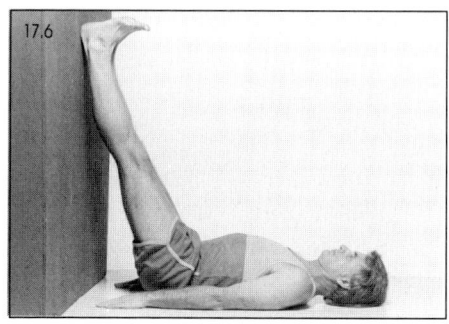

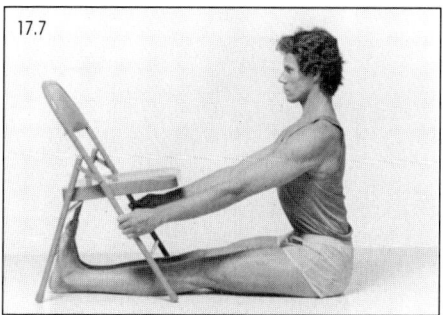

17.6 Stab-Stellung gegen eine Wand –
für verspannte hintere Oberschenkelmuskeln
17.7 Stab-Stellung – mit einem Stuhl

5 – Hilfsmittel. Sie sitzen vor einem Stuhl auf dem Boden und stützen die Füße gegen die hintere Stange des Stuhls, wie auf dem Foto (17.7) dargestellt. Halten Sie die Sitzfläche oder die vorderen Stuhlbeine mit den Händen. Bei jeder Ausatmung drücken Sie die Oberschenkelknochen nach unten und heben die Wirbelsäule an.

Achtung: Ein Gespür für diese Stellung ist äußerst wichtig, bevor Sie zu den Vorwärtsbeugen übergehen. Wenn die unteren Rückenwirbel bei der Stab-Stellung hervorstehen, sollten Sie bei allen folgenden Übungen auf einer gefalteten Decke sitzen. Diese Stütze sollte hoch genug sein, um das Becken leicht nach vorne zu «kippen» und die Dehnung des unteren Rückens zu bewahren.

Nutzen: Durch die Stab-Stellung (Dandasana) werden Vorder- und Rückseite des Körpers gleichmäßig gestreckt und gestärkt. Zudem werden die Beine gedehnt.

Janu Sirsasana
Kopf-an-Knie-Stellung

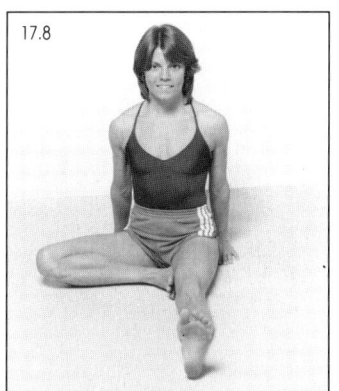

1 – Ausgangsposition. Sie sitzen in der Stab-Stellung. Winkeln Sie das rechte Bein an und legen die Ferse gegen den linken Oberschenkel. Lassen Sie das rechte Bein zur Seite fallen, so daß es auf der Außenseite des Oberschenkels und auf dem Knie ruht. Das linke Bein bleibt gestreckt und leicht nach innen gedreht.

2 – Stellung. Atmen Sie ein und heben Sie beide Arme über den Kopf. Spüren Sie, wie eine Dehnung in den Seiten des Unterleibs entsteht. Atmen Sie aus und beugen sich aus den Hüften heraus vorwärts. Das Brustbein ruht auf dem Knie und das Kinn auf dem Schienbein. Die senkrechte Dehnung der Wirbelsäule ist nun zu einer waagerechten geworden. Halten Sie zunächst die Zehen des linken Fußes. Mit der Zeit können Sie versuchen, die Dehnung zu erhöhen, indem Sie die Fußsohle festhalten und schließlich sogar die Handgelenke vor dem Fuß umfassen. Verweilen Sie einige Atemzüge lang in dieser Stellung. Lösen Sie die Stellung auf und wiederholen die Übung mit dem anderen Bein. Halten Sie die Stellung jeweils für dengleichen Zeitraum.

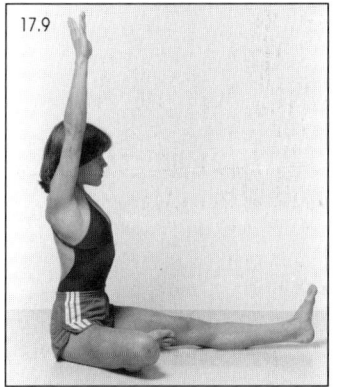

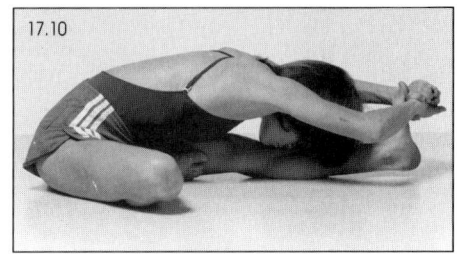

17.8 Kopf-an-Knie-Stellung –
Ausgangsposition
17.9 Kopf-an-Knie-Stellung –
mit den Armen über dem Kopf
17.10 Kopf-an-Knie-Stellung

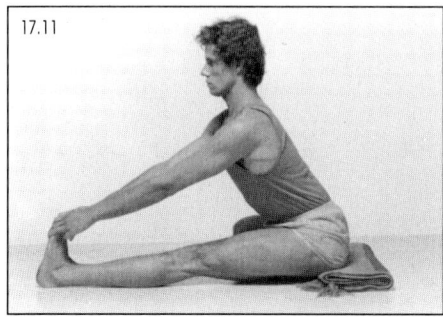

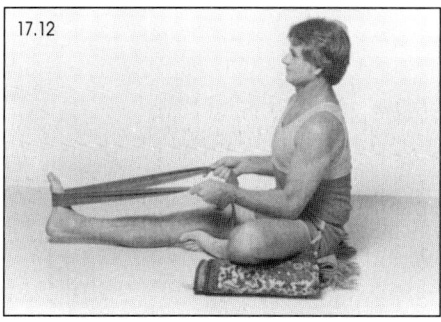

17.11 Kopf-an-Knie-Stellung –
mit gestreckter Wirbelsäule
17.12 Kopf-an-Knie-Stellung – mit Decke
und Tuch

3 – Variante. Sie führen die Übung wie unter Punkt 2 beschrieben aus, bringen aber den Oberkörper nicht nach unten. Statt dessen strecken Sie die Arme vorwärts und umfassen die Außenseiten Ihres Fußes. Üben Sie die Streckung der Wirbelsäule, indem Sie das Schambein nach unten strecken, während Sie über die Kopfmitte nach oben dehnen.
4 – Hilfsmittel. Wenn Sie mit dem angewinkelten Knie den Boden nicht berühren können, legen Sie ein gefaltetes Handtuch oder eine gefaltete Decke darunter. Sie können auch ein Tuch um den Fuß des ausgestreckten Beins legen und beide Enden in den Händen halten. Sitzen Sie aufrecht und nutzen die Hilfsmittel, um die Hüften zu öffnen und die Wirbelsäule zu verlängern. Halten Sie die Stellung vier oder fünf Atemzüge lang. Wiederholen Sie die Übung mit dem anderen Bein.
Nutzen: Die Kopf-an-Knie-Stellung (Janu Sirsasana) dehnt das ausgestreckte Bein, öffnet die Hüften, regt die inneren Organe an und stärkt und streckt die Wirbelsäule.

Upavistha Konasana
Offener-Winkel-Stellung

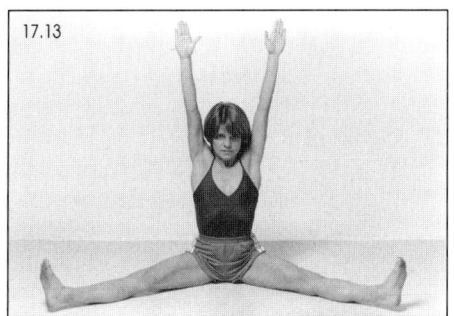

1 – Ausgangsposition. Sie sitzen in der Stab-Stellung und spreizen die Beine weit auseinander. Dabei bleiben die Beine aktiv gedehnt und die Kniescheiben zeigen zur Decke. Strecken Sie die Arme über den Kopf und dehnen Sie die Wirbelsäule. Lassen Sie die Dehnung an den Seiten des Unterleibs entstehen.

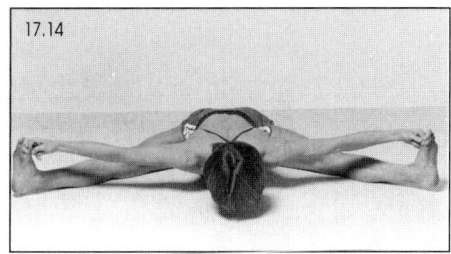

2 – Stellung. Sie atmen aus, strecken die Wirbelsäule und beugen sich nach vorne. Umfassen Sie die großen Zehen jeweils mit Daumen, Mittel- und Zeigefinger. Atmen Sie aus, lassen Sie die Oberschenkelknochen fallen und dehnen Vorder- und Rückseite des Oberkörpers gleichmäßig zum Boden, indem Sie sich aus den Hüften herausbeugen. Letztendlich ruhen Brust und Kinn auf dem Boden. Halten Sie die Stellung, während Sie einige Male gleichmäßig ein- und ausatmen, und erhöhen Sie diese Zeit allmählich auf 1 Minute. Richten Sie sich beim Einatmen wieder auf und kehren in die Stab-Stellung zurück.

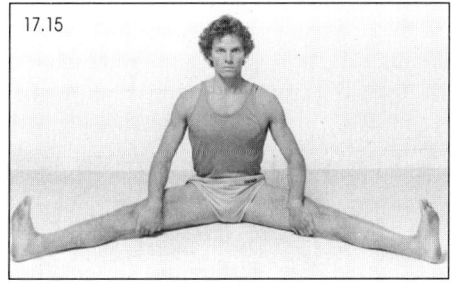

3 – Variante. Nehmen Sie die Ausgangsposition ein. Dann halten Sie die Innenseiten Ihrer Oberschenkel, indem Sie die Finger unter die Oberschenkel legen und die Ellenbogen leicht anwinkeln. Lassen Sie die Ellenbogen nach hinten fallen und nutzen Sie die Arme, um die Wirbelsäule anzuheben und zu strecken. Der Oberkörper bleibt in der Stab-Stellung, die Schultern bewegen sich nach unten und hinten.

17.13 Offener-Winkel-Stellung – Ausgangsposition
17.14 Offener-Winkel-Stellung
17.15 Offener-Winkel-Stellung – die Hände umfassen die Oberschenkel

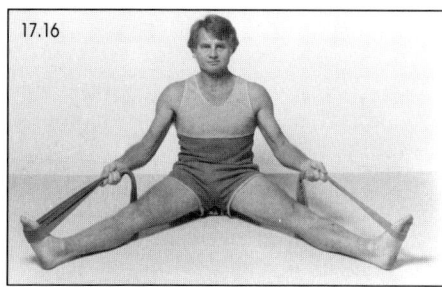

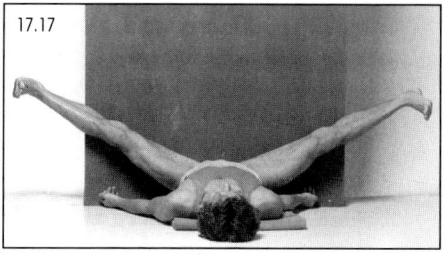

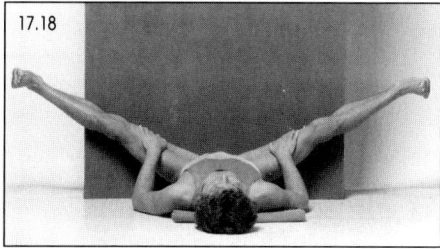

17.16 Offener-Winkel-Stellung –
auf einer Decke mit Tüchern
17.17 Offener-Winkel-Stellung –
gegen eine Wand
17.18 Offener-Winkel-Stellung –
gegen eine Wand, die Oberschenkel
werden nach unten gedrückt

4 – Hilfsmittel. Legen Sie jeweils ein Tuch um jeden Fuß und halten Sie die Enden fest. Dabei sind die Arme gestreckt. Beugen Sie sich nicht nach vorne, sondern nutzen Sie die Tücher, um die Wirbelsäule zu strecken. Wenn sich Ihre Wirbelsäule krümmt, setzen Sie sich auf den Rand einer gefalteten Decke.

5 – Hilfsmittel. Sie können diese Übung auch mit den Beinen gegen eine Wand üben. In der Stab-Stellung strecken Sie (wie bereits in diesem Kapitel beschrieben) die Beine an der Wand nach oben. Spreizen Sie dann die Beine, aber halten Sie die Füße im rechten Winkel zu den Beinen. Lassen Sie die Dehnung an der Innenseite der Oberschenkel langsam durch die Schwerkraft zustande kommen. Um die Dehnung zu erhöhen, legen Sie die Hände auf die Innenseite der Oberschenkel und drücken die Beine sanft zum Boden.

Achtung: Wenn Sie Schmerzen an der Innenseite der Knie spüren, bringen Sie die Beine näher zusammen. Wenn die Schmerzen anhalten, sollten Sie sich mit einem Yoga-Lehrer beraten.

Nutzen: Die Offener-Winkel-Stellung (Upavistha Konasana) streckt die Innenseiten der Beine und öffnet die Leisten und Hüften. Diese Übung hat einen besonderen Nutzen für Frauen, weil sie die Durchblutung der weiblichen Fortpflanzungsorgane fördert.

Parsva Upavistha Konasana
Offener-Winkel-Stellung mit Seitendrehung

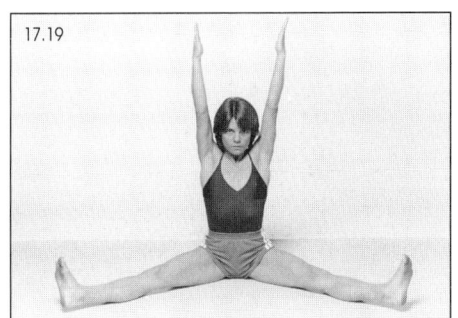
17.19

1 – Ausgangsposition. Sie nehmen die Stab-Stellung ein und spreizen die Beine weit auseinander. Heben Sie eine Gesäßhälfte nach der anderen und schieben Sie mit den Händen das Fleisch nach hinten, so daß Sie den Kontakt zwischen den Gesäßknochen und dem Boden bzw. der Decke spüren. Atmen Sie ein und strecken die Arme über den Kopf.

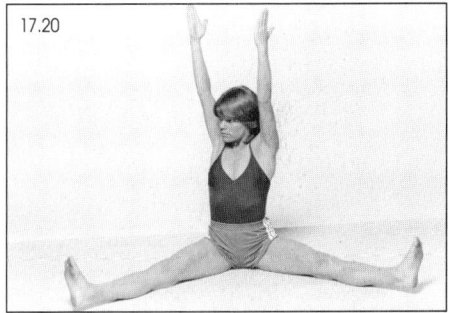
17.20

2 – Stellung. Beim Ausatmen drehen Sie den Oberkörper nach rechts. Dabei bleiben die Beine in der Ausgangsposition. Atmen Sie aus, beugen Sie sich aus den Hüften heraus nach vorne, und lassen Sie den Oberkörper auf dem rechten Bein ruhen. Lassen Sie beide Oberschenkel möglichst dicht zum Boden herunterkommen. Mit den Händen umfassen Sie den rechten Fuß, wie in der Kopf-an-Knie-Stellung. Halten Sie die Stellung, während Sie einige Male ein- und ausatmen. Um sich wieder aufzurichten, strecken Sie die Arme vorwärts aus und heben dann Arme und Oberkörper als eine Einheit. Drehen Sie den Oberkörper zur Mitte zurück und wiederholen Sie die Übung zur anderen Seite.

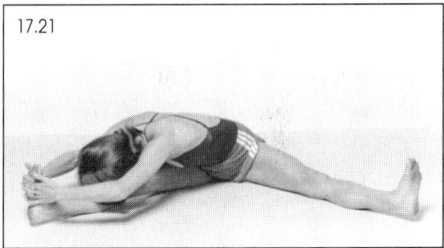
17.21

17.19 Offener-Winkel-Stellung mit Seitendrehung – Ausgangsposition
17.20 Offener-Winkel-Stellung mit Seitendrehung – Drehung des Oberkörpers
17.21 Offener-Winkel-Stellung mit Seitendrehung

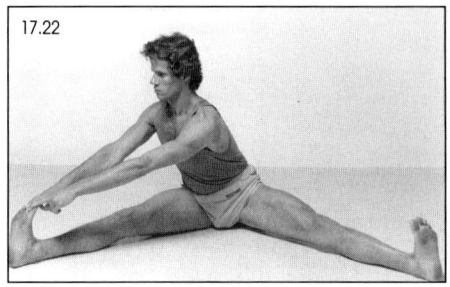

17.22

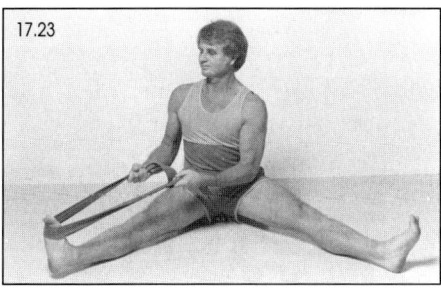

17.23

17.22 Offener-Winkel-Stellung mit
Seitendrehung – die Wirbelsäule wird
gestreckt
17.23 Offener-Winkel-Stellung mit
Seitendrehung – auf einer Decke
mit Tuch

3 – Variante. Sie nehmen die Ausgangsposition ein und drehen dann den Oberkörper nach rechts. Umfassen Sie den
rechten Fuß mit beiden Händen. Beim
Einatmen lassen Sie die Oberschenkelknochen zum Boden fallen. Spüren Sie,
wie sich das Schlüsselbein weitet und die
Wirbelsäule dehnt. Beim Ausatmen bringen Sie die gestreckte Wirbelsäule leicht
nach vorne und strecken das Schambein
nach unten. Wiederholen Sie sanft diesen
Bewegungsablauf, während Sie einige
Male ein- und ausatmen. Ändern Sie dabei nicht die Position des linken Fußes.
Lösen Sie die Stellung auf und wiederholen die Übung zur anderen Seite.
4 – Hilfsmittel. Sie sitzen auf einer gefalteten Decke und legen ein Tuch um den
rechten Fuß. Mit Hilfe des Tuches strekken Sie den Oberkörper. Üben Sie dann
wie unter Punkt 3 beschrieben.
Nutzen: Die Offener-Winkel-Stellung
mit Seitendrehung (Parsva Upavistha
Konasana) streckt die Innenseiten der
Oberschenkel, die Leisten und Hüften.
Zudem werden beide Seiten des Oberkörpers intensiv gedehnt.

Paschimottanasana

Vorwärtsbeuge im Sitzen

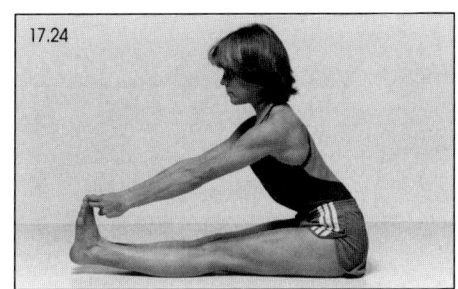

17.24

1 – Ausgangsposition. Sie nehmen die Stab-Stellung ein, atmen ein und heben die Arme über den Kopf. Denken Sie bitte daran, daß die Streckung der Arme von den Seiten des Unterleibs ausgeht.

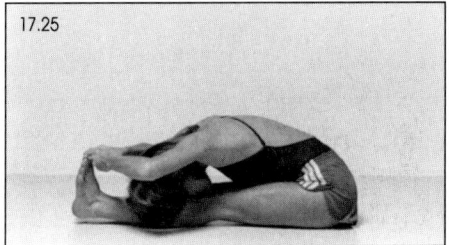

17.25

2 – Stellung. Atmen Sie aus. Beugen Sie sich aus den Hüften heraus, strecken Sie den Oberkörper über die Beine und umfassen die großen Zehen. Mit der Zeit werden Sie den gesamten Oberkörper und den Kopf auf die Beine legen können. Halten Sie die Stellung, während Sie einige Male ein- und ausatmen und beide Seiten des Oberkörpers gleichmäßig dehnen. Erhöhen Sie die Zeit allmählich auf 1 Minute. Atmen Sie aus, drücken Sie die Oberschenkel zum Boden, und strecken Sie das Schambein vom Brustbein weg. Atmen Sie ein und strecken Sie die Arme nach vorne aus. Dann heben Sie Arme und Oberkörper als Einheit, um sich wieder aufzurichten. Bringen Sie die Arme an Ihre Seiten, so daß Sie wieder in der Stab-Stellung sitzen.

17.24 Vorwärtsbeuge im Sitzen – die Wirbelsäule wird gestreckt
17.25 Vorwärtsbeuge im Sitzen

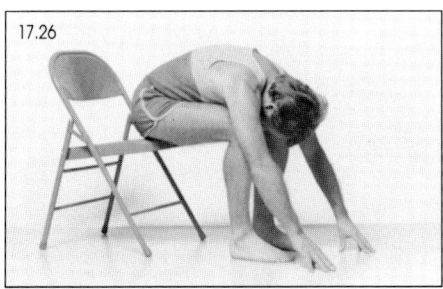

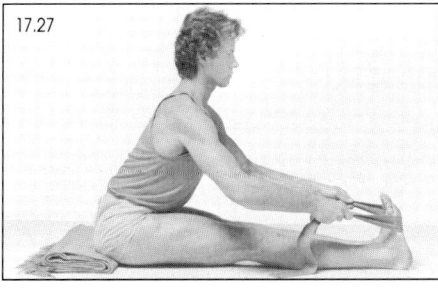

17.26 Vorwärtsbeuge im Sitzen –
         mit einem Stuhl
17.27 Vorwärtsbeuge im Sitzen –
         auf einer Decke mit Tuch

3 – Variante. Stellen Sie einen Stuhl mit der Rückenlehne gegen eine Wand. Setzen Sie sich mit gebeugten Knien auf den Rand der Sitzfläche. Die Füße stehen auf dem Boden und eine Hüftbreite voneinander entfernt. Atmen Sie ein und heben die Arme über den Kopf. Atmen Sie aus und bringen Arme und Oberkörper nach vorne, indem Sie sich aus den Hüften herausbeugen. Lassen Sie die Arme locker an Ihren Seiten hängen. Bleiben Sie in dieser Stellung, während Sie einige Male ein- und ausatmen, und spüren Sie, wie sich die Wirbelsäule dehnt und die Rückenmuskulatur entspannt.

4 – Hilfsmittel. Bei der Stab-Stellung können Sie auf einer gefalteten Decke sitzen. Diese Stütze sollte hoch genug sein, um die Wölbung im Lendenbereich zuzulassen. Legen Sie dann ein Tuch um die Fußballen. Beim Ausatmen beugen Sie die Ellenbogen und bewegen das Brustbein zu den Zehen. Denken Sie bitte daran, daß die Beugung aus den Hüften heraus erfolgt.

Nutzen: Die Vorwärtsbeuge im Sitzen (Paschimottanasana) ist eine intensive Dehnübung für die Rückseite des Körpers und massiert die Unterleibsorgane. Wenn sie korrekt ausgeführt wird, hat diese Übung eine beruhigende Wirkung.

18

Es dreht sich

Drehübungen

Viele Menschen verbinden mit dem Begriff «*Yoga*» Körper, die ähnlich Brezeln zu unmöglichen Formen verknotet werden. Das westliche Mißverständnis von Yoga sowie falsche Vorstellungen über den Zweck der Übungen haben zu diesem Irrtum geführt.

Manche Menschen besuchen Yoga-Gruppen mit dem Wunsch, derartige Verrenkungen am eigenen Körper zu erleben. Die Erfahrung, daß die Drehübungen anderen Zwecken dienen, enttäuscht dann oft. Die Drehübungen werden weder lässig nebenbei absolviert noch mit Gewalt erzwungen. Sie werden mit derselben Genauigkeit und Bewußtheit ausgeführt, die für alle Stellungen gelten.

Drehübungen sind nicht ausschließlich den erfahrenen oder sehr beweglichen Schülern vorbehalten. Die in diesem Kapitel dargestellten Drehübungen sind auch für Anfänger geeignet und hilfreich. Sie bilden außerdem die Grundlage für fortgeschrittene Drehübungen. Aufgrund ihrer entspannenden Wirkung sind sie vor oder nach einem athletischen Wettkampf von besonderem Nutzen. Bei den Drehübungen ist es von wesentlicher Bedeutung, daß die Wirbelsäule während der Drehung gestreckt wird. Stellen Sie sich eine Spirale vor und schaffen Sie dabei Raum zwischen den Wirbeln. Strecken Sie gleichmäßig die Vorder- und Rückseite des Oberkörpers. Der Oberkörper ist gestreckt und anmutig. Eilen Sie nicht und erzwingen Sie nichts. So wird sich Ihre Wirbelsäule allmählich wie eine hauchdünne, ständig wachsende Spirale anfühlen. Wenn Sie die Bewegung gewaltsam, ohne Geduld, exerzieren, kommt es Ihnen eher vor, als würde eine dicke Sprungfeder durch ein Zentner-Gewicht heruntergedrückt.

Es gibt zwei einfache Möglichkeiten, die Dehnung der Wirbelsäule zu überprüfen. Erstens achten Sie darauf, daß die Schultern waagerecht sind. Wenn nicht, ist die eine oder andere Seite der Wirbelsäule zusammengepreßt.

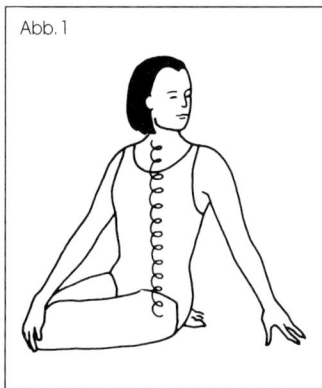

Abb. 1

Abb. 1 Die Drehung entsteht, indem Sie zunächst die Wirbelsäule strecken und sich dann drehen. Stellen Sie sich vor, wie sich die Wirbelsäule spiralförmig bewegt und sich ein Wirbel über dem anderen dreht.

Üben Sie also hin und wieder vor einem Spiegel. Zweitens können Sie die Wirbelsäule auf Taillenhöhe berühren, um zu überprüfen, ob an dieser Stelle eine Vertiefung ist. Wenn die Wirbel hervorstehen sollten, strecken Sie das Schambein weiter nach unten, oder üben Sie eine der Varianten bzw. mit einem der Hilfsmittel.

Während Sie die Bewegung durchführen, drehen Sie den Unterleib in dieselbe Richtung wie die Schultern. Dies fördert die Drehung im unteren Ende der Wirbelsäule und sorgt für einen guten Tonus im Unterleibsbereich. Leiten Sie die Drehbewegung niemals mit dem Kopf ein, da so Verspannungen im Nacken und leichtes Unbehagen entstehen können. Lassen Sie den Kopf einfach der Drehrichtung folgen.

Achtung: Personen mit einer Bandscheibenhernie sollten nur die Stuhldrehung üben, solange die Beschwerden nicht beseitigt sind. Statt dessen empfehlen sich Steh-Positionen (ohne Drehungen), die Dehnübungen für den Rücken und sanfte Rückwärtsbeugen.

Stuhldrehung

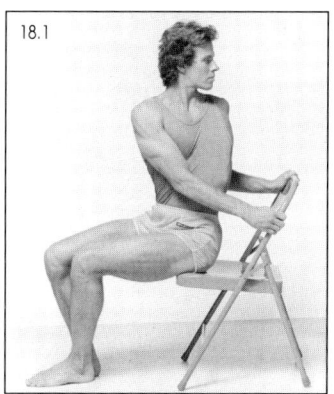

18.1

1 – Ausgangsposition. Stellen Sie einen stabilen Stuhl, wenn möglich einen Klappstuhl, mit der Rückenlehne gegen eine Wand. Setzen Sie sich auf den Rand des Stuhls, die Füße ein wenig auseinander auf den Boden gestellt. Setzen Sie sich vorwärts auf die Gesäßknochen und strecken Sie die Wirbelsäule. Die Schultern sollten niedrig sein und das Kinn parallel zum Boden.

2 – Stellung. Atmen Sie aus. Drehen Sie sich nach links und umfassen Sie die rechte Seite der Rückenlehne mit der linken Hand und die linke Seite mit der rechten Hand. Beide Ellenbogen zeigen nach unten, und das Schlüsselbein bleibt ausgeweitet. Beim Ausatmen «gehen» Sie mit den Fingern weiter nach links und strecken die Wirbelsäule, während Sie sich drehen. Mit den Füßen behalten Sie die Ausgangsposition bei. Drehen Sie sanft den Nabel nach links. Halten Sie die Stellung 15 Sekunden, während Sie gleichmäßig atmen. Lösen Sie langsam die Stellung auf und kehren in die Ausgangsposition zurück. Wenn Sie wieder normal atmen, wiederholen Sie die Übung zur rechten Seite.

18.1 Stuhldrehung – mit dem Rücken zur Stuhllehne

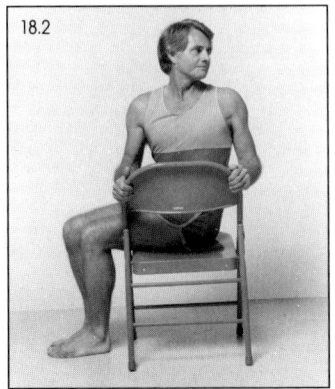

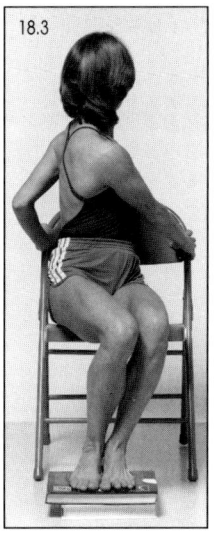

3 – **Variante.** Setzen Sie sich seitlich auf den Stuhl, mit der linken Körperseite zur Wand. Achten Sie darauf, daß Sie auf den Sitzknochen mit Gewichtsverlagerung nach vorne sitzen. Sichern Sie das linke Bein an der Rückenlehne. Beim Einatmen strecken Sie die Wirbelsäule; beim Ausatmen drehen Sie sich nach links und umfassen die Stuhllehne mit beiden Händen. Mit jeder Einatmung machen Sie dann eine Pause, und bei jeder Ausatmung strecken Sie nach oben und drehen sich etwas weiter nach links. Ziehen Sie den Unterleib ebenfalls nach links. Drücken Sie mit der linken Hand und ziehen Sie mit der rechten. Das Schlüsselbein bleibt ausgeweitet und der Atem weich.

4 – **Hilfsmittel.** Wenn Sie mit den Füßen den Boden nicht erreichen können, stellen Sie die Füße so auf zwei dicke Bücher, daß die Fersen unten bleiben.

Nutzen: Durch die Stuhldrehung lernen Sie das Prinzip der Dehnung während einer Drehbewegung. Zudem wird die Wirbelsäule entspannt.

18.2 Stuhldrehung – mit der linken Körperseite zur Stuhllehne
18.3 Stuhldrehung – mit gestützten Füßen

Krokodildrehung

1 – Ausgangsposition. Sie liegen auf dem Rücken in der Berg-Stellung. Strecken Sie die Arme seitlich aus, die Handflächen nach unten.

2 – Stellung. Atmen Sie aus und strecken Sie über die Fersen. Dann schieben Sie die rechte Ferse zwischen den großen Zeh und den nächsten Zeh des linken Fußes. Beim Ausatmen rollen Sie beide Füße nach links, ohne dabei die Position des rechten Fußes zu stören. Die rechte Hüfte rollt nach links, so daß Sie auf der linken Hüfte liegen. Beide Schultern bleiben auf dem Boden. Drehen Sie nun den Kopf nach rechts und blicken über die rechte Hand hinaus. Beim Ausatmen drehen Sie den Nabel nach links. Halten Sie die Stellung 15 Sekunden, bei gleichmäßiger Atmung. Kehren Sie dann zur Ausgangsposition zurück und wiederholen die Übung zur anderen Seite.

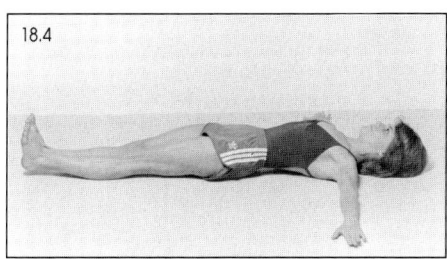

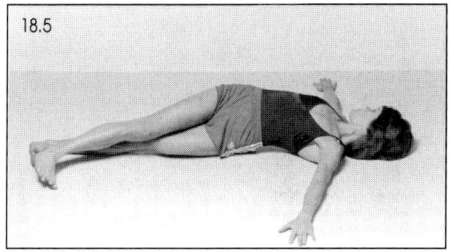

18.4 Krokodildrehung – Ausgangsposition
18.5 Krokodildrehung – Ferse zwischen den Zehen

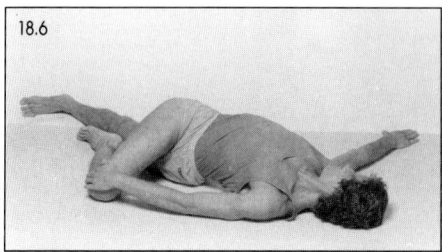

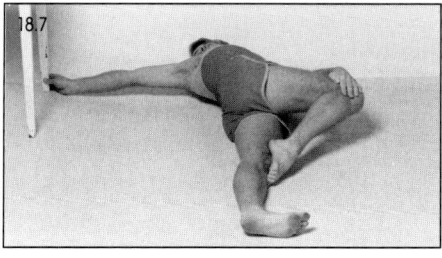

18.6 Krokodildrehung – Fußgewölbe
   am Knie
18.7 Krokodildrehung – Arm und Schulter
   werden stabilisiert

3 – Variante. Legen Sie das rechte Fußgewölbe auf das linke Knie und die linke Hand auf das rechte Knie. Beim Ausatmen rollen Sie auf die Seite der linken Hüfte und senken das rechte Knie nach links zum Boden, während Sie gleichzeitig den Kopf nach rechts drehen. Dabei bleiben beide Schultern auf dem Boden. Strecken Sie das Schambein nach unten. Beim Einatmen machen Sie eine Pause. Beim Ausatmen drücken Sie das rechte Knie sanft zum Boden und drehen die untere Unterleibsgegend nach rechts, während Sie ständig vom linken Bein bis zur Kopfmitte dehnen. Kehren Sie dann zur Berg-Stellung zurück und wiederholen die Übung zur anderen Seite. Die Stellung sollte mindestens zweimal auf jeder Seite durchgeführt werden.

4 – Hilfsmittel. Um den ausgestreckten Arm und die Schulter zu stabilisieren, umfassen Sie mit der Hand ein stabiles Möbelstück, während Sie Beine und Hüften in die andere Richtung drehen.

Nutzen: Die Krokodildrehung massiert, belebt die Wirbelsäule und entspannt den Körper.

Jathara Parivartanasana-
Variante
Bodendrehung

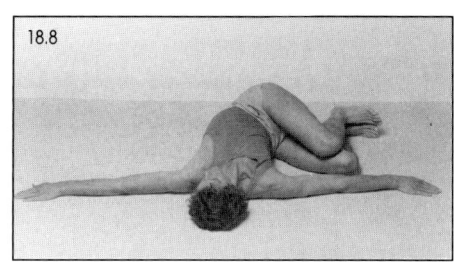

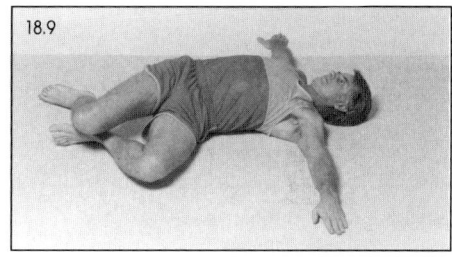

1 – Ausgangsposition. Sie liegen auf dem Rücken in der Berg-Stellung und strecken die Arme zur Seite aus. Die Enden der Schulterblätter werden nach unten gezogen und auch die Handflächen nach unten gekehrt.

2 – Stellung. Während Sie ausatmen und das Schambein nach unten strecken, winkeln Sie die Beine an und ziehen die Knie an die Brust heran. Beim nächsten Ausatmen rollen Sie nach rechts, so daß das rechte Knie den Boden berührt. Drehen Sie den Unterleib von den Knien weg. Atmen Sie einige Male ein und aus und wiederholen Sie dann den Bewegungsablauf zur linken Seite. Dann bringen Sie die Beine wieder zur Mitte und senken die Füße auf den Boden. Nun wiederholen Sie die gesamte Übung ein zweites Mal.

3 – Variante. Sie liegen auf dem Rücken in der Berg-Stellung. Winkeln Sie die Beine an und stellen Sie die Füße nah am Gesäß flach auf den Boden. Rollen Sie mit den Füßen jeweils auf die linke Fußseite herüber und führen die Knie nach links zum Boden. Bei jeder Ausatmung strecken Sie sanft das rechte Knie vom Oberkörper weg zum Boden und drehen den Unterleib nach rechts. Halten Sie die Stellung fünf oder sechs Atemzüge lang. Wiederholen Sie die Übung zur anderen Seite hin. Üben Sie die Stellung auf jeder Seite zwei- bis dreimal.

18.8 Bodendrehung
18.9 Bodendrehung – mit den Füßen auf dem Boden

4 – Hilfsmittel. Umfassen Sie ein stabiles Möbelstück mit der linken Hand. Wenn Sie sich nach rechts drehen, werden dann der linke Arm und die linke Schulter gedehnt. Dann wiederholen Sie zur anderen Seite.

Achtung: Personen mit Bandscheibenproblemen sollten diese Übung nicht machen. Üben Sie statt dessen Dehnübungen für die Wirbelsäule sowie Stehübungen.

Nutzen: Die Bodendrehung (Vorbereitung für Jathara Parivartanasana) lindert Schmerzen im unteren Rückenbereich, die durch Verspannungen der Muskulatur verursacht sind.

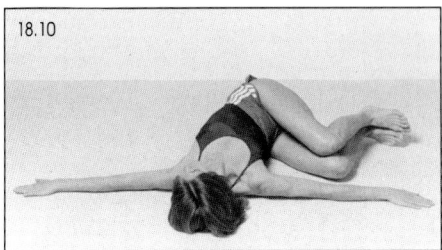

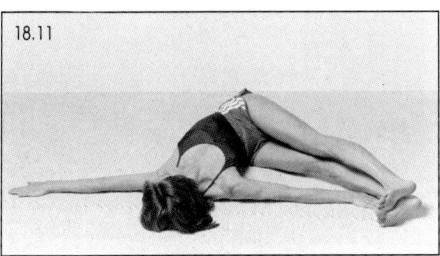

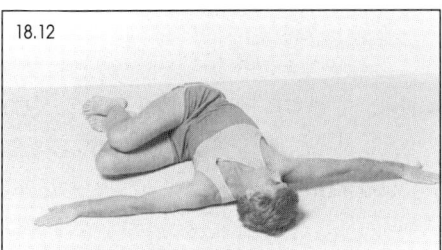

18.10 Bauch-Drehübung – Knie zur Seite geführt
18.11 Bauch-Drehübung – Beine gestreckt
18.12 Bauch-Drehübung – Beine bleiben angewinkelt

Jathara Parivartanasana
Bauch-Drehübung

1 – Ausgangsposition. Sie liegen auf dem Rücken in der Berg-Stellung. Strecken Sie nun die Arme seitlich aus, die Handflächen nach unten gekehrt.
2 – Stellung. Beim Ausatmen winkeln Sie beide Beine an und ziehen die Knie an die Brust heran. Beim nächsten Ausatmen führen Sie die Knie zur rechten Seite und strecken die Beine aus. Die Oberschenkel bleiben aktiv gedehnt, und Sie strecken über die Fersen, während Sie nun die Füße zur rechten Hand fuhren. Versuchen Sie, die linke Schulter auf dem Boden zu halten. Die Hüften sollten in einer Linie mit den Schultern bleiben, und das Schambein wird nach unten bewegt. Um die Dehnung zu intensivieren, bewegen Sie die untere Unterleibsgegend nach links. Drehen Sie den Kopf nach links und blicken über die linke Hand hinaus. Halten Sie die Stellung 10 bis 15 Sekunden, bei gleichmäßiger Atmung. Atmen Sie aus, winkeln Sie die Knie an und kehren zur Mitte zurück. Wiederholen Sie dann die Übung zur anderen Seite.
3 – Variante. Sie führen die Übung wie unter Punkt 2 beschrieben aus, bringen aber nur die Knie zum Boden, ohne die Beine auszustrecken.
Nutzen: Die Bauch-Drehübung (Jathara Parivartanasana) stärkt und entspannt den Rücken und öffnet die Hüften. Zudem werden die Unterleibsorgane massiert und der Unterleib gestrafft.

Bharadvajasana
Einfache Drehübung

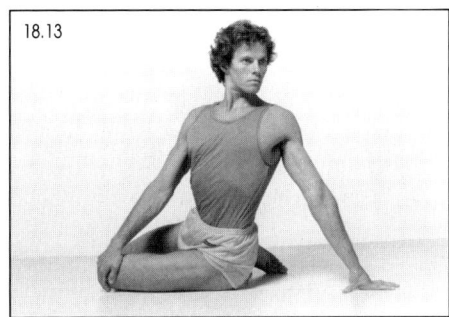

18.13

1 – Ausgangsposition. Zunächst sitzen
Sie auf den Fersen, wie in der Diamanten-
Stellung (Kapitel 8). Dann verlagern Sie
Ihr Gewicht nach links und setzen sich
auf die linke Gesäßhälfte auf den Boden.
Führen Sie das linke Schienbein und den
linken Fuß unter den rechten Oberschen-
kel und legen die rechte Hand auf das lin-
ke Knie. Stützen Sie sich mit dem linken
Arm nach hinten ab, so daß sich die linke
Hand in einer Linie mit dem linken Ober-
schenkel befindet.

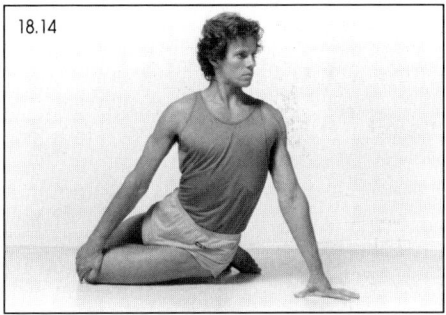

18.14

2 – Stellung. Beim Einatmen strecken Sie
die Wirbelsäule. Beim Ausatmen drük-
ken Sie mit den Händen nach unten, drehen den Oberkörper nach links und rollen die rechte Hüfte nach vorne. Sie können die Dehnung intensivieren, indem Sie
beim Einatmen die Wirbelsäule strecken
und beim Ausatmen mit den Fingern der
linken Hand weiter nach hinten «gehen». Die Wirbelsäule bleibt gedehnt,
während Sie nun die rechte Gesäßhälfte
zum Boden strecken. Halten Sie die Stellung 10 bis 15 Sekunden, bei gleichmäßiger Atmung. Lösen Sie die Stellung langsam auf und wiederholen die Übung zur
anderen Seite hin.

18.13 Einfache Drehübung –
      Ausgangsposition
18.14 Einfache Drehübung – die Hüfte
      wird nach vorne gerollt

3 – Variante. Sie führen die Übung wie
unter Punkt 2 beschrieben aus, aber die
rechte Hüfte bleibt nach vorne gerollt
und die rechte Gesäßhälfte angehoben.

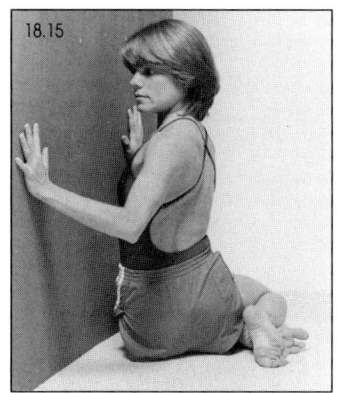

18.15 Einfache Drehübung –
an einer Wand

4 – Hilfsmittel. Sie sitzen in der Ausgangsposition mit der linken Körperseite ca. 15 cm von einer Wand entfernt. Beim Einatmen strecken Sie die Wirbelsäule. Beim Ausatmen drehen Sie sich zur Wand und legen die Hände auf Schulterhöhe gegen die Wand. Während Sie ausatmen und sich drehen, drücken Sie die Hände gegen die Wand, um so die Drehung zu intensivieren. Wiederholen Sie dann die Übung zur anderen Seite.
Nutzen: Die einfache Drehübung (Bharadvajasana) fördert die Elastizität der gesamten Wirbelsäule.

Marichyasana I
Drehübung-im-Sitzen

1 – Ausgangsposition. Sie sitzen in der Stab-Stellung (Kapitel 17). Atmen Sie aus, beugen Sie das linke Knie und stellen den linken Fuß nah an die linke Gesäßhälfte auf den Boden.

2 – Stellung. Atmen Sie ein, strecken Sie die Wirbelsäule, und heben Sie die Arme über den Kopf. Beim Ausatmen strecken Sie sich leicht nach vorne, wie bei einer Vorwärtsbeuge. Führen Sie den linken Arm um das Knie herum nach hinten. Führen Sie den rechten Arm ebenfalls nach hinten, eine Hand umfaßt die andere. Beim Einatmen strecken Sie die Wirbelsäule, und beim Ausatmen drehen Sie den Oberkörper nach rechts. Während Sie sich drehen, lassen Sie zu, daß der Nabel und das Fleisch in der unteren Unterleibsgegend sich mitbewegen. Weiten Sie den oberen Brustbereich aus. Hals und Augen sollten weich sein. Halten Sie die Stellung 10 bis 20 Sekunden, bei gleichmäßiger Atmung. Kehren Sie langsam zur Mitte zurück und wiederholen Sie dann die Übung zur anderen Seite.

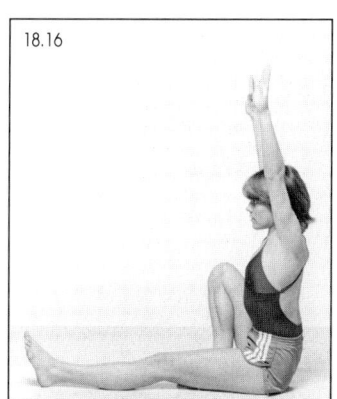

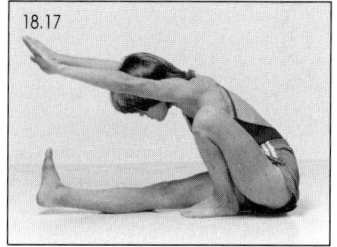

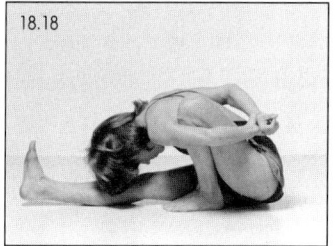

18.16 Arme über den Kopf gestreckt
18.17 Oberkörper leicht nach vorne gedehnt
18.18 Drehübung-im-Sitzen – mit umfaßten Händen
18.19 Drehübung-im-Sitzen

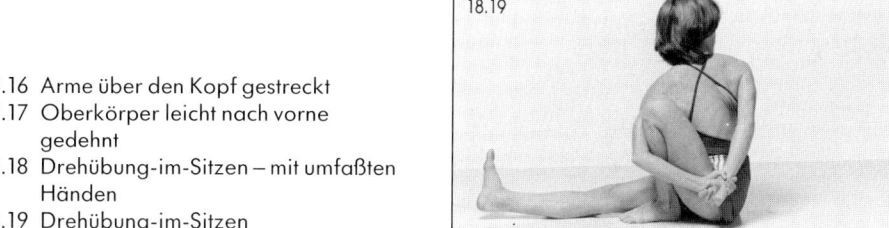

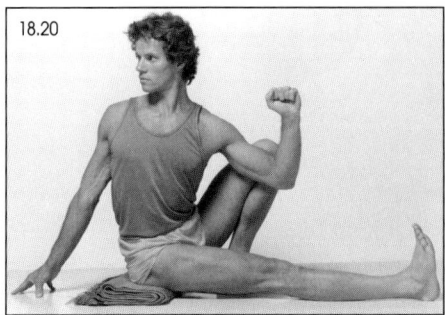

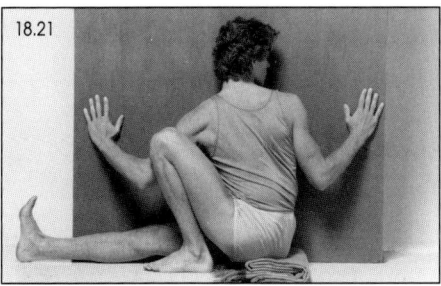

18.20 Drehübung-im-Sitzen – auf einer
Decke
18.21 Drehübung-im-Sitzen – an einer
Wand

3 – Variante. Sie sitzen auf einer oder mehreren gefalteten Decken. Führen Sie die Übung wie unter Punkt 2 beschrieben aus, umfassen aber nicht die Hände. Statt dessen legen Sie die Finger der rechten Hand hinten auf den Boden und beugen den linken Ellenbogen vor dem linken Knie, so daß der Unterarm senkrecht zum Boden steht. Machen Sie eine Faust und drücken Sie mit dem linken Ellenbogen gegen die Innenseite des linken Knies, während Sie den Oberkörper nach rechts drehen.

4 – Hilfsmittel. Sie führen die Übung wie unter Punkt 2 beschrieben aus, allerdings mit dem rechten Bein und der rechten Gesäßhälfte an einer Wand. Der linke Arm bleibt vor dem linken Knie. Bei der Drehung nach rechts werden beide Hände an die Wand gelegt. Beim Einatmen strecken Sie die Wirbelsäule, und beim Ausatmen drücken Sie mit den Händen gegen die Wand. Wiederholen Sie die Übung zur anderen Seite.

Achtung: Personen mit einer Bandscheibenhernie sollten diese Übung nicht ausführen.

Nutzen: Die Drehübung-im-Sitzen (Marichyasana I) massiert die Unterleibszone. Zudem werden Schmerzen im unteren Rückenbereich gelindert, die durch verspannte Muskeln verursacht werden.

19

Aufwachen

Sonnen-Gruß

Der Sonnen-Gruß (Surya Namaskar) ist eine Kombination verschiedener Stellungen. Dabei geht der Übende ohne Unterbrechung von einer Stellung in die andere über und bringt seinen Atem in Einklang mit seinen Bewegungen (vinyasa). Viele Kombinationen sind möglich. Die erste Übungsreihe in diesem Kapitel ist für das Anfangsstadium der Yoga-Praxis gedacht. Die zweite Übungsreihe wendet sich an Fortgeschrittene, bei denen durch Übung eine Dehnung der Wirbelsäule bereits eingetreten und die allgemeine Kraft entwickelt ist.

Bevor Sie den Sonnen-Gruß ausführen, sollten Sie jede Stellung wie bereits beschrieben noch einmal üben. Wenn Sie ein Gespür für jede einzelne Stellung haben, können Sie den Sonnen-Gruß, wie der Name bereits andeutet, morgens als Aufwärmübung anwenden. Sie kann aber auch als allgemeine Aufwärmübung vor jeder sportlichen Betätigung gemacht werden.

Wenn Sie sich die Stellungen etwas genauer ansehen, werden Sie verstehen, warum sich der Sonnen-Gruß optimal als Aufwärmübung für den gesamten Körper eignet. Die Reihe beginnt mit der Berg-Stellung, so daß die korrekte Körperhaltung von Anfang an hergestellt wird. Darauf folgen Vorwärtsbeugen, Dehnübungen für die Leisten und Rückwärtsbeugen. Die Arme und Handgelenke werden mit Yoga-Push-ups und der Nach-Oben-Blickende-Hundeposition gestärkt und gestreckt. Der Rücken wird gestreckt und die Brust geöffnet. Weil das Ein- und Ausatmen mit dem Bewegungsablauf koordiniert werden, erlebt man die Atmung mit erhöhter Bewußtheit. Wenn Sie so lange üben, daß die Bewegungen fließen, werden auf sanfte Art und Weise auch Elastizität, Kraft und Koordination trainiert.

In diesen Übungsreihen wird jeweils eine Körperseite betont. Um ein Gleichgewicht herzustellen, sollten Sie deshalb jede Reihe zweimal ausführen und bei der Wiederholung mit dem anderen Bein zurücktreten. Auch wenn Sie mit jedem Atemzug von einer Stellung in die andere übergehen sollten, können Sie den Sonnen-Gruß langsamer ausführen, indem Sie jede Stellung halten.

Nutzen Sie den Atem, um eine Stellung einzunehmen, und atmen Sie dann gleichmäßig, während Sie in der Position verweilen. Als allgemeine Faustregel gilt: bei Rückwärtsbeugen atmen Sie ein und bei Vorwärtsbeugen aus.

Surya Namaskar
Sonnen-Gruß I

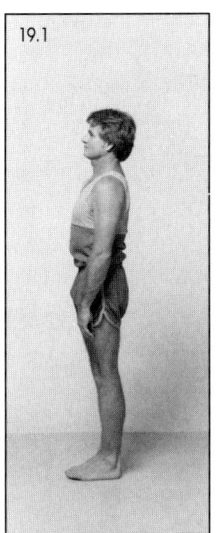

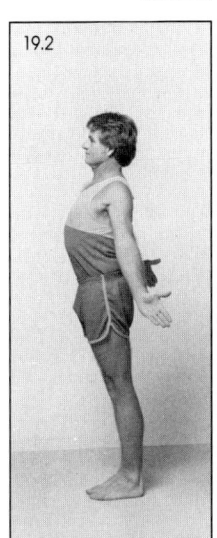

1 – Berg-Stellung (Tadasana). Nehmen Sie die korrekte Körperhaltung ein und atmen gleichmäßig. Nehmen Sie sich die Zeit, in Ihren Körper hineinzuhorchen und die Gefühle und Empfindungen wahrzunehmen.

2 – Berg-Stellung (Tadasana). Handflächen nach außen. Atmen Sie ein und kehren die Handflächen nach außen. Rollen Sie die Oberarme nach außen, strecken Sie die Finger nach unten und dehnen die Wirbelsäule.

3 – Bet-Haltung (Namaste). Atmen Sie aus und legen Sie die Handflächen vor dem Brustbein zusammen. Dabei wird die Brust geweitet, und die Schultern bleiben unten.

4 – Berg-Stellung (Tadasana). Arme über dem Kopf. Atmen Sie ein und strecken die Arme über den Kopf, so daß die Handflächen nach vorne weisen. Strekken Sie von den Fersen bis zu den Fingerspitzen.

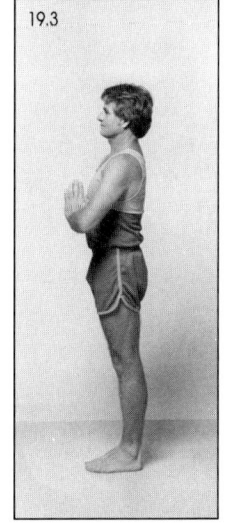

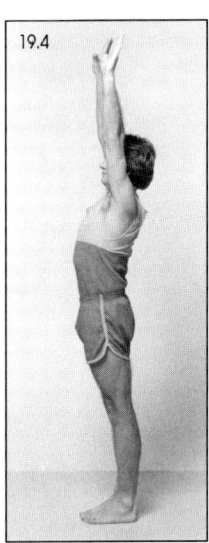

19.1 Berg-Stellung
19.2 Berg-Stellung – mit nach außen
     gekehrten Handflächen
19.3 Berg-Stellung – Bet-Haltung
19.4 Berg-Stellung – Arme über
     dem Kopf

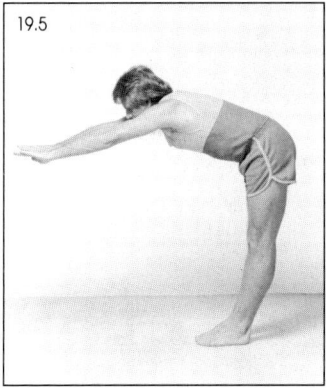

5 – Stehende-Vorwärtsbeuge (Uttana-sana). Atmen Sie langsam aus, während Sie sich aus den Hüften heraus nach vorne beugen. Die Arme bleiben in einer Linie mit dem Oberkörper.

6 – Vollständige Vorwärtsbeuge (Uttanasana). Heben Sie das Gesäß an und entspannen Sie den Rücken, während Sie sanft mit den Händen zum Boden strekken.

7 – Vorbereitung für die Ausfall-Position. Winkeln Sie die Knie an und legen die Hände neben die Füße.

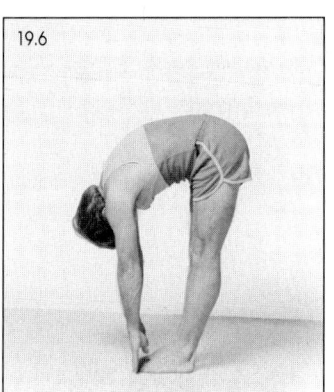

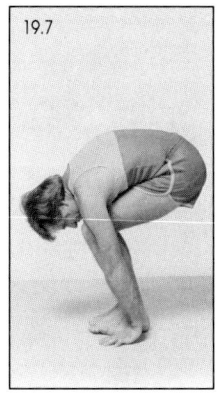

19.5 Stehende-Vorwärtsbeuge
19.6 Stehende-Vorwärtsbeuge
19.7 Ausfall-Position – Vorbereitung

8 – Ausfall-Position. Atmen Sie ein und treten mit dem rechten Fuß nach hinten. Beugen Sie das linke Knie, bis Ober- und Unterschenkel einen rechten Winkel bilden. Senken Sie dann das rechte Knie zum Boden, während Sie den Oberkörper über dem linken Oberschenkel strecken.

9 – Brett-Position (Chaturanga Dandasana). Überprüfen Sie, ob beide Hände nach vorne zeigen. Atmen Sie regelmäßig. Führen Sie den linken Fuß nach hinten, um die Brett-Position einzunehmen. Beide Oberschenkel werden aktiv gedehnt, während Sie nun über die Fersen strecken. Drücken Sie mit den Händen gegen den Boden und strecken Sie sich über den Scheitel. Die Schultern bleiben dabei unten.

10 – Push-up-mit-gebeugtem-Knie (Chaturanga Dandasana). Beim Ausatmen werden die Knie bis zum Boden gebeugt und die Füße vom Boden gehoben. Beugen Sie die Ellenbogen und lassen Sie den Oberkörper kontrolliert nach unten. Auf dem Boden liegend, strecken Sie die Beine aus und positionieren die Arme seitlich an den Körper.

11 – Vorbereitung auf die Kobra-Stellung (Bhujangasana). Atmen Sie ein und heben Sie Kopf, Schultern und Hände vom Boden. Die Oberschenkel werden aktiv gedehnt. Strecken Sie nun über den Scheitel. Schauen Sie nicht zur Decke hin, sondern geradeaus. Dabei bleibt Ihr Blick weich.

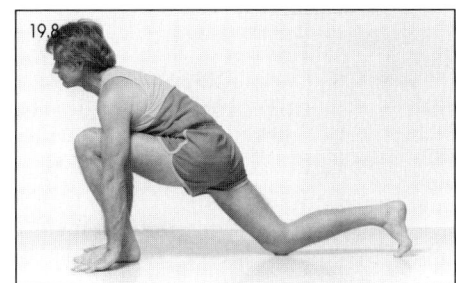

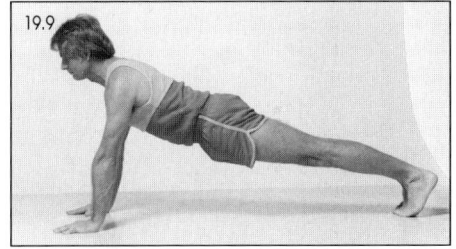

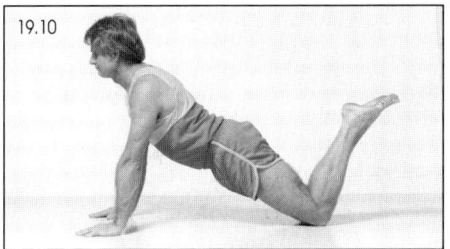

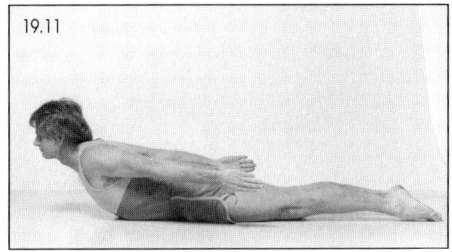

19.8 Ausfall-Position
19.9 Push-up-Position
19.10 Push-up-mit-gebeugtem-Knie
19.11 Vorbereitung auf die Kobra-
 Stellung

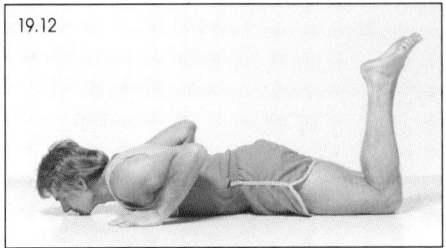

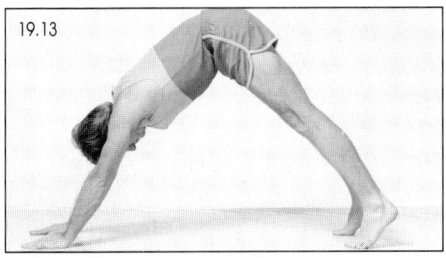

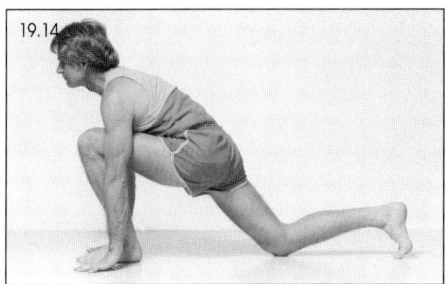

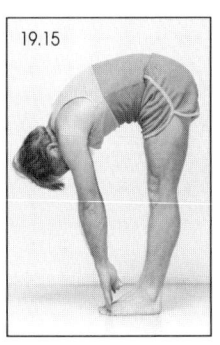

12 – Push-up-mit-gebeugtem-Knie (Chaturanga Dandasana). Atmen Sie gleichmäßig und legen die Hände neben die Brust. Winkeln Sie die Knie an und heben die Füße vom Boden. Atmen Sie aus, strecken Sie die Arme aus und heben den Oberkörper vom Boden. Atmen Sie ein und stellen die Füße wieder auf den Boden, so daß Sie auf den Zehen stehen.

13 – Nach-Unten-Blickende-Hunde-Stellung (Adho Mukha Svanasana). Atmen Sie aus, strecken die Beine, und heben Sie das Gesäß, so daß der Körper ein auf den Kopf gestelltes «V» bildet. Strecken Sie über die Zehen, damit die Gesäßknochen angehoben bleiben.

14 – Ausfall-Position. Atmen Sie ein, winkeln Sie das rechte Bein an und bringen den rechten Fuß nach vorne, so daß er zwischen den Händen aufgestellt wird. Lassen Sie das linke Knie auf dem Boden ruhen und strecken Sie den Oberkörper über dem rechten Oberschenkel.

15 – Stehende-Vorwärtsbeuge (Uttanasana). Atmen Sie aus, strecken das rechte Bein aus, und stellen Sie den linken Fuß neben den rechten. Heben Sie das Gesäß hoch an und aktivieren Sie die Oberschenkel. Dehnen Sie den Rücken nach unten.

19.12 Push-up-mit-gebeugtem-Knie
19.13 Nach-Unten-Blickende-Hunde-Stellung
19.14 Ausfall-Position
19.15 Stehende-Vorwärtsbeuge

16 – Bet-Haltung (Namaste). Atmen Sie ein, legen Sie die Hände an die Hüften, und heben Sie den Oberkörper als durchgehende Einheit, um in die Berg-Stellung (Tadasana) zurückzukehren. Atmen Sie aus und legen die Handflächen vor dem Brustbein zusammen. Atmen Sie gleichmäßig.

17 – Berg-Stellung (Tadasana). Lassen Sie die Arme an die Seiten fallen. Nehmen Sie wieder die korrekte Körperhaltung ein und atmen sanft und gleichmäßig.

Wiederholen Sie die gesamte Übungsreihe, indem Sie dieses Mal die Ausfallschritte mit dem linken Bein einleiten.

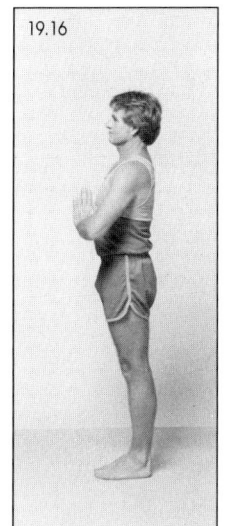
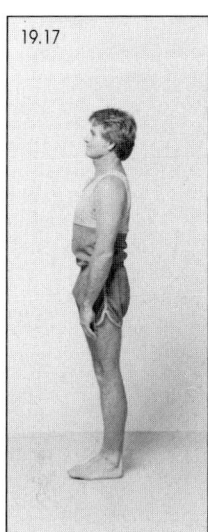

19.16 Berg-Stellung – Bet-Haltung
19.17 Berg-Stellung

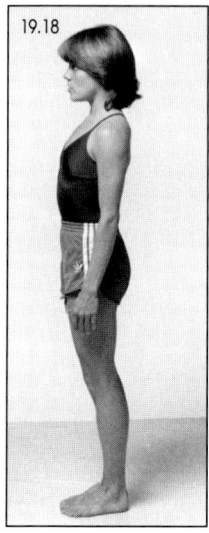
19.18

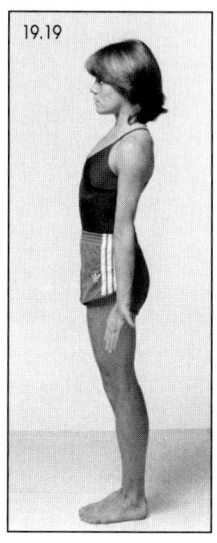
19.19

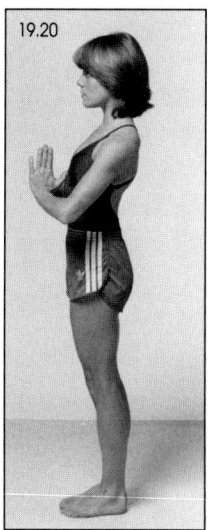
19.20

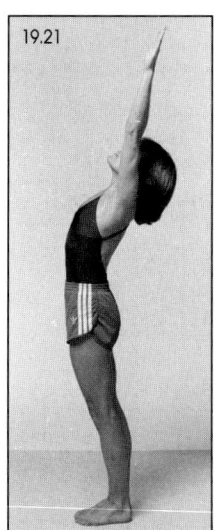
19.21

Surya Namaskar

Sonnen-Gruß II

1 – Berg-Stellung (Tadasana). Nehmen Sie die korrekte Körperhaltung ein und atmen gleichmäßig. Nehmen Sie sich genügend Zeit, um ganz ruhig zu werden.

2 – Berg-Stellung (Tadasana). Handflächen nach außen. Atmen Sie ein und kehren die Handflächen nach außen. Senken Sie die Schultern, strecken die Finger nach unten, und dehnen Sie die Wirbelsäule.

3 – Bet-Haltung (Namaste). Atmen Sie aus und legen die Handflächen vor dem Brustbein zusammen. Weiten Sie das Schlüsselbein aus.

4 – Berg-Stellung (Tadasana). Arme über dem Kopf. Atmen Sie ein und strecken die Arme über den Kopf. Mit zunehmendem Gleichgewicht und wachsender Zuversicht können Sie sich Ihre Hände anschauen. Um den Rücken zu wölben, achten Sie darauf, daß Sie die Vorderseite der Wirbelsäule strecken und die Oberschenkel aktiv gedehnt bleiben.

19.18 Berg-Stellung
19.19 Berg-Stellung – Handflächen nach außen
19.20 Berg-Stellung – Bet-Haltung
19.21 Berg-Stellung – Arme über dem Kopf

5 – Stehende-Vorwärtsbeuge (Uttana-sana). Atmen Sie langsam aus, während Sie sich aus den Hüften heraus nach vorne beugen und auch die Arme vorwärts ausstrecken.

6 – Stehende-Vorwärtsbeuge (Uttana-sana). Legen Sie die Hände neben die Füße.

7 – Ausfall-Position. Beim Einatmen führen Sie den rechten Fuß nach hinten und winkeln das linke Bein an, so daß Ober- und Unterschenkel einen rechten Winkel bilden. Bringen Sie das Gesäß nach unten, so daß der Körper vom Kopf bis zu den Fersen gerade ist. Strecken Sie die Wirbelsäule und weiten Sie das Schlüsselbein aus.

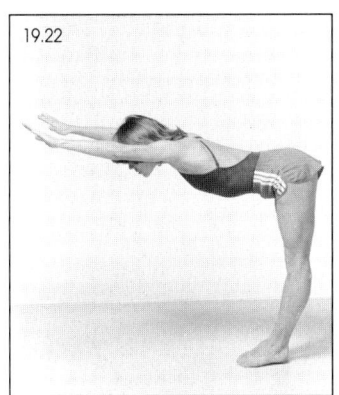

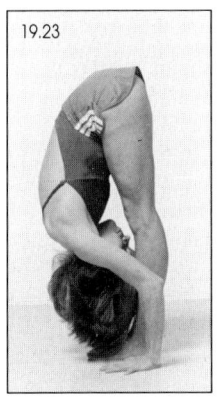

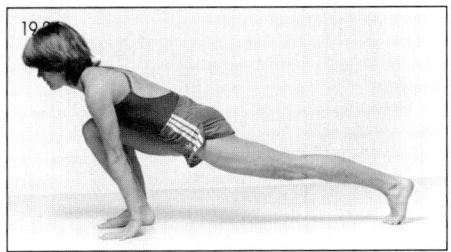

19.22 Stehende-Vorwärtsbeuge – sich nach vorne beugen

19.23 Stehende-Vorwärtsbeuge – Hände neben den Füßen

19.24 Ausfall-Position

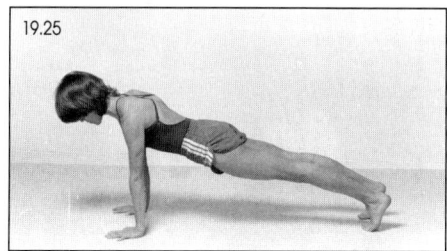

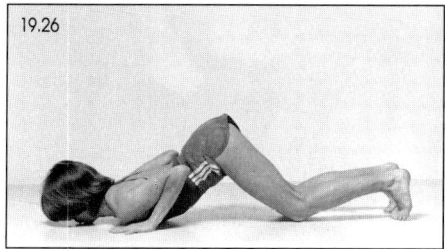

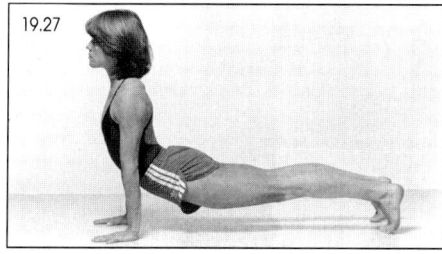

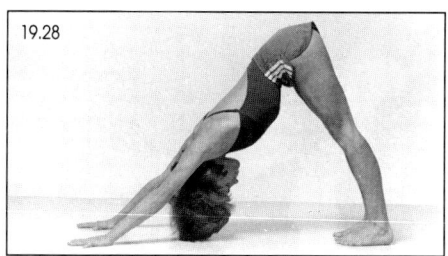

8 – Brett-Position (Chaturanga Dandasana). Überprüfen Sie, ob beide Hände nach vorne zeigen. Atmen Sie gleichmäßig. Führen Sie nun den linken Fuß nach hinten in die Brett-Position. Ellenbogen, Knie und Wirbelsäule werden gestreckt, während der Hals weich bleibt.

9 – Grashüpfer-Stellung. Atmen Sie aus und beugen die Ellenbogen und die Knie, während Sie das Gesäß nach oben «kippen». Senken Sie den Körper zum Boden, so daß Knie, Brust und Kinn den Boden gleichzeitig berühren.

10 – Nach-Oben-Blickende-Hunde-Stellung (Urdhva Mukha Svanasana). Atmen Sie ein und strecken die Arme und Beine aus, um nun die Nach-Oben-Blickende-Hunde-Stellung einzunehmen. Die Oberschenkel bleiben aktiv gedehnt, und das Schlüsselbein wird geweitet, um die Brust zu öffnen. Drücken Sie mit den Händen gegen den Boden. Hals und Blick bleiben weich.

11 – Nach-Unten-Blickende-Hunde-Stellung (Adho Mukha Svanasana). Atmen Sie aus, heben Sie das Gesäß hoch an, und nehmen Sie nun mit gedehntem Körper die Nach-Unten-Blickende-Hunde-Stellung ein. Strecken Sie über die Fersen nach unten und dehnen Sie die Beine.

19.25 Brett-Position
19.26 Grashüpfer-Position
19.27 Nach-Oben-Blickende-
     Hunde-Stellung
19.28 Nach-Unten-Blickende-
     Hunde-Stellung

12 – Ausfall-Position. Atmen Sie ein, winkeln Sie das rechte Bein an und bringen den rechten Fuß nach vorne, so daß er zwischen den Händen aufgestellt wird. Der Körper bildet eine gerade Linie.

13 – Stehende-Vorwärtsbeuge (Uttanasana). Atmen Sie aus, strecken Sie das rechte Bein aus und stellen den linken Fuß neben den rechten. Das Gesäß wird hoch angehoben, und die Oberschenkel bleiben aktiv gedehnt.

14 – In die Berg-Stellung zurückkehren (Tadasana). Atmen Sie ein, strecken Sie die Arme nach vorne aus und heben die Arme und den Oberkörper als durchgehende Einheit, um in die Berg-Stellung mit nach oben gestreckten Armen zurückzukehren.

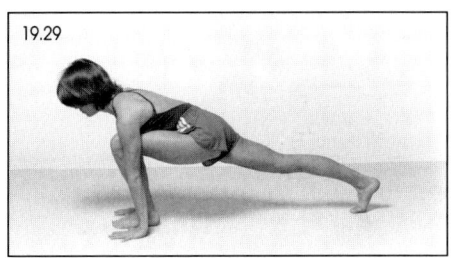

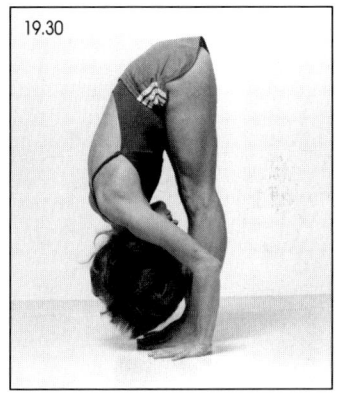

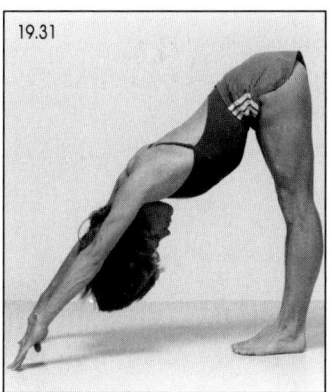

19.29 Ausfall-Position
19.30 Stehende-Vorwärtsbeuge –
Hände neben den Füßen
19.31 Stehende-Vorwärtsbeuge –
die Arme nach vorn gestreckt

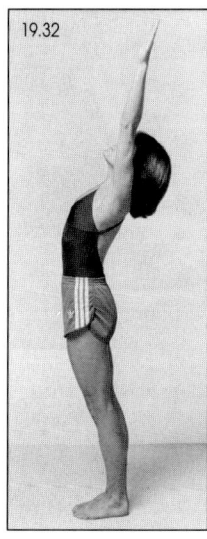

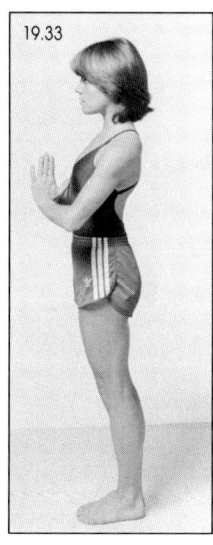

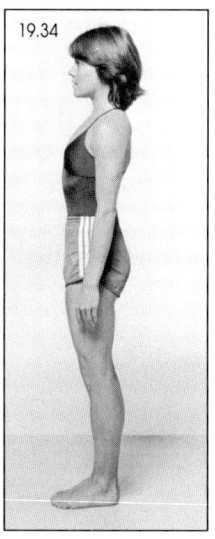

15 – Bet-Haltung (Namaste). Atmen Sie aus und legen die Hände in der Bet-Haltung zusammen. Atmen Sie gleichmäßig.

16 – Berg-Stellung (Tadasana). Lassen Sie die Arme an die Seiten fallen. Nehmen Sie die korrekte Körperhaltung ein und atmen sanft und gleichmäßig.

Wiederholen Sie die gesamte Übungsreihe, indem Sie dieses Mal die Ausfallschritte jeweils mit dem linken Bein einleiten.

Nutzen: Der Sonnen-Gruß (Surya Namaskar) ist eine ausgezeichnete allgemeine Aufwärmübung. Sie fördert die Elastizität der Wirbelsäule und Beine, öffnet die Brust und stärkt Arme und Schultern. Zudem fördert sie Koordination und Atemkontrolle.

19.32 Berg-Stellung – Arme über
dem Kopf
19.33 Berg-Stellung – Bet-Haltung
19.34 Berg-Stellung

20

Entspannen und Erneuern

Ruhestellungen

Um das physische, mentale und emotionale Gleichgewicht zu bewahren, ist nach einer Yoga-Stunde oder nach dem Trainieren eine Ruhephase notwendig. Mit Ausnahme der Nervenzellen wird der gesamte Körper ständig regeneriert: die alten Zellen sterben ab und werden durch neue ersetzt. Die Nervenzellen begleiten Sie jedoch ein Leben lang, weshalb das Nervensystem regelmäßig Ruhe benötigt. Durch die Yoga-Entspannung kommt ein Muskel nach dem anderen zur Ruhe, so daß die Impulse, die durch das Nervensystem geleitet werden, auf ein Minimum reduziert werden. Sobald Sie den «Kniff» heraushaben, können zehn Minuten Entspannung erfrischender wirken als eine Stunde Schlaf.

Im physiologischen Sinne ist eine Ruhephase nach dem Training notwendig, um Müdigkeit entgegenzuwirken. Während sich die Muskeln kontrahieren, wird weder Sauerstoff aufgenommen noch Kohlendioxid produziert, so daß der Anteil an Milchsäure steigt. Wenn sich die Muskeln entspannen und über das Atmungssystem Sauerstoff zugeführt bekommen, nimmt der Milchsäureanteil ab. Während der meisten Formen körperlicher Betätigung kann das Atmungssystem nicht genügend Sauerstoff zuführen, um der Milchsäure ganz entgegenzuwirken. Das bewirkt dann Müdigkeit. Sogar eine kurze Ruhephase schafft da Abhilfe und kann sich positiv auf Ihre Einstellung zum Training auswirken.

Auch aus psychologischen Gründen ist Entspannung notwendig. Spannung speichert sich im Körper. Ein zusammengezogener Bauch, fest aufeinandergepreßte Kiefer oder eine gerunzelte Stirn sind die Anzeichen dafür. Die Muskeln werden übermäßig und unnötig kontrahiert, was Energie kostet und am Nervensystem zehrt. Durch Entspannung wird es Ihnen gelingen, loszulassen und sich von solchen Spannungen zu befreien. Dies kann durch Übung erlernt werden.

Machen Sie zuerst Yoga-Übungen, um die Muskeln zu entspannen. Dann suchen Sie einen ruhigen Platz und nehmen dort eine bequeme Stellung ein (wie die Toten-Stellung, die in diesem Kapitel beschrieben wird). Versuchen Sie, nach innen zu horchen, um verspannte Stellen zu erspüren. Um sich zu entspannen, muß der Geist zuerst die Spannungen «sehen» und sie dann auflösen. Man kann Entspannung weder vortäuschen noch erzwingen. Sie muß echt sein, und man muß ihr geduldig nachgehen, um sie wirklich zu erleben. Deshalb ist Entspannung ein so relevanter Faktor, wenn die Balance von Körper und Geist angestrebt wird. Der Zustand der Entspannung ist jedoch, ähnlich wie Quecksilber, sehr empfindlich. Die Gedanken brauchen lediglich einen Augenblick abzuschweifen, und die Muskeln kontrahieren, um Sie in einen verspannten Zustand zurückzuziehen. Um zu entspannen, müssen sowohl Körper als auch Geist kooperieren. Sie müssen miteinander in Einklang stehen, eine Ganzheit bilden.

Wenn Sie diese Art der Entspannung häufig erleben, wird sie sich auch auf andere Bereiche Ihres Lebens auswirken. Sie werden Ihren Alltag mit all seinen Verpflichtungen mit einer inneren Ruhe angehen können. So wie sich Spannung in Ihrem Körper aufbaut, so wächst auch die Ruhe. Diese zeigt sich in harmonischen Bewegungen, gleichmäßiger Atmung, in einem Geist, der zu Konzentration, Kreativität und Liebe fähig ist.

Im Sport nennen wir das Leistungsfähigkeit, in der Medizin bezeichnen wir es als Gesundheit, und im Yoga heißt es Balance.

Entspannung hat also viel zu bieten, wenn Sie sich nur die Zeit dafür nehmen. 10 bis 20 Minuten werden meistens empfohlen. Sie können aber auch mit ein oder zwei Minuten anfangen. Wenn Sie die Toten-Stellung einnehmen, konzentrieren Sie sich zunächst nur auf den Atem. Beobachten Sie ihn, ohne ihn zu ändern. Spüren Sie, wie Ihr Körper dabei schwerer wird. Die Schwerkraft ist tatsächlich real. Sie zieht jede Zelle in Ihrem Körper zur Erdmitte hin. Spüren Sie, wie sich Ihr Körper entspannt und lockert, wenn Sie loslassen. Erspüren Sie zuerst Ihre Zehen, dann die Fußsohlen, und arbeiten Sie sich systematisch am Körper hoch, über die Beine und den Oberkörper bis zur Kopfmitte. Entspannung hat nichts mit Zauberei zu tun. Mit genügend Zeit und Konzentration kann sie jeder erlangen.

Vajrasana-Variante
Kinder-Stellung

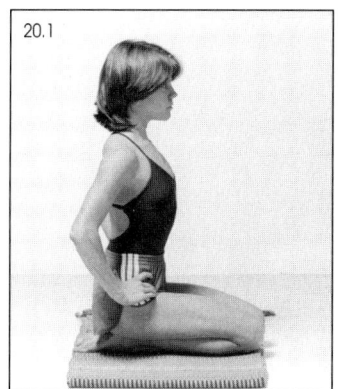
20.1

1 – Ausgangsposition. Sie sitzen in der Diamanten-Stellung (Kapitel 8) auf einer Decke oder Matte, die Knie zusammen und die Füße parallel und leicht auseinander. Atmen Sie ein und strecken die Wirbelsäule.

2 – Stellung. Beugen Sie sich aus den Hüften heraus und strecken den Oberkörper nach vorne, bis Ihre Stirn auf dem Boden ruht. Ziehen Sie leicht das Kinn ein, um den Nacken zu dehnen. Legen Sie die Hände neben die Füße, die Handflächen nach oben gekehrt. Entspannen Sie Gesicht, Nacken, Schultern, Arme, Hände und Unterleib. Spüren Sie, wie die Schwerkraft Sie zur Erde herunterzieht. Atmen Sie ruhig.

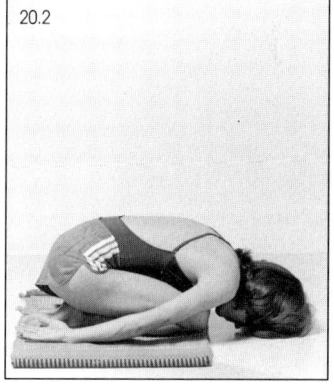
20.2

3 – Hilfsmittel. Wenn Ihnen das Sitzen in dieser Position Schwierigkeiten bereitet und Sie sich dabei nicht entspannen können, legen Sie ein Kissen zwischen Füße und Gesäß. Das Kissen sollte allerdings nicht zu hoch sein, so daß Ihr Körpergewicht nicht zu weit nach vorne auf die Stirn verlagert wird. Statt dessen sollte das Körpergewicht gleichmäßig vom Kopf bis zu den Zehen verteilt sein. Wenn Sie mit der Stirn den Boden nicht berühren können, legen Sie ein zweites Kissen unter den Kopf.

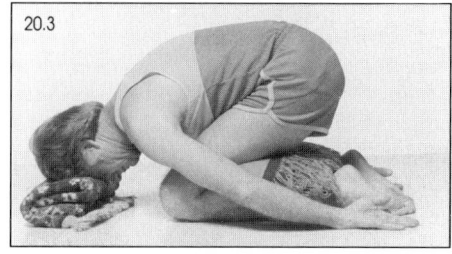
20.3

20.1 Kinder-Stellung – Ausgangsposition
20.2 Kinder-Stellung
20.3 Kinder-Stellung – mit Unterlage

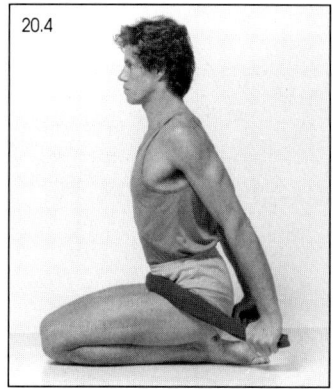

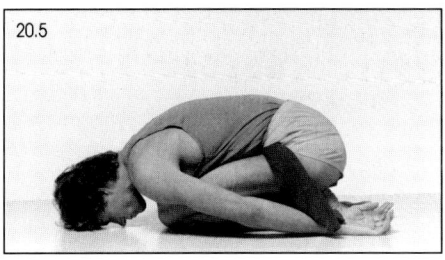

4 – **Hilfsmittel.** Wenn Ihre Leistengegend verspannt ist, legen Sie ein zusammengerolltes Handtuch über beide Leisten. Während Sie mit dem Oberkörper nach vorne gehen, ziehen Sie das Handtuch nach hinten. Die meisten Schmerzen kommen durch Kompression zustande. Mit Hilfe des Handtuchs wird mehr Raum geschaffen und der Druck vermindert.

Nutzen: Die Kinder-Stellung (Vajrasana) entspannt den unteren Rückenbereich und ist besonders hilfreich nach den Vorwärtsbeugen im Sitzen und den Rückwärtsbeugen.

20.4 Kinder-Stellung – mit Handtuch –
Ausgangsposition
20.5 Kinder-Stellung – mit Handtuch

Savasana
Toten-Stellung

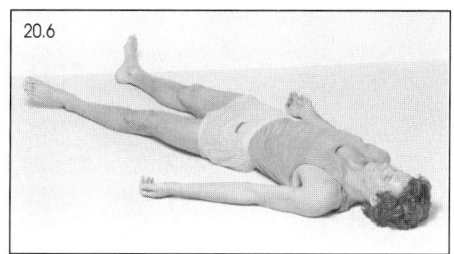

20.6

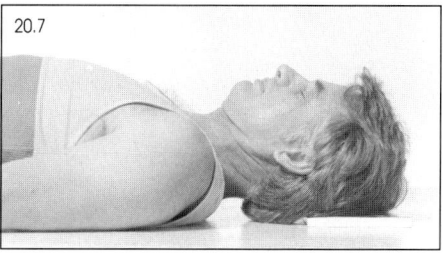

20.7

1 – Ausgangsposition. Sie liegen auf dem Rücken in der Berg-Stellung. Öffnen Sie die Füße, so daß sie ca. 45 cm auseinander sind, und lassen Sie die Füße locker zur Seite fallen. Legen Sie die Hände ca. 30 cm neben den Oberkörper, die Handflächen nach oben gekehrt. Schließen Sie die Augen.

2 – Stellung. Liegen Sie ganz still. Atmen Sie und lassen mit jedem Ausatmen alle Spannungen los. Lassen Sie den Körper zum Boden hin sinken. Mit geschlossenen Augen richten Sie die Augäpfel Ihrem Herzen zu. Entspannen Sie die Kiefer, so daß sich die Zähne nicht berühren und die Zunge breit im Mund liegt. Indem Ihr Körper weich wird, wird er sich auch dehnen. Nehmen Sie wahr, wie Ihre Gedanken abschweifen, aber versuchen Sie, immer wieder die Konzentration auf Ihren Körper und auf Ihren Atem zu richten. Halten Sie die Stellung 5 bis 20 Minuten.

3 – Hilfsmittel. Ist in dieser Stellung Ihr Kinn höher als die Stirn, legen Sie ein dünnes Buch, ein gefaltetes Handtuch oder ein Kissen unter den Kopf. Mit Hilfe der Unterlage sollte Ihr Kinn parallel zum Boden ausgerichtet sein.

20.6 Toten-Stellung
20.7 Toten-Stellung – mit Kopfstütze

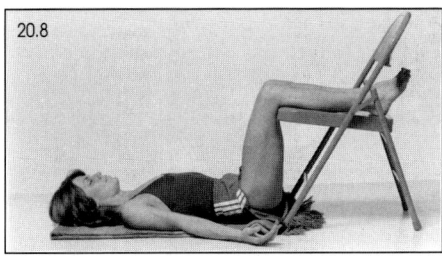

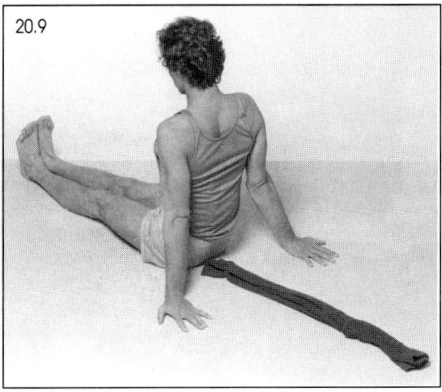

20.8 Toten-Stellung – Beine ruhen auf einem Stuhl
20.9 Toten-Stellung – mit einem Handtuch unter der Wirbelsäule

4 – Hilfsmittel. Wenn sich Ihr Rücken wölbt, legen Sie die Unterschenkel auf die Sitzfläche eines Stuhles, oder winkeln Sie einfach die Knie an und stellen beide Füße auf den Boden. Spüren Sie trotzdem etwas Unbehagen, führen Sie behutsam zuerst die Krokodildrehung (Kapitel 18) und dann die Knie-an-Brust-Stellung (Kapitel 12) aus. Probieren Sie anschließend noch einmal die Toten-Stellung. Lassen Sie die Spannungen los und ruhen Sie sich aus.

5 – Hilfsmittel. Um die Brust sanft zu strecken, legen Sie ein gefaltetes Handtuch so hin, daß Sie von der Taille bis zum Kopf unterstützt werden. Wenn notwendig, legen Sie ein zweites gefaltetes Handtuch unter den Kopf.

6 – Hilfsmittel. Wenn Sie bei dieser Übung grelles Licht nicht vermeiden können, legen Sie ein Handtuch über die Augen, so daß sich auch die Augen völlig entspannen können.

Nutzen: Die Toten-Stellung (Savasana) entspannt und erfrischt alle Systeme des Körpers. Sie trägt auch dazu bei, ein Gleichgewicht zwischen Körper, Geist und Seele herzustellen.

Teil III

Die Organisation
der Praxis

21

Grundlegende Hinweise

Zu den Kern-Stellungen gehören die Stehübungen, die Stehende-Vorwärts-Beuge, die Nach-Unten-Blickende-Hunde-Stellung, die Nach-Oben-Blickende-Hunde-Stellung, die Helden-Stellung, der Schulterstand, die Pflug-Stellung und die Toten-Stellung. Diese Übungen stärken und strecken die Beine, öffnen die Hüften, strecken die Wirbelsäule und beleben den Körper. Die anderen Stellungen und Dehnübungen, die in diesem Buch dargestellt sind, haben einen je eigenen Wert, und viele davon können Ihnen dabei helfen, sich auf die Kern-Stellungen vorzubereiten. Dennoch sollten die Kern-Stellungen, vor allem in den ersten Jahren, den Schwerpunkt Ihrer Yoga-Praxis bilden. Zur effektiven Gestaltung des Trainings gehört also die Erforschung des eigenen Körpers hauptsächlich durch diese Stellungen. Es ist ganz leicht. (Siehe Kapitel 22, das genaue Übungspläne enthält.)

Leider erlebe ich allzu häufig, daß nur einige Dehnübungen wie die für Achillessehne und Waden oder Warm-up für Läufer aus diesem Buch übernommen und lediglich zur Vermeidung von Verletzungen angewendet werden. Diese Vorgehensweise mag Sie vor einer bestimmten Verletzung bewahren, kann allerdings nicht das allgemeine Wohlbefinden steigern. Die Schwerkraft, alltäglicher Streß und falsch durchgeführte Übungen bewirken allmählich eine Kompression. Wenn Sie einem Yoga-Programm folgen, werden Sie sich insgesamt sehr viel wohler fühlen, und zwar auf eine schwer zu beschreibende Weise, die mit der Dehnung des Skeletts und der Elastizität der Muskeln zusammenhängt. Obwohl mir eigentlich doch einfällt, wie Sie sich fühlen werden: jünger.

Es ist äußerst wichtig, die Stehübungen zu machen. Mir ist häufig aufgefallen, daß viele Athleten Dehnübungen für die Beine sehr gewissenhaft ausführen, aber die Dehnung der Wirbelsäule übersehen. Die Stehübungen sind äußerst wirkungsvoll, weil nicht nur Füße und Beine, sondern auch die Wirbelsäule gedehnt werden. Wenn Sie sich etwas Zeit nehmen, um sich mit diesen Stellungen vertraut zu machen und ein Gespür für ihre Wirkung zu bekommen, werden Sie immer wieder darauf zurückgreifen können.

Machen Sie sich in der ersten Übungsphase mit dem Inhalt der Kapitel 4, 5 und 6 vertraut. Lesen Sie diese Kapitel so häufig wie nötig, um die darin enthaltenen Informationen in Ihre Übungs-Routine zu integrieren. Erst dann sollten Sie einen Übungs-Plan aufstellen. Sie können dann verschiedene Übungs-Programme befolgen, die alle aus einer sechstägigen Übungsreihe von jeweils 30 bis 40 Minuten bestehen (der siebte Tag ist ein Ruhetag). Ich gehe davon aus, daß der Leser sowohl zu Hause als auch außerhalb beschäftigt ist. Yoga ist eine Möglichkeit, um sich wohl (wenn nicht großartig) zu fühlen, und sollte als eine ganzheitliche Methode betrachtet werden, die jede Sportart ergänzen kann. (Wenn Ihr Interesse wächst und Sie sich dem Yoga noch intensiver widmen möchten, empfehle ich das Buch von B. K. S. Iyengar *Licht auf Yoga*.)

Der Einstieg

Zu Beginn empfiehlt es sich, sich auf die ersten sieben Stehübungen (Berg-Stellung, Baum-Stellung, Dreieck-Stellung, Krieger-Stellung II, Seiten-Winkel-Stellung, Intensive-Seitendehnung und Krieger-Stellung I) zu konzentrieren. Ein gründliches Verständnis dieser Stellungen ist äußerst wichtig. Es ist ratsam, sich zu Beginn eine ganze Übungs-Stunde mit einer Stellung zu beschäftigen. Sie könnten beispielsweise zunächst die vollständige Stellung einnehmen und anschließend mit jeder Variante und mit den jeweiligen Hilfsmitteln experimentieren. Auf diese Weise entdecken Sie eventuell, daß Ihre Beine verspannt sind und Sie persönlich zunächst zu den Dehnübungen für die hinteren Oberschenkelmuskeln übergehen sollten. Diese Vorgehensweise ermöglicht Ihnen, den eigenen Bedürfnissen nachzugehen und sich vom eigenen Körper leiten zu lassen.

Sie sollten Ihr Übungs-Repertoire wöchentlich nicht um mehr als drei neue Stehübungen ausweiten. Die Stehübungen sind sehr komplex und wirken sich auf den gesamten Körper aus. Nehmen Sie sich also die Zeit, die jeweiligen Auswirkungen zu verstehen, zu experimentieren und Neues zu erforschen. Vor allem – geben Sie Ihrem Körper die Möglichkeit, das Gelernte aufzunehmen.

Ein Übungs-Plan für die erste Woche könnte wie folgt aussehen:

1. Tag

Vorbereitungen
Die Füße ausrichten
Die Kniescheiben anziehen
Die Oberschenkel aktivieren
Das Becken kippen
Die Wirbelsäule verlängern
Die Schultern ausrichten
Die Kopfhaltung
Berg-Stellung
Springen
Toten-Stellung

2. Tag

Die Kniescheiben anziehen
Berg-Stellung
Auf dem Rücken liegend
(Punkt 6, Hilfsmittel)
Baum-Stellung
Mit über den Kopf gestreckten Armen
(Punkt 3, Variante)
Mit dem Rücken gegen eine Wand
(Punkt 4, Hilfsmittel)
Sollten Sie feststellen, daß Ihre Hüften
verspannt sind, bietet sich die
Geschlossene-Winkel-Stellung (Kapitel
9) an. Gerade bei Verspannungen
empfiehlt es sich, von den Hilfsmitteln
Gebrauch zu machen, wie zum Beispiel
bei Punkt 4: Dabei sitzen Sie auf einer
oder mehreren gefalteten Decken, mit
dem Rücken gegen eine Wand.
Toten-Stellung

3. Tag

Die Kniescheiben anziehen
Berg-Stellung
Baum-Stellung
Mit über den Kopf gestreckten Armen
(Punkt 3, Variante)
Mit dem Rücken gegen eine Wand
(Punkt 4, Hilfsmittel)
Wenn Sie dabei feststellen, daß Ihre
Schultern verspannt sind, üben Sie den
Brust-Öffner (Kapitel 14).
Dreieck-Stellung (experimentieren Sie
einfach mit der vollständigen Stellung)
Geschlossener-Winkel-Stellung
Toten-Stellung

4. Tag

Die Oberschenkel aktivieren
Berg-Stellung
Auf dem Rücken liegend (Punkt 6,
Hilfsmittel)
Brust-Öffner
Berg-Stellung
Springen
Dreieck-Stellung
Mit der Hand an der Leiste (Punkt 3,
Variante)
Mit der Ferse an der Wand (Punkt 4,
Hilfsmittel)
Vollständige Stellung
Wenn Sie dabei Verspannungen in der
hinteren Beinmuskulatur feststellen,
machen Sie die Dehnübung für die
hintere Oberschenkelmuskulatur I
(Kapitel 10).
Toten-Stellung

5. Tag

Das Becken kippen (achten Sie auf die Position, in der die Wirbelsäule am meisten gedehnt ist)
Die Kniescheiben anziehen (an welcher Stelle fühlen sich die Beine am stärksten an?)
Berg-Stellung (mit kräftigen Beinen und gedehnter Wirbelsäule)
Brust-Öffner
Baum-Stellung
Springen
Dreieck-Stellung
Dehnübung für die hinteren Oberschenkelmuskeln I
Toten-Stellung

6. Tag

Sehen Sie sich erneut die Vorbereitungen an
Berg-Stellung
Baum-Stellung
Mit dem Rücken gegen eine Wand (Punkt 4, Hilfsmittel)
Brust-Öffner
Dreieck-Stellung
Vollständige Dreieck-Stellung
Mit dem Rücken gegen eine Wand (Punkt 5, Hilfsmittel)
Dehnübung für die hinteren Oberschenkelmuskeln I
Geschlossener-Winkel-Stellung
Mit dem Rücken gegen eine Wand (Punkt 4, Hilfsmittel)
Stab-Stellung
Mit den Beinen gegen eine Wand (Punkt 4, Hilfsmittel)
Toten-Stellung

7. Tag
Pause

Wenn Sie diese Hinweise befolgen und vorsichtig vorgehen, werden Sie wahrscheinlich acht bis zehn Wochen benötigen, um sich mit den ersten sieben Stehübungen vertraut zu machen. Dabei werden Sie je nach Bedürfnis und Interesse ständig Dehnübungen und Stellungen hinzufügen. In der folgenden Liste sehen Sie, was erforderlich ist, um die jeweilige Stehübung korrekt auszuführen und ihre Auswirkungen besser zu verstehen.
Berg-Stellung: Streckung der Wirbelsäule
Baum-Stellung: Dehnung der Hüften und Schultern
Dreieck-Stellung: Dehnung der Beine, Elastizität der Hüften und sanfte Drehübungen
Krieger-Stellung II: Dehnung der Hüften, Stärkung der Oberschenkel
Seiten-Winkel-Stellung: alles, was oben erwähnt wurde
Intensive-Seitendehnung: ein Verständnis der Vorwärtsbeugen, Dehnung der Hände, Handgelenke und Schultern
Krieger-Stellung I: Dehnung der Füße und Unterschenkel, ein einführendes Verständnis der Rückwärtsbeugen.

Wenn Sie mit den Stehübungen vertraut sind, können Sie allmählich die Nach-Unten-Blickende-Hunde-Stellung (Kapitel 12), die Heuschrecken-Stellung und die Vorbereitung auf die Kobra-Stellung (Kapitel 15) in Ihr Übungs-Repertoire aufnehmen. Lesen Sie dann Kapitel 16 noch einmal, um sich sorgfältig mit dem Schulterstand und der Pflug-Stellung vertraut zu machen. Den Schulterstand sollten Sie zunächst – wegen der zusätzlichen Stütze – gegen eine Wand üben. Bevor Sie während einer Übungs-Stunde den Schulterstand versuchen, sollten Sie zum Aufwärmen und vor allem, um die Wirbelsäule zu strecken, unbedingt zwei oder drei Stehübungen ausführen. Bauen Sie auch einige Dehnübungen ein, um Ihre Beine auf die Helden-Stellung (Kapitel 8) vorzubereiten. Zum Einstieg gehört also ein Verständnis der wesentlichen Stellungen, vor allem in Hinblick auf die allgemeine Elastizität und die Streckung der Wirbelsäule. Ich betone immer wieder das Verständnis der Stellungen, weil es manchmal Jahrzehnte dauern kann, bis man sie meistert. Es ist wirklich nicht wichtig, die vollständige Stellung, so wie sie abgebildet ist, auszuführen. Worauf es ankommt, ist das Üben nach dem eigenen Könnenstand. Nur so finden Sie die vollständige Stellung, die für Sie richtig ist. Etwas zu erzwingen gehört nicht zum Yoga und ist außerdem nachteilig für die Gesundheit und für das Wohlbefinden.

Wenn Sie mit dieser einführenden Vorgehensweise experimentiert haben, gibt es verschiedene Möglichkeiten, um fortzufahren.

Von Grund auf

Hier beginnen Sie mit Dehnübungen für die Füße und Beine und arbeiten sich nach oben voran. Das entspricht ungefähr dem Aufbau dieses Buches. Bis Sie mit den Stellungen und mit individuellen Bedürfnissen vertraut sind, können Sie wie folgt fortfahren: am ersten Tag führen Sie jeweils die erste Übung in jedem Kapitel aus, am nächsten Tag jeweils die zweite Übung usw. Manchmal werden Sie bei dieser Vorgehensweise zwei oder mehr Tage brauchen, um alle Übungen von Fuß bis Kopf ausführen zu können. Während der ersten zwei Jahre sollten Sie also darauf achten, zum Aufwärmen mindestens zwei Stehübungen auszuführen, bevor Sie an die Übungsreihe anknüpfen. Diese Vorgehensweise beinhaltet eine ständige Progression: Die Übungen werden allgemein schwieriger, aber man umgeht die Versuchung, bestimmte Körperteile zu vernachlässigen oder bestimmte Stellungen zu bevorzugen.

Rotation

Eine Vorgehensweise besteht darin, bestimmte Arten von Übungen an bestimmten Tagen auszuführen. Zur genauen Vorgehensweise finden Sie unten einige Vorschläge. Beginnen Sie während der ersten zwei Jahre jede Übungsstunde mit mindestens zwei Stehübungen. Diese lassen sich meistens leicht auf die jeweilige Übungsreihe abstimmen. So bieten sich zum Beispiel für Tage, an denen Sie Drehübungen machen, zum Aufwärmen die Dreieck-Stellung und die Dreieck-Stellung-mit-Körperdrehung an. Bevor Sie die Rückwärtsbeugen durchführen, sind die Krieger-Stellung I und III gut geeignet. Lassen Sie jede Übungsstunde mit einer Ruhestellung ausklingen.

Einführende Rotation

Montag	Stehübungen (Kapitel 7)
Dienstag	Dehnübungen für Füße, Beine, hintere Oberschenkelmuskeln und Hüften (Kapitel 8, 9, 10)
Mittwoch	Übungen zur Stärkung der Bauchmuskulatur, Vorwärtsbeugen aus dem Stand und Drehübungen (Kapitel 11, 13, 18)
Donnerstag	Dehnübungen für Schultern und Arme, Schulterstand und ähnliche Übungen
Freitag	Dehnübungen für den Rücken und Rückwärtsbeugen (Kapitel 12, 15)
Samstag	Dehnübungen für die Hüften, die hinteren Oberschenkelmuskeln und den Rücken, Sonnen-Gruß I (Kapitel 9, 10, 12, 19)
Sonntag	Pause

Fortgeschrittene Rotation

Montag	Stehübungen (Kapitel 7)
Dienstag	Vorwärtsbeugen sowohl aus dem Stand als auch im Sitzen (Kapitel 13, 17)
Mittwoch	Dehnübungen für Füße, Beine und Hüften, Übungen zur Stärkung der Bauchmuskulatur, Drehübungen (Kapitel 8, 9, 11, 18)
Donnerstag	Dehnübungen für die hinteren Oberschenkelmuskeln, Schultern und Arme, Schulterstand und verwandte Übungen (Kapitel 10, 14, 16)
Freitag	Dehnübungen für den Rücken und Rückwärtsbeugen (Kapitel 12, 15)
Samstag	Dehnübungen für die Hüften, die hinteren Oberschenkelmuskeln und den Rücken, Sonnen-Gruß II (Kapitel 9, 10, 12, 19)
Sonntag	Pause

Auf sich selbst eingehen

Indem Sie mit den Stellungen und dem eigenen Körper vertrauter werden, bietet Ihnen Yoga eine Möglichkeit, auf sich selbst zu horchen und einzugehen. Allmählich wird Ihnen bewußt werden, wie Sie sich fühlen und welche Übungen sich für Ihren jeweiligen körperlichen und emotionalen Zustand am ehesten eignen. Am Anfang bemerken Sie vielleicht gewisse anhaltende Verspannungen oder Schwachstellen. Diese werden Ihnen vermutlich bereits durch die Übungen in der Einstiegsphase bewußt. Sie könnten sich dann für einen gewissen Zeitraum auf diese Stellen konzentrieren, dabei auf Neues gespannt bleiben, aber auch behutsam vorgehen. Die Unausgewogenheiten im Körper wurden durch vorherige Überbeanspruchung verursacht, so daß aggressives Vorantreiben nichts nützen wird. Dennoch benötigen diese Körperbereiche Ihre Aufmerksamkeit, sonst würde Ihnen der Körper hier keine Signale senden. Es ist also wichtig, darauf zu reagieren. Verspannungen und Schwachstellen lassen sich auch aufdecken, indem Sie auf Fehlhaltungen des Skeletts achten. Dabei können Ihnen Falten wichtige Hinweise geben. Wenn Sie zum Beispiel am vorderen Oberkörper Falten haben, sind Sie vorne verspannt, und Ihr Rücken ist zu schwach. Um dieser Neigung entgegenzuwirken, sollten Sie sich auf die Streckung der Wirbelsäule konzentrieren und Übungen ausführen, die den Rücken stärken, wie zum Beispiel Rückwärtsbeugen und Stehübungen. Umgekehrt weisen Falten am Rücken darauf hin, daß Ihr Rücken verspannt und die vordere Körperseite zu schwach ist. In diesem Fall sollten Sie, wieder in Verbindung mit den Stehübungen, den Unterleib stärken und den Rücken strecken.

Sie können Ihre Übungen auch in Hinblick auf Ihre jeweiligen Stimmungen bzw. Gefühle gestalten. Der Schulterstand, die Vorwärtsbeugen und die Drehübungen haben eine beruhigende Wirkung auf den Körper. Vielleicht haben Sie am Abend trainiert, fühlen sich zum Einschlafen zu aufgedreht, haben aber einen wichtigen Termin am folgenden Tag. Alles kein Problem. Wenn Sie 20 Minuten in beruhigenden Stellungen verbringen und sich dabei auf Ihre Gefühle konzentrieren, werden Sie höchstwahrscheinlich gleich danach einschlafen. Vielleicht sind Sie mittags gelaufen und fühlen sich sehr angeregt, haben aber nachmittags eine Präsentation. Nehmen Sie sich einfach die Zeit für einige Vorwärtsbeugen und ein oder zwei Drehübungen, um wieder die erwünschte Verfassung zu erlangen.

Umgekehrt sind Stehübungen und Rückwärtsbeugen meistens energiespendend. Ein paar Rückwärtsbeugen reichen normalerweise aus, um Sie wieder «aufzupeppen». Es muß keine intensive Übung sein. Verbringen Sie einige Minuten mit dem Brust-Öffner und der Kamel-Stellung (Punkt 3, Hilfsmittel). Beide Übungen lassen sich außerdem leicht in Bürokleidung ausführen. Haben Sie genügend Zeit und ein entsprechendes Umfeld, können Sie einige Stehübungen in Verbindung mit den Rückwärtsbeugen durchführen, um eine längerfristigere Wirkung zu erreichen.

Mit der Zeit werden Sie sich nicht mehr überlegen müssen, welche Körperstellen Sie dehnen sollten. Sie werden es einfach spüren. Wenn Sie sehr beschäftigt oder «gestreßt» waren, sollten Sie zunächst mit ein paar Dehnübungen beginnen, um sich wieder auf den Körper einzustellen. Danach können Sie sich einfach von den eigenen Empfindungen während des Übens leiten lassen.

Auf diese Weise sorgen Sie für sich selbst. Sie gehen den eigenen Bedürfnissen nach. Lehrer und Bücher kommen und gehen. Sie werden aber immer von sich selbst begleitet werden.

22

Kernprogramm

Die hier aufgelisteten Grundstellungen sorgen für die minimal notwendige Dehnung der wichtigsten Muskeln und die Beweglichkeit der Gelenke. Da es zu jeder Stellung Hilfsmittel und Varianten gibt, kann jeder, unabhängig davon, wie es um die individuelle Elastizität bestellt ist, von diesem Programm Gebrauch machen. Fügen Sie auch andere Stellungen, die Sie als hilfreich empfunden haben, dieser Liste hinzu. Sie ist absichtlich kurz gehalten, um das regelmäßige Üben der Stellungen praktikabler zu machen.

Berg-Stellung
Dreieck-Stellung
Seiten-Winkel-Stellung
Stehende-Vorwärtsbeuge

Nach-Unten-Blickende-
    Hunde-Stellung
Nach-Oben-Blickende-
    Hunde-Stellung
Hock-Übungsreihe I–IV
Helden-Stellung
Bein-Hebeübung
Schulterstand
Pflug Stellung
Knie-an-Brust-Stellung
Dehnübung für die hinteren
    Oberschenkelmuskeln II oder:
Liegende-Hand-an-Zeh-Stellung
Geschlossener-Winkel-Stellung
Vorwärtsbeuge im Sitzen
Krokodildrehung
Toten-Stellung

23

Vor und nach dem Laufen

Programm-Vorschlag

Bei der Durchführung dieses Übungsprogrammes können Sie je nach eigenem Bedürfnis auf die Varianten und Hilfsmittel zurückgreifen. Nach einem Langstreckenlauf warten Sie mindestens zwei Stunden, bevor Sie den Schulterstand oder ähnliche Übungen ausführen, bei denen das Blut in den Kopf flutet.

Berg-Stellung
Dreieck-Stellung
Seiten-Winkel-Stellung
Nach-Unten-Blickende-
   Hunde-Stellung
Hock-Übungsreihe I–IV
Helden-Stellung
Warm-up für Läufer
Gehen/Laufen/Gehen
Türgriff-Dehnübung I,
   mit oder ohne Partner
Türgriff-Dehnübung II
Leistendehnung im Stand
Helden-Stellung

Wand-Beuge
Vorwärts-Beuge-mit-gespreizten
   Beinen
Nach-Unten-Blickende-
   Hunde-Stellung
Geschlossener-Winkel-Stellung,
   an einer Wand (Punkt 4, Hilfsmittel)
Offener-Winkel-Stellung an einer Wand
   (Punkt 5, Hilfsmittel)
Schulterstand, mit oder ohne Wand
   (Punkt 4, Hilfsmittel)
Pflug-Stellung, mit oder ohne Wand
   (Punkt 3, Hilfsmittel)
Krokodildrehung
Toten-Stellung

24

Yoga und Sport

Jeder, der sich sportlich betätigt, kann aus den Stehübungen enormen Nutzen ziehen, wenn sie regelmäßig (mindestens viermal wöchentlich) durchgeführt werden. Deshalb werden sie für jede Sportart empfohlen. Zunächst wird durch die Stehübungen die Wirbelsäule gestreckt. Außerdem führt ihre zugleich stärkende und dehnende Wirkung zu einer Ausgewogenheit der Füße, Beine und Hüften. Mit den nachfolgenden aufgeführten Stellungen und Dehnübungen kann Unausgewogenheiten entgegengewirkt werden, die durch bestimmte Sportarten verursacht werden, wie zum Beispiel die einseitige Beanspruchung beim Tennis.

Ballett und modernes Tanzen
Stehübungen.
Zur Förderung der Beweglichkeit: Kippen des Beckens, wobei darauf geachtet werden soll, in welcher Position die höchste Dehnung der Wirbelsäule erfolgt.

In letzter Zeit wird beim Ballett das Herunterziehen des Beckens betont, was zu einer übermäßig flachen Wirbelsäule führt. Bei allen Stehübungen ist auf die Ausrichtung der Füße besonders zu achten. Obwohl beim Ballett die Füße nach außen gedreht werden, sollten Tänzer dies als grundsätzliche Fehlhaltung erkennen und entsprechend üben, um diese Haltung bei alltäglichen Aktivitäten zu vermeiden. Türgriff-Dehnübung für Achillessehnen und Waden, Dehnübung für Achillessehnen und Waden, Hock-Übungsreihe, Helden-Stellung und Dehnübungen für den Rücken.
Zur Förderung der Kraft: Nach-Oben-Blickende-Hunde-Stellung, Nach-Unten-Blickende-Hunde-Stellung sowie Schulterstand und ähnliche Übungen.

Basketball

Führen Sie die in Kapitel 23 empfohlenen Übungen aus. Zusätzlich sollte besonders hoher Wert auf die Stehübungen gelegt werden, wobei vor allem auf die Knie zu achten ist. Führen Sie häufiger Dehnübungen für den Rücken aus, und versuchen Sie den Schulterstand sorgfältig in Ihr Übungs-Repertoire zu integrieren. Arbeiten Sie ständig an der Elastizität der Schultergelenke. Wenn sich die Schultern verspannen, wird dies durch eine übermäßige Wölbung des Rückens kompensiert, so daß Druck auf den unteren Rückenbereich ausgeübt wird. Versuchen Sie die Zeit in der Stuhl-Stellung nach und nach zu erhöhen.

Bowling und Kegeln

Stehübungen.

Zur Förderung der Beweglichkeit: Brust-Öffner, Dehnübungen für den Rücken, Dehnübungen für Schultern und Arme, Drehübungen.

Zur Förderung der Kraft: Nach-Unten-Blickende-Hunde-Stellung, Nach-Oben-Blickende-Hunde-Stellung und Yoga-Push-ups.

Eislaufen

Stehübungen.

Zur Förderung der Beweglichkeit: Dehnübungen für den Rücken und alle Übungen für Füße, Knie und Unterschenkel.

Zur Förderung der Kraft: Nach-Unten-Blickende-Hunde-Stellung, Nach-Oben-Blickende-Hunde-Stellung, Sonnen-Gruß I oder Sonnen-Gruß II, Schulterstand, Pflug-Stellung.

Fußball

Stehübungen.

Zur Förderung der Beweglichkeit: führen Sie die Übungen in Kapitel 23 aus, insbesondere die Helden-Stellung und deren Varianten, Dehnübungen für die Leiste, Nach-Unten-Blickende-Hunde-Stellung und alle Dehnübungen für den Rücken. Nach dem Training für das Köpfen sollte der Nacken gedehnt werden. Hierfür eignen sich Schulterstand und Pflug-Stellung.

Zur Förderung der Kraft: Stuhl-Stellung, Nach-Unten-Blickende-Hunde-Stellung, Nach-Oben-Blickende-Hunde-Stellung, Sonnen-Gruß I oder II.

Gewichtheben

Stehübungen.

Zur Förderung der Beweglichkeit: Alle Dehnübungen für den Rücken sollten regelmäßig ausgeführt werden. Achten Sie insbesondere während der Drehübungen auf die Verlängerung der Wirbelsäule. Durch das Drehen des Körpers entsteht eine Kompression der Wirbelsäule. Wenn Sie eine falsche Körperhaltung einnehmen und so mit zusätzlichen Gewichten den Körper drehen, begeben Sie sich in Gefahr. Führen Sie außerdem Dehnübungen für die hinteren Oberschenkelmuskeln und die Schultern aus. Wenn diese Körperbereiche an Elastizität verlieren, wird dies durch die Wirbelsäule kompensiert.

Golf

Wegen der Drehung beim Schwung klagen viele Golfspieler über Schmerzen im unteren Rückenbereich. Um dem entgegenzuwirken, achten Sie bei allen Übungen sehr genau auf die Körperhaltung, und üben Sie die korrekte Körperdrehung. Lesen Sie sorgfältig die Einleitung zu Kapitel 18 «Es dreht sich: Drehübungen». Achten Sie bereits beim Ansprechen darauf, daß Sie sich aus den Hüften und nicht aus der Taille heraus beugen. Kapitel 13, «Sich hängen lassen: Vorwärtsbeugen aus dem Stand», enthält ausgezeichnete Übungen für diese wichtige Bewegung.

Stehübungen.

Zur Förderung der Beweglichkeit: Schulterdehnung-mit-verschränkten-Händen, Dehnübung für die Handgelenke, Dehnübungen für den Rücken, alle Dehnübungen für die hinteren Oberschenkelmuskeln, alle Vorwärtsbeugen und alle Drehübungen.

Zur Förderung der Kraft: Stuhl-Stellung, Vorbereitung auf die Kobra-Stellung, Heuschrecken-Stellung, Nach-Unten-und-Nach-Oben-Blickende-Hunde-Stellung.

Gymnastik

Stehübungen.

Zur Förderung der Beweglichkeit: alle Übungen aus dem «Kernprogramm» (Kapitel 22). Das wesentliche bei der Ausführung von Yoga-Übungen ist die geistige Einstellung. Konkurrenzdenken hat hier keinen Platz. Die Beweglichkeit entsteht vielmehr durch geduldiges, stetiges Üben. Konzentrieren Sie sich auf die Empfindungen Ihres Körpers und nicht auf die Ergebnisse.

Zur Förderung der Kraft: Bei den Stehübungen ist es wichtig, auf die Körperhaltung und Verlängerung der Wirbelsäule zu achten. Besonders diese Übungen fördern ein ausgewogenes Verhältnis von Kraft und Elastizität. Dies kommt vor allem weiblichen Gymnasten zugute, da sie meistens elastischer sind als ihre männlichen Kollegen und manchmal dazu neigen, den Körper übermäßig zu dehnen. In diesem Fall ist der Körper zwar ausgesprochen elastisch, besitzt aber zuwenig Kraft. Dies ist ebenso gefährlich wie körperliche Verspannungen, kommt jedoch nicht so häufig vor. Seien Sie besonders vorsichtig bei der Übung von Rückwärtsbeugen. Viele Sportler beanspruchen den Lendenbereich zu stark, indem sie ausschließlich den unteren Rückenbereich biegen. Achten Sie darauf, daß Sie den Lendenbereich während der Rückwärtsbeugung verlängern und die Beugung nicht nur aus dem unteren, sondern auch aus dem oberen Rückenbereich erfolgt. Strecken Sie die Wirbelsäule, anstatt sich einfach nur nach hinten fallen zu lassen.

Langlauf

Stehübungen.

Zur Förderung der Beweglichkeit: Helden-Stellung und ihre Varianten, Dehnübungen für die Leiste, Vorwärts- und Rückwärtsbeugen, alle Dehnübungen für die hinteren Oberschenkelmuskeln, Hock-Übungsreihe, Dehnübungen für den Rücken, Brust-Öffner und Kuhgesicht-Stellung.

Zur Förderung der Kraft: Vorbereitung auf die Kobra-Stellung, Heuschrecken-Stellung, Schulterstand und ähnliche Übungen, Sonnen-Gruß I oder II.

Radfahren

Stehübungen.

Zur Förderung der Beweglichkeit: Führen Sie Vorwärtsbeugen aus und achten besonders darauf, sich aus den Hüftgelenken herauszubeugen. Nehmen Sie diese Sitzhaltung auch auf Ihrem Fahrrad ein. Die meisten Radfahrer beugen die Schultern, um den Lenker zu erreichen. Kippen Sie vielmehr das Becken vorwärts, indem Sie vorne auf den Gesäßknochen sitzen, und strecken Sie die Vorderseite des Oberkörpers, damit sich die Wirbelsäule verlängert. Empfinden Sie diese Haltung als unmöglich oder unbequem, lassen Sie Ihr Fahrrad durch einen Fachmann auf Ihre Körperproportionen einstellen. Üben Sie Brust-Öffner, Helden-Stellung und ihre Varianten, alle Dehnübungen für die Leisten, Dehnübungen für den Rücken, Rückwärtsbeugen und Schulterstand.

Zur Förderung der Kraft: Stuhl-Stellung, Yoga-Push-ups, Vorbereitung auf die Kobra-Stellung, Heuschrecken-Stellung und Schulterstand.

Reiten

Stehübungen.

Zur Förderung der Beweglichkeit: Dehnübungen für den Rücken, Dehnübung für die hinteren Oberschenkelmuskeln II, Geschlossener-Winkel-Stellung, Offener-Winkel-Stellung, alle Dehnübungen für die Leiste, Dehnübungen für die Füße (insbesondere Dehnübungen für die Achillessehnen und Waden, Helden-Stellung und deren Varianten), Drehübungen.

Zur Förderung der Kraft: Yoga-Push-ups, Übungen zur Stärkung der Bauchmuskulatur, Heuschrecken-Stellung, Vorbereitung auf die Kobra-Stellung, Nach-Unten-Blickende-Hunde-Stellung, Nach-Oben-Blickende-Hunde-Stellung, Schulterstand.

Rudern

Stehübungen.

Zur Förderung der Beweglichkeit: Schulterdehnung-mit-verschränkten-Händen, Dehnübung für die Handgelenke, Dehnübungen für den Rücken, alle Vorwärts- und alle Rückwärtsbeugen, Dreh- und Dehnübungen für die Leiste. Da beim Rudern der Oberkörper häufig nach vorn gebeugt wird, sollte viel Wert auf die Vorwärtsbeugen gelegt werden, damit diese Bewegung mit der Zeit ganz selbstverständlich aus den Hüften heraus erfolgt. Dadurch können Rückenbeschwerden gelindert und Verletzungen verhindert werden.

Zur Förderung der Kraft: Vorbereitung auf die Kobra-Stellung, Heuschrecken-Stellung und Schulterstand.

Schwimmen

Stehübungen.

Zur Förderung der Beweglichkeit: Dehnübung für Achillessehnen und Waden, Hock-Übungsreihe I–IV, Helden-Stellung mit allen Varianten (besonders geeignet für Füße und Fußgelenke), Drehübungen und Dehnübungen für Schultern und Arme.

Elastische Schultern können einem Schwimmer zu dem entscheidenden Vorsprung gegenüber der Konkurrenz verhelfen. Elastizität in diesem Bereich bedeutet, weiter nach vorne reichen zu können. Dies wirkt sich vom Startsprung bis zum Berühren der Wand auf alles aus.

Zur Förderung der Kraft: Schulterstand und ähnliche Übungen, Nach-Unten-Blickende-Hunde-Stellung, Nach-Oben-Blickende-Hunde-Stellung.

Skifahren

Stehübungen.

Zur Förderung der Beweglichkeit: Dehnübungen für die Leiste, Dehnübungen für Hüften und Innenseiten der Beine, Dehnübungen für den Rücken, Drehübungen und Brust-Öffner.

Zur Förderung der Kraft: Stuhl-Stellung, Übungen zur Stärkung der Arme, Vorbereitung auf die Kobra-Stellung, Heuschrecken-Stellung, Schulterstand und ähnliche Übungen.

**Tennis, Squash
und ähnliche Sportarten**

Alle Sportarten, bei denen mit einem Schläger gespielt wird, beanspruchen eine Körperseite stärker als die andere, was die körperliche Ausgewogenheit stört. Um Ausgewogenheit zu erreichen, müßten beide Arme gleichmäßig beansprucht werden. Versuchen Sie also, den «Schlag-Arm» eher zu dehnen, während der andere Arm möglichst gekräftigt werden sollte.

Stehübungen.

Zur Förderung der Beweglichkeit: alle Vorwärtsbeugen (besonders Vorwärts-Beuge-mit-gespreizten-Beinen, mit über den Kopf gestreckten Armen: Punkt 4, Variante), alle Dehnübungen für Schultern und Arme, Dehnübung für die Handgelenke, Hock-Übungsreihe (alle vier Übungen), Helden-Stellung mit allen Varianten, Dehnübungen für Unterschenkel, Hüften und Oberschenkel, Dehnübungen für den Rücken, Rückwärtsbeugen. Zur Vermeidung eines Tennisarms sollten Sie regelmäßig die Pflug-Stellung mit verschränkten Fingern (Punkt 4, Variante) oder mit einer Stange bzw. einem Handtuch (Punkt 5, Variante) ausführen.

Zur Förderung der Kraft: Stuhl-Stellung, Nach-Oben-Blickende-Hunde-Stellung, Nach-Unten-Blickende-Hunde-Stellung.

Volkstanz

Stehübungen.

Zur Förderung der Beweglichkeit: Dehnübung für die hinteren Oberschenkelmuskeln II, alle Übungen für Füße, Knie und Unterschenkel, Dehnübungen für den Rücken. Alle Varianten der Nach-Unten-Blickenden-Hunde-Stellung. Alle Drehübungen, vor allem das Gedrehte Dreieck, wobei besonders auf die Körperhaltung geachtet werden soll. Dehnübung für die Handgelenke und Kuhgesicht-Stellung.

Zur Förderung der Kraft: Nach-Unten-Blickende-Hunde-Stellung, Nach-Oben-Blickende-Hunde-Stellung, Yoga-Push-ups, Schulterstand.

Volleyball

Stehübungen.

Zur Förderung der Beweglichkeit: Dehnübungen für die Schultern, Brust-Öffner, Dehnübung für die Handgelenke, Schulterstand und ähnliche Übungen.

Zur Förderung der Kraft: Stuhl-Stellung und Sonnen-Gruß I oder II.

Wandern

Stehübungen.

Zur Förderung der Beweglichkeit: Vorwärtsbeugen, Dehnübungen für die Füße und alle Übungen zur Verlängerung der Wirbelsäule.

Zur Förderung der Kraft: Nach-Unten-Blickende-Hunde-Stellung, Nach-Oben-Blickende-Hunde-Stellung, Yoga-Push-ups, Bein-Hebeübungen, Yoga-Sit-ups.

Wandern mit dem Rucksack

Stehübungen.

Zur Förderung der Beweglichkeit: Dehnübung für die hintere Oberschenkelmuskulatur II, alle Vorwärtsbeugen, Dehnübungen für den Rücken, alle Stellungen für Füße und Fußgelenke, alle Stellungen für Schultern und Arme sowie Rückwärtsbeugen.

Zur Förderung der Kraft: Stuhl-Stellung, Nach-Unten-Blickende-Hunde-Stellung, Nach-Oben-Blickende-Hunde-Stellung und Sonnen-Gruß I oder II.

Wasserski laufen

Stehübungen.

Zur Förderung der Beweglichkeit: Dehnübungen für Schultern und Arme, Übungen für Füße, Knie und Unterschenkel, Dehnübungen für den Rücken, Rückwärtsbeugen und Drehübungen.

Zur Förderung der Kraft: Nach-Oben-Blickende-Hunde-Stellung, Nach-Unten-Blickende-Hunde-Stellung, Schulterstand.

Anhang

Die Stellungen –

Inhaltsübersicht nach Kapiteln

Die Stellungen –
Alphabetische Übersicht

Danksagung

Zunächst danke ich für die Gnade, die es mir ermöglichte, dieses Buch zu schreiben. Die Erfahrung hat mir großes Vergnügen bereitet.

Mein besonderer Dank gilt folgenden Personen: an erster Stelle B. K.S. Iyengar aus Puna, Indien, auf dessen Lehre alle Informationen beruhen. Ich habe unbegrenzte Achtung vor seiner Genialität und bin ihm über die Maßen für seine Bereitschaft dankbar, diese mit anderen zu teilen.

Ich danke auch Nell Weaver aus Little Rock, Arkansas, für ihre redaktionellen Beiträge und ihre sonstige Unterstützung. Nell ihrerseits möchte sich bei ihrer Lehrerin Janet Downs bedanken.

Dank gilt auch meinen Lehrern: Ramanand Patel sowie den anderen Lehrern am Iyengar-Yoga-Institut (früher das Ausbildungsinstitut für Yoga-Lehrer) in San Francisco: Felicity Hall, Mary Dunn, Larry Hatlett, Melinda Perlee, Bonita Bradley, Toni Montez, Judith Lasater und Bridget Gleason.

Ferner all meinen Studenten. Jeder bringt ein eigenes Geheimnis mit sich, und von jedem habe ich etwas gelernt.

Dr. Gary Harper aus Little Rock, Arkansas, der den physiologischen Teil dieses Buches gelesen hat, und Emily Stuart aus Los Altos, Kalifornien, für ihre Bemühungen um den ersten Teil dieses Buches.

Schließlich meiner Familie. Der dreijährigen Whitney, die sich als eifrige «Sekretärin» erwiesen hat, indem sie Bleistifte anspitzte, auf den Vorlagen herumspazierte und alles Sichtbare zusammenheftete. Dem sechsjährigen Matthew, der ein Glas Würmer auf meinem Schreibtisch stehen ließ und der festen Überzeugung war, daß wir eines Tages nach Abschluß dieser Arbeit wieder im Park spielen würden. Meinem Mann, Liebhaber und Freund, Michael, der uns allen mit seiner Ausgeglichenheit, seinem Humor und seiner Großzügigkeit zur Seite stand. Meinen Eltern, Iva und Bill McWilliams, die so viele Jahre damit verbracht haben, mich für den Weg zu einem so befriedigenden Projekt vorzubereiten.

Ferner möchte ich mich bedanken bei Angela Farmer, die mir meinen Atem und die Möglichkeit, den Frühling zu sehen, wieder schenkte.

Bei Angie Thusius, die im richtigen Augenblick mein Leben beeinflußte.

John Smolowe für seine ewige Geduld, seinen Optimismus und seine Liebenswürdigkeit.

Linda Cogozzo und Donald Moyer für ihre Ermutigung und enorme Unterstützung. Und nochmals Michael, Matthew und Whitney.